*L*a métaphore thérapeutique et ses contes

études éricksoniennes

MICHEL KEROUAC

*L*a métaphore thérapeutique et ses contes

études éricksoniennes

mkr
éditions

MKR éditions
33 Beaudette
R.R. 1 North Hatley (Québec)
J0B 2C0
Canada
Tél. : (819) 842-4148
Fax. : (819) 842-4549
e-mail: kerouac@multi-medias.ca

Conception graphique de la couverture :
Imacom Communications inc.

Mise en pages :
Ateliers de typographie Collette inc.

L'édition originale de cet ouvrage a été publiée en français sous le titre *Les métaphores, contes thérapeutiques* aux Éditions du IIIe millénaire, Sherbrooke (Québec)

ISBN 2-9805157-0-1

Dépôt légal – 2e trimestre 1996
Bibliothèque nationale du Québec
Bibliothèque nationale du Canada

Imprimé au Canada

À ma famille, racine de ma vie
et à tous ses membres.

À l'enfant, à l'adulte, au parent et
au vieux sage (ou à la vieille sage)
qui vivent en nous.

REMERCIEMENTS

Nous fêtons en 1996 le dixième anniversaire de l'Institut québécois de thérapie et d'hypnose éricksoniennes. Je profite de l'occasion pour remercier les formateurs qui ont été présents avec moi dès le début : André M. Weitzenhoffer, Ph.D., pour sa grande expertise et sa compétence à nous initier à l'hypnotisme clinique (il fut pour moi un mentor) ; Jacques-Antoine Malarewicz, M.D., pour son dynamisme et ses qualités d'enseignant de la stratégie ; Jeffrey Zeig, Ph.D., pour son grand sens de l'organisation, ainsi que pour son témoignage et sa participation dans l'enseignement de l'approche éricksonienne. Je remercie également ceux qui se sont rajoutés par la suite, que ce soit pour donner des cours, des ateliers ou des conférences : Catherine Allary, M.D., Denise Badeau, Ph.D., Patrick Bellet, M.D., André Bergeron, Ph.D., Jean-Charles Crombez, M.D., André Delchambre, psychopédagogue, Ghislain Devroede, M.D., Léo Dubord, M.A., Marie-E. Faymonville, M.D., Diane Frenette, M. Psy., Suzanne Frenette, Sc. inf., Ouri Gan-El, M.D., Ellen Grandsard, psychanalyste, Marie-Claude Grau, M. Psy., Yves Halfon, M. Psy., Yves-Gabriel Heynen, M.D., Geneviève Hone, M.S.S., Jean-Philippe Lenoir, M.D., Paul-André Mambourg, M.D., Louise Marcotte, B. Sc. inf., Serge Marquis, M.D., Dominique Megglé, M.D., Julien Mercure, M.A., Liliane Perrone, M. Psy., Reynaldo Perrone, M.D., Christian Petel, M.D., Jacques Puichaud, M.D., Françoise Roy, B.A. scolaire, Alain Vallée, M.D., Alain Watier, M.D., Paul Watzlawicz, Ph.D. et bien d'autres...

Je ne voudrais pas oublier les membres du conseil d'administration de l'Institut, principalement Micheline Rochon, M.D., qui m'a appuyé sans condition depuis presque le début de l'Institut. De même, l'Institut de formation systémique, l'Institut Milton Erickson de Fribourg, dirigé par Willy et Anne Schenk, Lic. Psy., et leur équipe.

Je tiens à saluer la première équipe dans l'enseignement de la psychohypnodontie, Michèle Audet, D.M.D., Julie Lafrance,

D.M.D. et Jacques Véronneau, D.M.D., ainsi que les docteurs Henry Brener et Hélène Dartois, chirurgien-dentistes français, pour leur participation à cette équipe.

Je salue également les responsables des Instituts Milton H. Erickson d'expression française.

Remerciements à tous les intervenants qui m'ont transmis leurs contes thérapeutiques et m'ont autorisé à les inclure dans ce livre.

Je remercie aussi tous les organismes qui m'ont permis de donner des ateliers.

Je veux remercier les compagnies pharmaceutiques suivantes pour leur participation à nos démarches : les Laboratoires ROCHE, ELI LILLY, les Laboratoires BRISTOL et SMITHKLINE BEECHAM PHARMA INC.

Remerciements également aux personnes qui m'ont soumis leurs commentaires et leurs appréciations et à Anne Valentin, de la librairie La Méridienne de Paris, pour m'avoir encouragé et soutenu à publier ce livre. Également un franc merci à Jean Bourgault de l'entreprise IMACOM Communication de Sherbrooke pour sa disponibilité et sa générosité pour la maquette de la couverture ainsi qu'à Claude Collette des Ateliers de typographie Collette de sa collaboration à diriger la production technique du livre.

Un grand merci à mes proches qui m'ont épaulé tout au long de cette aventure.

Merci à François Couture pour son aide à la rédaction de ce livre et pour la traduction de la préface de Jeffrey K. Zeig.

Mes remerciements aux secrétaires, Agathe Bérubé, Manon Robert et Monique Bourdin pour leur professionnalisme et à Josée E. Bureau pour son coup de pouce très apprécié.

Finalement, je tiens à remercier la Fondation Milton H. Erickson de Phoenix, en Arizona, pour sa contribution au développement de la psychothérapie.

TABLE DES MATIÈRES

LISTE DES TABLEAUX

LISTE DES FIGURES

LISTE DES PHOTOS

PRÉFACE

Aristote a sagement écrit : « Le plus grand attrait du style est de posséder la fonction de métaphore. » Cet aphorisme ne s'applique pas qu'au discours, qu'il soit oral ou écrit, mais aussi à la psychothérapie.

Arrêtons nous quelque peu sur la notion de métaphore, du point de vue de la structure et de l'intervention. Comme exemple, j'utiliserai une anecdote vécue avec ma fille pré-adolescente.

Alors que nous roulions tous deux en voiture, Nicole s'est plainte d'une migraine. Honnêtement, je ne savais pas si sa douleur était d'origine physique ou émotionnelle : peut-être l'avais-je négligée dernièrement. Lorsque je lui ai demandé de me décrire sa migraine, elle m'a répondu qu'elle était « lourde ». Par la suite, nous avons joué à un jeu. D'abord, nous avons imaginé que la migraine était une pierre. Puis, qu'elle était un outil. Ensuite, qu'elle était une plante. Finalement, nous avons imaginé que la migraine était un ballon qui pouvait s'envoler. Après avoir joué à ce jeu pendant quelque temps, Nicole a été ravie de constater que sa migraine avait disparu.

Considérons d'abord la structure métaphorique du problème. Il existait un certain nombre d'aspects métaphoriques intrinsèques à la migraine de Nicole. L'un d'eux constituait une métaphore sociale, peut-être liée à mon manque d'attention ; un autre s'exprimait dans une analogie : sa migraine était « lourde ».

En partant du point de vue de la construction sociale, on pourrait envisager tous les problèmes psychologiques comme des métaphores. Dans un sens, les symptômes psychologiques sont des incarnations artistiques ou des représentations abrégées de problèmes psychobiosociaux complexes. De plus, le fait même d'identifier un problème comme étant une métaphore peut constituer un pas curatif important : la douleur est difficile à modifier ; la lourdeur peut être transformée.

Traditionnellement, le rôle du thérapeute était d'analyser la structure sous-tendant la métaphore du patient et de la ramener à la conscience pour pouvoir l'examiner. Par opposition, l'approche éricksonienne pourrait être vue comme une « analyse inversée ». Plutôt que d'analyser la métaphore du patient, le thérapeute accepte cette métaphore et offre en retour au patient une métaphore thérapeutique.

Nous avons donc une deuxième perspective pour comprendre la métaphore ; nous pouvons maintenant étudier l'*intervention métaphorique.*

Lorque je travaillais avec ma fille, il n'était pas important que je comprenne parfaitement ou non la signification, la fonction ou l'étiologie de son symptôme. Je lui proposais plutôt une technique qui pouvait transformer la métaphore, et donc transformer le problème.

Lorsqu'un thérapeute intervient, plusieurs choix s'offrent à lui. Il existe plusieurs « niveaux » par lesquels on peut approcher un problème. Un thérapeute peut essayer de modifier le comportement du patient, sa perception, sa connaissance du problème, sa relation avec celui-ci, son attitude envers celui-ci, le contexte et même l'histoire du problème. La modification d'un des éléments énumérés ci-haut peut constituer une psychothérapie efficace si elle est significative systématiquement.[1]

En plus des points que j'ai déjà mentionnés, le thérapeute peut effectuer des modifications au niveau des aspects symboliques ou métaphoriques du problème.

Dans le livre de Michel Kerouac, *La métaphore thérapeutique et ses contes – études éricksoniennes*, **il s'agit là, selon nous, d'un excellent exposé théorique et pratique sur la métaphore. Voilà un ouvrage exceptionnellement bien structuré, qui contient des renseignements pertinents, tant pour l'apprenti que pour l'expert. *La métaphore thérapeutique...* est un livre complet et pratique.** Par conséquent, il est maintenant plus facile d'apprendre la logique de la métaphore et les moyens pour l'utiliser. Le livre présente des principes théoriques et des transcriptions ; ainsi, le lecteur peut apprendre à l'aide de règles et de modèles. De plus, il présente un exposé original ; il ne s'agit pas simplement d'une synthèse de travaux déjà existants.

---

1. Pour plus d'informations, voir ZEIG, Jeffrey K. « Introduction : The evolution of psychotherapy – Fundamental issues », dans ZEIG, Jeffrey K. (dir.), *The evolution of psychotherapy*, New York, Brunner/Mazel, 1987.

Un autre point d'importance est le fait que **ce livre soit écrit en français**. Trop peu de livres concernant l'approche érick-sonienne et stratégique sont disponibles en français et le besoin est grand pour de telles sources primaires.

C'est un plaisir et un honneur pour moi d'écrire cette préface. La contribution de Michel Kerouac pour rendre l'utilisation de la métaphore plus accessible au public est unique et inestimable.

Jeffrey K. Zeig, Ph. D.
directeur
The Milton H. Erickson Foundation, Inc.
Phoenix, Arizona, États-Unis

INTRODUCTION

Lors d'un congrès organisé par la Fondation Milton H. Erickson, Edmund Rossi (1994) a rapporté qu'il existait plus de trois cent formes différentes de psychothérapies. Alors, pourquoi écrire un livre sur la métaphore thérapeutique, un outil thérapeutique parmi tant d'autres?

Parce que la métaphore thérapeutique n'est pas un outil comme les autres. J'entends des métaphores depuis ma tendre enfance. Mes parents m'en racontaient pour me faire saisir les nuances de la vie. Mes enseignants, dès la petite école, s'en servaient pour m'aider à comprendre certaines notions plutôt abstraites. Dès les premiers balbutiements de ma carrière en relation d'aide, j'ai utilisé la métaphore thérapeutique, sans même le savoir.

À travers mes cycles de vie, et plus tard à travers ceux de mes clients, je me suis rendu compte à quel point elle constitue un outil simple, utile, riche, flexible, puissant et, surtout, respectueux du client. Un outil qui s'inscrit dans un rituel de passage initiatique.

C'est pourquoi j'ai décidé en 1989 d'écrire un livre sur les métaphores thérapeutiques. Ce livre, *Les métaphores, contes thérapeutiques* (Kerouac, 1989), s'est rapidement épuisé. Devant l'intérêt manifesté lors de mes ateliers et à la demande de mes collègues et de mes étudiants, j'ai décidé d'en préparer une réédition.

Il s'est avéré que le concept de métaphore avait évolué et que ma propre conception de cet outil s'était modifiée. J'ai donc revu le livre d'une couverture à l'autre, l'engraissant substantiellement au point de vue théorique. J'ai accentué l'importance de la communication non verbale dans l'utilisation de la métaphore thérapeutique, certaines notions sont expliquées plus en détail et j'ai rajouté plusieurs exemples tirés de mon expérience clinique. Ainsi, ce qui devait n'être qu'une nouvelle édition est devenu un nouveau livre.

Il existe déjà plusieurs recueils de contes thérapeutiques. Par contre, il n'y a que très peu de livres consacrés au processus métaphorique. Ce livre vise à remplir ce besoin en présentant une certaine théorisation de la métaphore. Il se veut une porte d'accès à l'utilisation de la métaphore thérapeutique. Je désire également y montrer l'importance de la communication non verbale en tant que support de la métaphore, en tant qu'aide à son ancrage. Et tout au long de ce livre transparaîtra l'idée qu'on ne doit pas se faire un ennemi d'une partie de soi ou de son inconscient. L'inconscient nous répond de la même façon dont nous le traitons ; s'il est traité en ami, il nous le rendra. La métaphore est un outil qui permet d'entrer en relation avec cet inconscient, ce vieux ou cette vieille sage.

Le livre est divisé en trois chapitres. Le premier, *Théorie de la métaphore thérapeutique*, présente la métaphore thérapeutique : les diverses formes qu'elle peut prendre, tant au niveau du verbal que du non-verbal, et la façon dont elle affecte l'individu. J'y propose ensuite quelques modèles d'approches pour construire des métaphores thérapeutiques. J'aborderai finalement quelques questions au sujet de l'utilisation de la métaphore thérapeutique et je donnerai quelques suggestions personnelles de métaphores en situation clinique.

Le deuxième chapitre, *Deux illustrations de cas cliniques*, reprend les deux cas cliniques présentés dans mon premier livre. Ces cas sont en fait la transcription de deux séances filmées. Ces transcriptions sont maintenant commentées ; le lecteur pourra ainsi identifier les techniques utilisées au cours de ces thérapies.

Le dernier chapitre, *Quelques contes thérapeutiques*, réunit des contes thérapeutiques qui, pour la plupart, étaient présents dans mon premier livre. Ces contes sont présentés selon l'âge de leurs destinataires. Le lecteur pourra s'appliquer à y déceler les isomorphismes et les autres éléments théoriques étudiés dans le premier chapitre.

En fin de volume, le lecteur trouvera deux annexes. L'annexe A présente une liste de mots-clés analogiques, des mots utiles pour créer des jeux de mots riches de sens métaphorique. L'annexe B contient un répertoire d'expressions imagées et potentiellement utilisables pour créer un effet métaphorique. Ce répertoire a été considérablement augmenté depuis mon premier livre.

Je vous souhaite une bonne lecture.

CHAPITRE I

QU'EST-CE QUE LA MÉTAPHORE THÉRAPEUTIQUE ?

Plus que personne,
Milton H. Erickson
a réorienté
la psychothérapie
vers l'obtention de résultats.

Jeffrey K. Zeig.

La métaphore thérapeutique, en tant que technique puissante utilisée dans le contexte clinique, a été popularisée et développée en Amérique par le psychiatre Milton H. Erickson (1901-1980) qui a su innover, tout en insufflant un espoir à ses patients et à ses collègues, dans le domaine de la relation d'aide et de la psychothérapie.

Mais le concept de métaphore existe depuis beaucoup plus longtemps. Les linguistes nous apprennent que la première attestation du mot *métaphore* dans la langue française remonte à 1265 et provient du grec *metaphora*, qui signifie « transposition ». Le préfixe *méta* signifie « changer d'état, au-delà de ». Le suffixe *phora* signifie « porter, avoir en soi ».

Faire une métaphore, c'est changer un mot (ou une idée) de contexte, le faisant passer de son sens propre à un sens figuré (comme dans l'expression « la racine du mal » : le mal n'a pas de racines dans la terre ; le mot racine adopte ici le sens figuré de « source », « origine »). Ce changement, cette transposition fait apparaître un nouveau sens. Ce nouveau sens, qui suscite de nouvelles évocations, est caché, camouflé par le sens propre, habituel du mot, ce qui fait de la métaphore un outil subtil et la figure de rhétorique par excellence.

George Lakoff et Mark Johnson (1985) voient dans la métaphore « un procédé de l'imagination poétique et de l'ornement rhétorique ». Elle « est partout présente dans la vie de tous les jours, non seulement dans le langage, mais dans la pensée et l'action. » Ils vont plus loin en affirmant que « la manière dont nous pensons, dont nous avons des expériences et dont nous menons nos activités quotidiennes dépend dans une large mesure de métaphores. »

Je vous propose cette définition : la métaphore est une manière de s'exprimer dans le cadre d'une communication humaine. Cette communication peut s'effectuer sur un mode verbal ou non verbal, l'un n'excluant pas l'autre. La métaphore est une figure de style qui s'adresse à l'imaginaire de la personne, plutôt qu'à sa logique. Ainsi, elle devient active à l'intérieur de l'inconscient en un processus semblable à celui des rêves. À la base, la métaphore est une comparaison dont on a omis le mot « comme », donnant ainsi une puissance évocatrice à l'image. Elle est à la suggestion, par son processus essentiellement évocateur, ce que la comparaison est à la déduction. Certains types de métaphores (que nous nommerons plus loin « métaphores profondes » s'apparentent à une dépotentialisation du conscient par son langage, qui en est un d'évocation. Ce faisant, elle se différencie de la précision du langage logique. Alors que le conscient fonctionne d'une façon précise, par exclusion, l'inconscient, quant à lui, fonctionne par inclusion en une sorte d'association analogique. Nous nous adressons donc ici au contraire de la logique linéaire.

Dans le contexte de la relation d'aide, la métaphore adopte un sens plus spécifique et devient la métaphore thérapeutique. Comme je l'ai déjà défini en 1989, la métaphore thérapeutique est une histoire réelle ou fictive, une anecdote, un conte, une allégorie, une fable, un symbole, un dessin ou même un jeu qui attire l'attention consciente d'une personne et sert à déjouer ses mécanismes de défense afin de lui permettre de rejoindre ses mécanismes inconscients, forces riches d'alternatives et de solutions. J'ajouterai aujourd'hui à cette définition que la métaphore thérapeutique peut également être un calembour.

La métaphore est un outil qui s'avère très utile en thérapie. En effet, elle attire l'attention consciente par son caractère divertissant, ludique. Ses éléments constituants représentent pourtant la situation problématique du destinataire et comportent des éléments de solution au problème. Ces éléments, comme nous le verrons plus en détail, ont été *transposés* et *isomorphisés*, ce qui les camouflent, les subtilisent à la conscience du destinataire. Ainsi camouflés, ils évitent les résistances que le destinataire aurait probablement opposées à un message direct. Le sens de la métaphore peut ainsi rejoindre l'inconscient et amorcer un processus personnel de réflexion.

La métaphore thérapeutique est donc une alternative à la réalité que le thérapeute « colle » à la situation immédiate pour en permettre l'enrichissement et l'évolution. Elle permet de créer une dissociation entre la réalité du client, son orientation face à cette réalité et la réalité contenue dans la métaphore.

Les termes *conscient* et *inconscient* ne sont pas pris ici dans leur acceptation freudienne, mais bien dans leur sens éricksonien. Pour Erickson, « est inconscient tout ce qui n'est pas conscient ». L'inconscient est une sorte de réservoir de ressources, comme il le dit souvent, dans lequel, entre autres, deux potentiels, adaptatif et rééducatif, sont emmagasinés et prêts à être mis au service d'un apprentissage. L'apprentissage joue aussi bien au niveau inconscient qu'au niveau conscient.

La métaphore, mise au service de l'inconscient, est une stratégie thérapeutique utile et puissante au même titre que l'humour, le défi, la confusion, le recadrage, la dissociation, l'hypnotisme, le paradoxe, l'épreuve, la prescription, etc.

Anna Maria Nicolo (1988), dans le *Dictionnaire clinique des thérapies familiales systémiques*, explique que la métaphore peut être utilisée pour atteindre divers objectifs :

> *...tantôt pour parvenir à une redéfinition du problème, tantôt pour représenter ou dramatiser une dynamique relationnelle, pour amplifier ses contradictions ou ses redondances dans la communication ou pour expliciter le fonctionnement du système. Le choix, entre ces différents emplois, dépend de l'usage que le thérapeute entend en faire en séance.*

De plus, J.-C. Benoit (1991) nous rappelle que certains thérapeutes familiaux se servent de leurs images intuitives personnelles. Ils introduisent eux-mêmes des objets symboliques ou réels comme médiateurs des échanges dans la communication thérapeutique.

La métaphore permet au thérapeute, comme au conteur, d'établir une communication à plusieurs niveaux simultanément. Un des niveaux de la communication est le non-verbal. Le conteur, une fois qu'il a établi le contact et consolidé le rapport thérapeutique, possède deux éléments de base pour créer une intervention métaphorique. Pensons à l'habileté des conteurs publics, des artistes, des comédiens, des chanteurs, des écrivains et des cinéastes à créer une ambiance qui enveloppe nos sens.

La métaphore a plus qu'une fonction cognitive, comme on peut le constater à l'intérieur de la pensée magique décrite par Piaget (1968). Elle souligne le rôle de la symbolique dans l'évolution intellectuelle. La métaphore permet donc de rejoindre la symbolique inconsciente.

Le non-verbal est d'une très grande importance dans le rapport thérapeutique. Il est souvent le miroir de l'inconscient ou du subconscient décrit par les freudiens. Par exemple, beaucoup de gens jugent l'énergie dynamique d'une personne par sa poignée de main (molle, ferme ou rigide) ou par sa démarche en général. Toutes les informations ainsi captées sont enregistrées, emmagasinées et décodées instantanément par l'inconscient et par le conscient. La métaphore se situe aussi à ce niveau de la communication.

La métaphore favorise l'évocation de situations, la découverte de besoins, d'alternatives et de solutions dans un autre contexte ou une autre ambiance. C'est une technique qui stimule l'apprentissage, le changement. Certains auteurs avancent l'hypothèse que la métaphore, ou ce qui en tient lieu (histoire, anecdote), est facilement acceptée par les personnes parce qu'elle introduit une dissociation entre la réalité immédiate et un ailleurs lointain et autonome. Zeig (1980), Haley (1984b) et Gilligan (Zeig et Gilligan, 1990) démontrent sa sûreté et son utilité en thérapie. La métaphore n'entraîne habituellement pas de résistance ou de refus de la part de la personne qui écoute et qui participe.

La réalité humaine est si complexe qu'on peut difficilement l'expliquer au seul moyen de théories psychologiques. La métaphore permet d'illustrer, d'une façon analogique, une réalité intra et extra-psychique, qu'elle soit systémique ou stratégique. Les métaphores sont des supports pour faire comprendre les mouvements psychodynamiques qui s'inspirent des grandes écoles de psychologie. Il est intéressant pour un clinicien de connaître et de maîtriser plusieurs approches et plusieurs modèles. J'émets l'hypothèse que le thérapeute sera mieux outillé pour solutionner les problématiques qui lui sont présentées s'il intègre dans sa pratique plusieurs outils d'aide, dont la métaphore thérapeutique.

Les chercheurs de l'École de Palo Alto utilisent des métaphores pour expliquer la dualité des messages. D. Jackson (1968), J. de Rosnay (1975), G. Bateson (1980), J. Haley (1980), ainsi que P. Watzlawick (1980) définissent tous deux modalités de communication à partir du langage informatique. L'une des modalités est de type logique, analytique, linéaire, formel : c'est le mode *numérique* (ou digital[1]). L'autre modalité est de type imagé, symbolique, holistique, informel : c'est le mode *analogique*.

1. La notion de « langage digital » est assez répandue. Toutefois, il s'agit d'un anglicisme (provenant du terme anglais « digit », nombre) qui n'est pas accepté dans la langue française. Nous utiliserons dans ce livre l'expression « langage numérique », recommandée par les autorités de la langue.

Le mode numérique est précis, il ne laisse pas de place aux nuances. C'est un mode né d'une convention apprise entre individus qui connaissent le code. Le mode analogique, au contraire, est imagé et laisse place à la nuance. Il est beaucoup plus évocateur de sens et peut s'apprendre sans trop de conventions.

La métaphore tient du mode analogique. On peut dire à une personne : « Je t'aime » (mode numérique), mais l'expression du regard, les tremblements, la chaleur dans l'intonation de la voix donnent les nuances du type d'amour qu'on lui porte (mode analogique). M. Edmond et D. Pinard (1984) illustrent bien ces distinctions entre les modalités numérique et analogique en prenant comme exemple les types de montres. La montre qui affiche chiffres et lettres « s'exprime » selon le mode numérique et la montre à aiguilles donne l'heure selon le mode analogique (voir la figure 1).

Voici un autre exemple. Les Chinois du Nord ne comprennent pas l'expression verbale des Chinois du Sud (langage numérique). Ils peuvent cependant communiquer entre eux grâce à leur écriture idéographique proche du dessin (langage analogique).

En sciences, il arrive fréquemment qu'on ait à « traduire » des données, saisies en langage analogique, en langage numérique, afin de pouvoir les analyser. Par exemple, dans une recherche sur la catalepsie hypnotique, j'ai enregistré des tracés à partir d'un électromyographe (EMG). Ces tracés étaient des données, captées

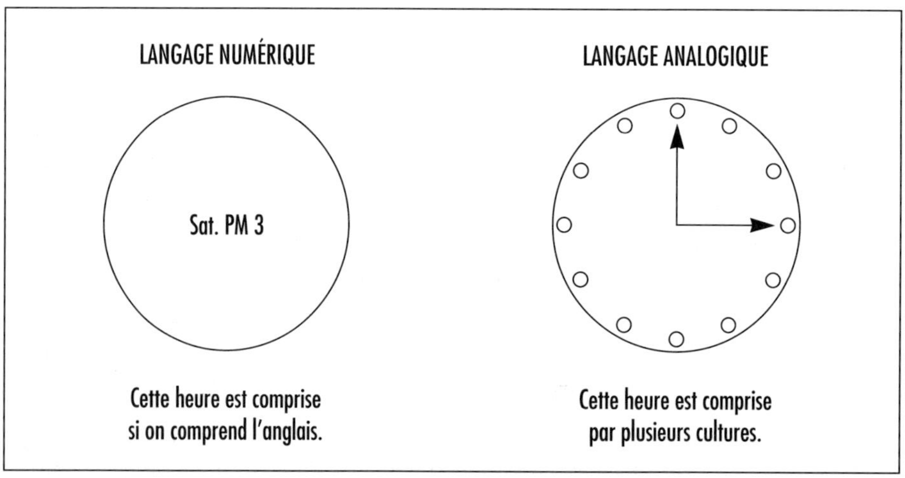

Figure 1 : Langage numérique et langage analogique

en langage analogique. Ensuite, j'ai pu, grâce à un autre appareil, décoder ces tracés et les convertir en langage numérique. Les données pouvaient alors être traitées numériquement.

De la même façon, il est possible de « traduire » les données numériques de la situation d'un client en données analogiques dans une métaphore. Cela s'appelle *isomorphiser* les éléments. Nous en reparlerons un peu plus loin.

Pour être efficace, la métaphore doit s'ajuster au contexte d'aide et être évolutive. Elle porte en elle-même une dynamique de changement. Comme le dit si bien Malarewicz (1988) : « Une métaphore ouvre des portes, des fenêtres, des chemins, des voies nouvelles. » Les métaphores possèdent deux propriétés essentielles.

Tout d'abord, on dit d'une métaphore qu'elle est *ouverte* ou *fermée*.

La métaphore ouverte peut se définir comme la possibilité qu'a un sujet de participer, au niveau analogique, à l'histoire ou à la solution amenée par le conteur. Dans un contexte clinique, la métaphore ouverte offre au client la chance de participer à l'élaboration d'une histoire. Le thérapeute assure la mise en place des cadres thérapeutiques et aide le client à chercher, à trouver ses propres solutions. Le client peut ainsi découvrir une dimension nouvelle à ses problèmes. Le fait d'être amené à un autre niveau de communication lui permet de transposer ses expériences dans son problème. Vous trouverez au chapitre II deux exemples de thérapies dans lesquelles les clients participent à la métaphore ouverte.

De façon différente, la métaphore fermée propose au sujet, de façon implicite, une solution à son problème.

La métaphore utilisée par le conteur peut se rattacher plus ou moins subtilement à la situation du client. On dit alors qu'elle est *de surface* ou *profonde* (Bernard Hevin et Jane Turner, 1995).

La métaphore de surface présente une situation dont le lien avec celle du client est évident. Ce n'est qu'une analogie qui se veut immédiatement saisissable. Si le client oppose une résistance psychologique moindrement véhémente, ce type de métaphore ne provoquera qu'un faible effet. Par contre, si le sujet est bien disposé et déterminé à régler son problème, la métaphore de surface a l'avantage de provoquer une réaction immédiate. On pourrait dire, en suivant le raisonnement de Jean Becchio et Charles Joussellin (1994), que ce type de métaphore ne joue que sur un seul niveau de communication. Sa signification est essentiellement apparente et s'adresse au conscient du sujet.

La métaphore profonde, quant à elle, possède un lien beaucoup plus subtil, non explicite, avec la situation du client, ce qui lui permet en quelque sorte de dépotentialiser son conscient. Les isomorphismes, c'est-à-dire les éléments de la métaphore correspondant aux éléments de l'histoire du client, y sont camouflés, ce qui lui donne une plus grande force au niveau inconscient. Elle communique un message à plusieurs niveaux, ce qui veut dire qu'elle possède une signification apparente, mais aussi une signification camouflée à l'intention de l'inconscient du client.

En plus de ces deux propriétés (ouverte/fermée, de surface/profonde), il existe plusieurs métaphores différentes. Il s'agit en fait d'applications différentes. Il existe autant d'applications que de thérapeutes, mais nous allons étudier les formes les plus courantes.

Le thérapeute peut utiliser une métaphore *sans fin*. Il s'agit d'une variante métaphorique dans laquelle des espaces sont laissés vides. Le ou les sujets sont invités à remplir ces espaces, à les combler par une interprétation ou à les compléter dans un cadre orienté par le conteur.

Jay Haley et Cloé Madanes ont crée le *Shaggy dog*, qui est une sorte d'histoire sans fin. Le thérapeute aménage des espaces vides que le client est invité à remplir.

Stratégiquement, la fin de l'histoire et son objet métaphorique ne sont pas exposés par le conteur de façon claire. Cette situation laisse le client dans une confusion qui le met dans un état d'attente.

Bon nombre de parents qui racontent des histoires à leurs enfants pour les endormir ont expérimenté cette technique. La créativité, l'émerveillement et, paradoxalement, le réalisme des enfants poussent souvent les parents à s'étonner de la capacité de leur progéniture à passer du niveau du réel au niveau du fantastique.

En clinique, il est souhaitable que le cadre du conte soit manipulé par le thérapeute, pour des raisons de sécurité stratégique. Finalement, il est parfois conseillé de faire un retour sur la métaphore.

Un autre type d'application est la métaphore *des sensations*, qui consiste à suggérer et à manipuler les sensations d'un ou de plusieurs sujets. Les sensations peuvent être déplacées, substituées, combinées ou associées, que ce soit au niveau physique ou à un autre niveau. Les sensations de chaleur, de froid, de lourdeur ou de légèreté peuvent être déplacées d'une partie du corps à une autre.

La métaphore des sensations peut être utilisée dans l'imagerie mentale pour créer des analgésies ou des amnésies de douleur. Par exemple, la sensation d'élévation ou de descente dans un ascenseur, le bruit d'une craie ou d'ongles qui grincent sur un tableau noir, ou encore l'impression de souffle coupé lors d'une descente en montagnes russes sont autant d'éléments qui peuvent être récupérés par le conteur à des fins stratégiques (sur le sujet de l'évocation sensorielle, voir le livre de Piero Ferrucci, *La psychosynthèse*, 1985)

Le sujet qui se laisse emporter dans l'histoire ouvre ses sens de façon analogique. Il transpose ses sensations visuelles, auditives, kinesthésiques, olfactives, vestibulaires, gustatives et autres sensations cénesthésiques (sensations internes qui occasionnent une impression d'aise ou de malaise) dans un autre contexte.

Ces sensations peuvent être récupérées par le conteur ou le thérapeute. En voici un exemple clinique. Une cliente me consultait au sujet de sa phobie des avions. Pendant la séance, elle me raconta le plaisir, la sensation agréable de détente qu'elle éprouvait en prenant un bain chaud. Pour atteindre cet état de détente, elle savait créer une atmosphère de confort au moment de son bain, au moyen de plantes et de parfums qu'elle aimait. Bref, elle se concoctait une ambiance idéale de détente et de sécurité.

Lorsqu'elle mettait les pieds dans un aéroport, cette cliente éprouvait des étourdissements, des nausées, des sensations désagréables, une peur panique et il lui arrivait même de faire de l'hyperventilation. Plus elle s'approchait de l'avion, plus les symptômes augmentaient. Elle se crispait ensuite sur son siège et essayait de vaincre sa peur à l'aide de tranquillisants et d'alcool, mais sans succès.

Dans le cadre d'une thérapie brève, elle a su réassocier les sensations agréables éprouvées lorsqu'elle prenait son bain aux sensations de panique qu'elle ressentait en prenant l'avion. Elle a, en quelque sorte, superposé, imbriqué ses sensations agréables et ses sensations désagréables. Elle vivait donc une nouvelle sensation ni agréable ni désagréable, qui lui permettait de faire face à son symptôme phobique. Elle a ainsi presque totalement vaincu sa peur et peut maintenant prendre l'avion sans se sentir anéantie par son angoisse. La quasi-totalité du travail thérapeutique technique consistait à recadrer analogiquement ses sensations. Durant cette thérapie, j'ai également utilisé d'autres variantes métaphoriques, afin d'effectuer un travail plus en profondeur sur ses croyances.

Dans les cas de migraines de tensions, les métaphores d'étaux qui se desserrent peuvent aider à détendre les muscles du cou, par exemple. De même, la sensation de froid aide à la vasoconstriction. Il s'agit de travailler avec les antagonismes musculaires, les contraires des sensations, par exemple : froid-chaud, lourdeur-légèreté.

Face à un problème psychosomatique comme l'aménorrhée (absence du flux menstruel), j'ai déjà raconté à une de mes clientes, en état d'hypnose léger, l'histoire d'un barrage hydro-électrique dans lequel des valves s'entrouvrent. Un médecin m'avait adressé la cliente pour que je l'aide à régler son problème d'aménorrhée. L'absorbtion d'hormones pour déclencher le flux menstruel lui causait des problèmes sérieux. Il fallait donc trouver une autre solution pour cette cliente.

Malgré la découverte des endorphines, les chercheurs ne connaissent pas encore de façon précise la cause et les multiples mécanismes de la douleur, pas plus que la relation entre le corps et l'esprit. L'être humain possède des systèmes complexes d'interférence et d'interdépendance entre les émotions, la raison et le corps. Pour traiter la douleur, il faut tenir compte de ces trois instances de l'être humain.

J'ai entendu à la radio deux histoires qui illustrent bien la puissance de notre subconscient et notre capacité d'autosuggestion. La première est celle d'une éducatrice de garderie qui a réussi, pendant une tempête de neige, à conduire un groupe d'enfants d'un chalet sans chauffage à un lieu sûr. Pendant le trajet, elle les avait convaincus que le vent glacé qui les fouettait était plutôt un vent désertique, qu'il était chaud, doux et les chatouillait.

La deuxième histoire montre un exemple extrême du pouvoir de l'esprit sur les sensations. Une personne s'est retrouvée enfermée dans un wagon frigorifique. Le système frigorifique ne fonctionnait pas, mais la personne croyait qu'il était activé. Malheureusement pour elle, cette croyance lui a été fatale, car on l'a retrouvé gelée, ou du moins dans un état physiologique semblable à la frigorification. La véracité de cette anecdote a été attestée par les médias. Néanmoins, je demeure sceptique, on peut aisément y voir une certaine exagération. Je ne demande pas au lecteur d'y souscrire aveuglément, mais elle constitue toutefois un exemple (bien que plutôt radical) de la métaphore des sensations.

La métaphore *analgésique* est celle qu'utilise un conteur pour aider des sujets à supporter ou à diminuer considérablement la douleur. Elle permet même parfois de l'éliminer complètement. Bien ancrée, bien amenée, une métaphore de ce type peut aider à diminuer ou à augmenter les différents seuils de sensations, comme le seuil de tolérance à la douleur. Pour ce faire, il existe de multiples techniques, dont celle du gant. Par exemple, on demande à un sujet d'imaginer qu'une de ses mains est recouverte d'un gant épais. On l'invite à ressentir la différence entre ses deux mains. Sous hypnose, cet exercice s'avère souvent concluant.

Lors d'une séance de préparation à l'accouchement, une cliente, en état d'hypnose, avait de la difficulté à vivre l'analgésie sous la forme que je lui présentais (métaphore du gant). Cette cliente, une infirmière, s'est alors mise spontanément à me décrire comment elle visualisait l'analgésie médicamenteuse, dont elle connaissait, de par sa formation professionnelle, les mécanismes neuro-physiologiques, mais aussi dont elle pouvait se rappeler les effets dans son propre corps, grâce à son expérience personnelle. Cette image déjà vécue et remémorée devint une autre métaphore dont elle s'est servie ensuite, lors de son accouchement.

Stratégiquement, l'emploi combiné de métaphores associées à des zones affectives permet de dissocier certaines zones affectives douloureuses. Il s'agit d'amener le sujet à se dissocier. On peut lui suggérer de se percevoir comme s'il se voyait sur deux écrans : sur l'un, il vit une situation à changer ; sur l'autre, une situation sécurisante. Ces techniques doivent être utilisées dans un cadre thérapeutique, avec des gens qui n'ont pas cette tendance naturelle à se dissocier de façon pathologique. Beaucoup de dentistes, d'obstétriciens et d'autres thérapeutes utilisent, par exemple, les techniques de visualisation.

Il a été démontré qu'une personne détendue, préparée pour une intervention chirurgicale, par exemple, ressent moins de douleur qu'une personne crispée qui, pour une raison ou une autre, ne collabore pas à l'intervention.

Simonton (1982), qui utilise l'imagerie mentale, et Robert Desoille (1971), qui, lui, utilise le rêve éveillé dirigé, donnent des exemples de communication analogique où le clinicien peut récupérer ces formes de métaphores afin de diminuer la douleur. Ils s'en sont même servi, de même que Siegel (1990), pour aider le traitement de certains cancers.

L'un des clients atteint de cancer que j'ai accompagné en phase terminale m'a démontré comment il pouvait, par sa force de construction d'images, diriger un picotement ressenti dans une jambe, l'amplifier, le contrôler et, par cette feinte sensorielle, oublier la terrible douleur qui envahissait sa jambe malade.

André M. Weitzenhoffer (1988, 1992) rapporte comment, à l'aide de suggestions indirectes, il a pu aider un patient atteint de la maladie de Raynaud à soulager sa douleur, jusqu'à éviter l'amputation de ses doigts. La maladie de Raynaud affecte la circulation du sang dans les membres. La suggestion directe, sous hypnose, est peu efficace pour cette pathologie. Par contre, la suggestion indirecte sous forme de métaphores s'avère indiquée. Par exemple, on dira « Maintenant, vos doigts trempent dans un bol d'eau chaude », au lieu d'employer la suggestion directe « Maintenant, vos mains vont se réchauffer ».

L'effet de suggestion indirecte des métaphores permet, dans certains contextes, d'accompagner plus facilement les résistances des sujets. Dans certaines situations, un thérapeute peut même aider à créer un contexte d'amnésie de la douleur. Grâce à une formation en psychohypnodontie, j'enseigne ces techniques à des dentistes québécois et européens.

En supervision, un médecin, le Dr G. Nadeau, m'a raconté comment il a, lors d'une expédition au Tibet, fait des points de suture à la main d'un voyageur avec, comme seuls instruments, une aiguille et du fil. Cette intervention a été réalisable grâce à l'utilisation de techniques métaphoriques et de l'hypnose.

La métaphore *anesthésique* est un autre type d'application possible de la métaphore thérapeutique. Elle peut permettre au sujet de ne plus ressentir de sensations dans une partie de son corps.

Cette forme de métaphore est utilisée dans un contexte de transe hypnotique. La métaphore anesthésique est difficile à réaliser. Selon certains auteurs, seulement dix pour cent des sujets peuvent être anesthésiés par l'hypnose. C'est pourquoi on prescrit plutôt l'hypnotisme clinique. L'emploi de l'hypnose doit être fait par un professionnel qualifié, car la dissociation doit être très marquée entre le corps et les sensations. Le clinicien peut utiliser le modèle d'un tableau électrique où les fusibles sautent. Il doit par contre s'assurer que les fusibles du tableau électrique correspondent aux parties du corps qu'il désire atteindre. Analogiquement, sous hypnose, certains sujets peuvent vivre une anesthésie locale, ou même générale.

Tous les éléments analogiques que l'on retrouve à l'intérieur du conte métaphorique sont autant de petites métaphores autonomes. Ces éléments (mots, images, symboles, dessins, gestes significatifs, etc.) peuvent être réutilisés. Il en est de même pour tous les éléments analogiques qui se trouvent à l'intérieur d'un dessin d'enfant ou d'une œuvre d'adulte. La métaphore dans la métaphore est un processus actif et dynamique qu'utilise un conteur pour réorienter ou consolider la stratégie analogique planifiée. C'est une analogie qui se glisse à l'intérieur de la grande analogie qu'est le conte thérapeutique. Prenons, par exemple, la caricature. Elle est, dans son ensemble, une métaphore en elle-même. Mais cette métaphore se décompose en de nombreux éléments analogiques qui peuvent devenir autonomes et servir de base à la création d'une autre caricature ou d'une bande dessinée.

Chacune des *sous-métaphores*, des analogies rencontrées au cours des séances sont des éléments isomorphiques, des éléments qui correspondent métaphoriquement à l'histoire du client. Ceux-ci nous amèneront à créer d'autres rapports analogiques avec la situation du client, ce qui pourra l'aider à progresser.

L'application métaphorique la plus répandue est certainement la métaphore *pédagogique*. *Une image vaut mille mots*, mais il existe différentes sortes d'images. Un bon pédagogue cherche des *mots-images*, c'est-à-dire des constructions métaphoriques qui illustrent une réalité. La métaphore pédagogique s'utilise dans un cadre d'enseignement. Elle introduit des analogies qui peuvent faciliter la compréhension d'un concept. « Chaque élément nouveau n'est plus considéré comme une information isolée, mais comme une occasion d'établir des connexions nouvelles et de pénétrer plus avant, à la fois le sujet nouveau et les connaissances déjà acquises. Lorsqu'on met l'accent sur la découverte des relations, *apprendre* devient synonyme d'*intégrer* et l'apprentissage est alors plus efficace et gratifiant. » (Guay, 1991).

Voici un exemple de métaphore pédagogique. Elle a été développée vers 1956 par le vulgarisateur scientifique québécois Fernand Séguin. Elle fut ensuite reprise par Walt Disney (Carpentier et Ouellet, 1994). Afin d'expliquer aux enfants le principe de la réaction en chaîne qui régit les explosions nucléaires, Fernand Séguin a utilisé des souricières et des balles de ping-pong. Dans une large enceinte de plastique transparent, il a disposé des centaines de souricières tendues. Sur chacune, il a délicatement déposé une balle de ping-pong, représentant un neutron prêt à être libéré par la fission. Il ne lui restait plus qu'à lancer dans l'enceinte une seule balle de ping-pong. La balle a actionné une première souricière, en la percutant, la faisant ainsi catapulter sa propre balle. Cette balle, ainsi que la première qui a rebondi sur la souricière, déclenchèrent deux autres souricières. Les quatre balles libres déclenchèrent quatre autres souricières, augmentant le nombre de balles à huit, et ainsi de suite. Fernand Séguin a ainsi obtenu une réaction en chaîne spectaculaire et extrêmement bruyante, créant une image, une représentation vivante dans l'imaginaire des enfants qui comprirent très bien le principe de la réaction en chaîne. Voilà le rôle d'une métaphore pédagogique.

Une métaphore pédagogique célèbre est celle que Platon présente dans *La république* : la caverne. Trois hommes sont attachés dans une caverne et leur expérience du monde extérieur se limite aux ombres projetées sur les parois de la caverne. Voilà qui illustre comment les êtres humains sont victimes de leurs propres pièges. Cette métaphore a été reprise dans plusieurs domaines, entre autres en administration, par Gareth Morgan (1989).

Mon professeur de ski en Suisse, Philippe, utilisait une métaphore pédagogique pour enseigner la coordination des mouvements. Il disait que l'on pouvait résumer les qualités nécessaires à la coordination par le mot ORDRE : Orientation, Rythme, Différenciation, Réaction et Équilibre.

Les Évangiles, comme tous les livres sacrés, sont truffées de métaphores pédagogiques : ce sont les paraboles. Par exemple, prenons la parabole de la semence (Luc 8.5-8) :

Le semeur est sorti pour semer sa semence. Comme il semait, du grain est tombé au bord du chemin ; on l'a piétiné et les oiseaux du ciel ont tout mangé. D'autre grain est tombé sur la pierre ; il a poussé et séché, faute d'humidité. D'autre grain est tombé au milieu des épines ; en poussant avec lui, les épines l'ont étouffé. D'autre grain est tombé dans la bonne terre ; il a poussé et produit du fruit au centuple. (Traduction Œcuménique de la Bible)

Nous sommes ici en présence d'une métaphore pédagogique profonde. Son sens est camouflé. D'ailleurs, plus loin (Luc 8.11-15), Jésus livre la clé de cette parabole : il en explique les isomorphismes (nous reviendrons sur ce sujet au deuxième chapitre). La parabole avait pour but d'expliquer aux fidèles comment la parole de Dieu était accueillie par la population. Par le procédé métaphorique, le message s'implante plus vivement dans la mémoire des destinataires.

La métaphore pédagogique peut même s'utiliser sur une base personnelle, en tant que truc mnémotechnique. Lors de mes études en sciences cliniques, j'eus à préparer un examen portant sur les médiateurs chimiques. Pour cet examen, j'ai développé une série de métaphores, afin de retenir plus facilement les notions qui me posaient des problèmes. Ainsi, les systèmes sympathique et parasympathique sont devenus l'accélérateur et le frein d'une voiture.

L'institut de suggestologie de Sofia, en Bulgarie, utilisait, d'après les recherches du Dr Lazanov, des stratégies pour aider les pédagogues à mieux livrer leur enseignement. Bagriana Bélanger (1981) nous explique comment, en pédagogie, on peut utiliser la psycholinguistique, la musique, les jeux, les sketches, la relaxation, l'hypnopédie ou la suggestopédie pour aider les élèves à apprendre une langue ou toute autre matière pédagogique. Les effets mnémotechniques et cathartiques de la musique, des chants, de la danse, de la symbolique et de la métaphore, ont aidé, au temps du roi David, certains de ses sujets à apprendre par cœur des versets de la Torah.

La métaphore cache des symboles sensoriels puissants. C'est un véhicule intéressant qui nous aide à *apprendre* ***à apprendre***. Elle enveloppe l'atmosphère sensorielle où le rythme, l'intonation sonore, la gestuelle et la vision sont mis au service de la suggestion pédagogique, éducative et même rééducative.

La métaphore peut aussi aider le pédagogue à mieux communiquer son enthousiasme. Cette contagion positive permet à l'enseignant d'animer son discours et d'inspirer la confiance.

Les jeux de rôles sont des métaphores intéressantes, qui favorisent l'ouverture à l'apprentissage. J. L. Moreno (1965), par le psychodrame, et C. Rogers (1966), avec les groupes de rencontres, ont su utiliser l'effet des métaphores dans la conduite d'une démarche d'aide.

Insérée dans l'arsenal des autres outils pédagogiques, la métaphore permet une vision constructiviste de l'apprentissage. Ainsi, de la réception d'un message à son actualisation, nous assistons aux flux et reflux des messages reçus. Par conséquent, le processus pédagogique est plus concentrique, holistique (global), que linéaire. Cet apprentissage ressemblerait davantage à l'apprentissage naturel et spontané des enfants en garderies.

André Delchambre (1989), d'*Euroformation* en Belgique enseigne l'utilisation des métaphores pédagogiques, ainsi que d'autres techniques de communication éricksoniennes, aux cadres et aux directeurs d'entreprises. Delchambre leur rappelle : « Patrons, si vous voulez continuer à être performants, et donc à continuer d'exister, vous devez apprendre à conjuguer la raison et l'indicible. » Meunier (1993) rapporte ma contribution ainsi que celles de Elkaïm (1989), de Malarewicz (1988) et de Watzlawick (1988, 1991) comme des outils utiles dans le domaine de l'organisation des entreprises.

La métaphore thérapeutique s'emploie rarement seule. Elle s'insère dans une relation d'aide, où elle est combinée à d'autres stratégies éricksoniennes. Attardons-nous maintenant à quelques combinaisons possibles.

La métaphore peut être utilisée de concert avec le défi. Le défi est une consigne pratique et réalisable donnée au sujet dans le but de l'aider à maîtriser ses résistances. Une fois le contact et le rapport thérapeutique établis entre le client et le thérapeute, ce dernier peut, à travers une métaphore, lancer un défi réaliste. Le défi ne peut être utilisé que si le sujet, dès le départ, *signe un chèque en blanc* au thérapeute. En d'autres mots, il doit lui faire totalement confiance.

Le défi peut consister, par exemple, à changer la qualité d'une douleur, à une heure précise tous les matins, pendant deux minutes. Le thérapeute peut également utiliser une approche plus paradoxale et demander à son client qui désire arrêter de fumer d'écrire dans un cahier, après chaque repas : « J'aime fumer une cigarette. » Milton H. Erickson exigeait de certains de ses clients ou étudiants qu'ils aillent gravir l'endroit le plus élevé de la région de Phoenix. Par la suite, il récupérait métaphoriquement ce défi.

La métaphore qui cache un défi est particulièrement utile pour aider le client à passer d'un cycle de vie à un autre, surtout s'il s'agit de cycles de nature plus existentielle que les autres, tels les cycles de l'adolescence et de la quarantaine.

Il y a cependant un piège au défi. Plusieurs auteurs soulignent que certains clients se lancent des défis insurmontables : « Je veux que cela change et que rien ne bouge. » Ou encore, ils demandent au thérapeute : « Réussissez là où j'échoue, mais je ne suis pas sûr de vous suivre là où je souhaite que vous m'entraîniez. » Mais, même dans des cas de ce genre, le défi est utile, dans la mesure où il est partagé. Ce défi peut, à la rigueur, devenir, entre deux interlocuteurs, une métarègle négociée dans un contrat avec le thérapeute.

La métaphore qui cache un défi peut aider le sujet à mieux gérer son symptôme et à accompagner ses résistances, grâce à la prescription du défi. Erickson (1967) relate cette anecdote : un jour, son jeune fils Bob, âgé de trois ans, s'était blessé à la lèvre. On devait lui faire plusieurs points de suture. Erickson, devant cette situation, lui dit : « Cela fait très mal Bob, cela fait terriblement mal et cela va continuer à faire mal. » Bob saisit alors que son père reconnaissait sa souffrance. Erickson ajouta : « Et tu veux vraiment que cela arrête de te faire mal, n'est-ce pas ? » Erickson lui lança alors le défi d'arrêter la douleur. La suggestion spatio-temporelle de la métaphore commença : « Peut-être que cela va s'arrêter de faire mal dans quelques instants, peut-être dans une minute ou deux... » Ainsi, l'attention de Bob fut concentrée ailleurs. Erickson poursuivit, en utilisant cette fois-ci la métaphore de la couleur du sang : « Il y a une grande quantité de sang... Est-il bon, rouge, fort ? » Il invita même les autres membres de la famille à discuter de la qualité du sang du petit Bob. Ce dernier semblait rassuré sur la qualité de son sang et paraissait satisfait de lui-même. Erickson ajouta : « Ce n'est pas si pire que cela » et, très adroitement, il annonça à Bob que le nombre de ses points de suture n'irait même pas jusqu'à vingt, nombre que le jeune garçon pouvait atteindre en comptant. Erickson déclara alors qu'il en aurait moins de vingt, mais plus que ce que certains de ses frères et sœurs avaient eu par le passé. Bob devint curieux et même intéressé de savoir combien il en aurait. Il fut étonné : « Seulement sept ? » Son accident prenait alors un sens.

La prescription est une modalité de communication qui survient dans plusieurs contextes : juridique, médical, religieux, etc. En psychothérapie, la prescription est une ordonnance relationnelle, une consigne donnée au client. Plus qu'une suggestion, c'est un peu un ordre stratégique donné par le thérapeute et concernant le contrat de changement établi entre celui-ci et le client.

La métaphore peut être combinée stratégiquement à la prescription. Elle implique alors l'idée d'un mouvement qui s'exerce au-delà de la science thérapeutique.

Pour être opérante, la prescription en relation d'aide devrait, selon plusieurs auteurs (M. H. Erickson, 1980 ; J. Haley, 1963, 1984a, 1985, 1987 ; J.-A. Malarewicz, 1988 ; J. Zeig, 1988 ; M. Kerouac, 1989, 1995 ; Zeig et Gilligan, 1990), répondre à certains critères qui sont résumés dans le tableau 1.

Stratégiquement parlant, un conteur peut, par exemple, utiliser à titre prescriptif la métaphore cachée dans une émission de radio ou de télévision, dans une conférence, un film, une vidéocassette.

Voici des exemples cliniques. Dans une thérapie familiale, j'ai demandé à une famille dans laquelle existait un problème de règles rigides de regarder la série télévisée *Démocratie*, une série sur les rendez-vous manqués de l'histoire, causés par des politiques et des politiciens aux règles trop rigides. À un homme violent, j'ai demandé de regarder un téléroman traitant des relations et des abus entre hommes et femmes. À un enfant qui avait des problèmes de communication avec ses pairs, j'ai conseillé certains épisodes de *Passe-Partout*, une série éducative conçue pour les enfants.

La prescription permet à certaines personnes de se sécuriser dans une tâche concrète. Ainsi, les jeux de rôles, les jeux de société, la sculpture – cette technique proche du psychodrame utilisée par Virginia Satir – et l'hypnodrame sont autant d'outils métaphoriques utiles qui peuvent aider à changer les contextes et les interactions.

Tableau 1 : Critères de la prescription en relation d'aide

1. *Établir le contact.*	Le conteur sent le contact avec chaque personne. Ce contact s'établit au niveau verbal et non verbal.
2. *La détermination du thérapeute.*	Le conteur s'engage dans ce qu'il croit être réaliste et pertinent.
3. *Un chèque en blanc.*	C'est toute la confiance du client envers le conteur dont il est question ici.
4. *Le bon moment.*	Le conteur attend le moment opportun.
5. *Une tâche accessible, simple et succincte.*	La prescription se veut réaliste et simple. Le conteur se fait comprendre par tous, même par un enfant, s'il s'adresse, par exemple, à une famille.
6. *Une tâche pour chacun.*	Le conteur intéresse tout le monde.
7. *Le caractère ludique.*	Le conteur exploite la contamination par le contexte du jeu.
8. *Le suivi de la prescription.*	Le conteur laisse ses clients se confronter aux divers éléments de la prescription. C'est l'affaire du ou des clients, et non celle du thérapeute.
9. *La rétroaction.*	Le conteur peut incorporer à sa stratégie le fait que l'ordonnance ait été utilisée ou ignorée par le client.

La métaphore thérapeutique peut également être combinée à l'épreuve.

Dans de nombreuses cultures, on symbolisait le passage d'un cycle de vie à un autre par une épreuve, à l'intérieur de rites d'initiation. Jay Haley (1984b) s'est inspiré d'Erickson pour développer une thérapie que l'on appelle la thérapie par l'épreuve. Erickson, Rossi et Rossi (1976) et Zeig (1988) rapportent que cette thérapie est indiquée lorsque le symptôme est très *handicapant* pour le sujet. D'où la nécessité, pour le thérapeute, de veiller à la sécurité de l'encadrement thérapeutique.

La métaphore de l'épreuve est spécifiquement prescrite pour établir une distance entre le client et son symptôme. Le symptôme est le message et le client est le messager. Le thérapeute peut incorporer à sa stratégie thérapeutique, soit un symbole, soit un geste, soit un mot choc pour illustrer le paradoxe ou le ridicule de la situation.

J'ai personnellement utilisé cette technique avec succès auprès de certaines personnes insomniaques. L'épreuve est non symptomatique, mais plus désagréable que le symptôme, car elle contient un changement. Ce changement par l'épreuve, le client n'imagine pas pouvoir l'accepter. Une seule issue reste possible pour ce dernier, c'est la fuite dans la guérison. Beaucoup de ses stratégies ressemblent à celles proposées par certains cognitivistes éricksoniens.

L'épreuve n'est pas synonyme ici de punition, mais contient l'espoir du changement, qui se joue au niveau de l'inconscient. Prescrire à une boulimique vomisseuse la métaphore de «jeter directement la nourriture à la poubelle», plutôt que de l'avaler et de la régurgiter immédiatement, est un autre exemple clinique. Cette métaphore de l'épreuve permet une séparation entre le sujet et son symptôme. Cette séparation lui permet de comprendre, à un autre niveau, qu'elle se sert de son estomac comme d'une poubelle.

La métaphore peut devenir particulièrement riche pour le client lorsqu'elle est utilisée dans le cadre d'un passage d'un cycle de vie à un autre.

Le cycle de vie est une notion importante de l'existence. On naît, on a des parents, on a une famille, on a une éducation, des croyances, on a une vie de couple, des maladies, des deuils ; la famille grandit et s'éloigne, on vieillit, on meurt. Les thérapeutes, au fond, aident leurs clients à mieux passer d'un cycle de vie à un autre. C'est d'ailleurs une de leurs principales tâches.

La vie est évolutive, descriptive et prospective. L'évolution est décrite sous divers aspects : en stades, en étapes. La vie est également descriptive, en ce sens qu'il existe plusieurs typologies (familiale, conjugale, individuelle, etc.). Elle est finalement prospective, comme l'ont montré les travaux de M. H. Erickson (1959), de Haley (1980, 1984b) et de Spencer (1985), dans lesquels la métaphore est présentée comme un des principaux outils qui peuvent aider un être qui souffre à trouver un sens à sa souffrance, un sens à sa vie.

Chaque cycle de vie nous entraîne à développer une force particulière. Si cette force n'a pas été développée comme il se doit, la chance de le faire réapparaît dans le cycle suivant. Il est souvent possible de rattraper dans un cycle ce qui n'a pas été fait dans les cycles précédents.

Le modèle des cycles de vie a été développé par plusieurs auteurs : E. H. Erikson (1972, 1974) (à ne pas confondre avec M.

H. Erickson), D. J. Levinson (1978), R. Houde (1986) et P. Levin (1986). Dans un séminaire que je donne sur les crises nécessaires à la croissance, j'utilise la figure et le tableau suivants.

La figure 2 présente un schéma des cycles de vie. Chaque boucle représente un cycle. Les boucles plus grandes illustrent les cycles de crises existentielles. Les nombres au-dessus et en dessous des cercles indiquent les bornes, en années, de chacun des cycles.

Le tableau 2 identifie les forces à développer, les tâches à résoudre pour chacun des cycles. On peut remarquer que le premier cycle, de la naissance à six ans, comprend en fait quatre cycles distincts, réunis en un grand cycle. C'est le cycle pendant lequel un être se moule, forme sa structure psychique, acquiert des croyances à son sujet et au sujet des autres.

Hone et Mercure (1993) ont développé, à partir de la grille de Hall (1980), un modèle du cheminement de vie en quatre étapes : I- la survie, II- l'appartenance, III- l'autonomie et IV- l'intégration globale (que je préfère nommer « la sagesse »). Ce modèle, représenté à la figure 3, montre que « bien que le développement d'une personne soit un phénomène progressif, les étapes de développement ne s'organisent pas de façon 'linéaire' (en ligne droite...). À n'importe quelle période de sa vie, selon des circonstances particulières, une personne peut devoir 'retravailler' une etape precedente. » Ce modèle, illustrant clairement la possibilité et même

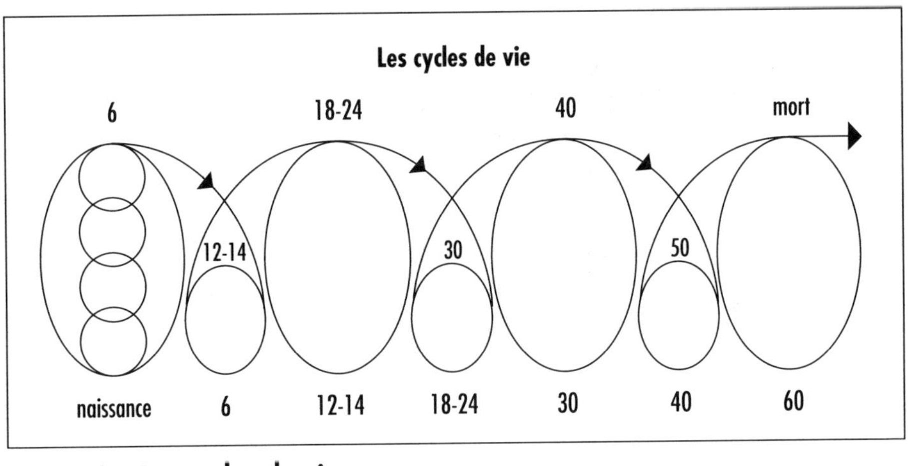

Figure 2 : Les cycles de vie

Tableau 2 : Les cycles de vie et les forces à développer

Cycles	Forces
naissance – 6	La puissance d'être (0 à 6 mois). La puissance de faire (6 à 18 mois). La puissance de penser (18 mois à 3 ans). La puissance de l'identité (3 à 6 ans).
6 – 12-14	La puissance d'être habile.
12-14 – 18-24	La puissance de se régénérer (de quitter ses parents).
18-24 – 30	La force de résoudre le dilemme entre engagement et liberté.
30 – 40	La force de trouver des réponses aux questions d'appartenance sociale.
40 – 50	La force de répondre à la question : « Qu'est-ce que je fais du temps qu'il me reste ? »
50 – 60	Si les forces des cycles précédents ont été développées, c'est alors le temps de l'intégration et de la sagesse. La force de l'humour. La force de résoudre les questions sexuelles.
60 – mort	La force de l'intégration et de la spiritualité : le lien avec la vie et la réconciliation avec ses propres limites.

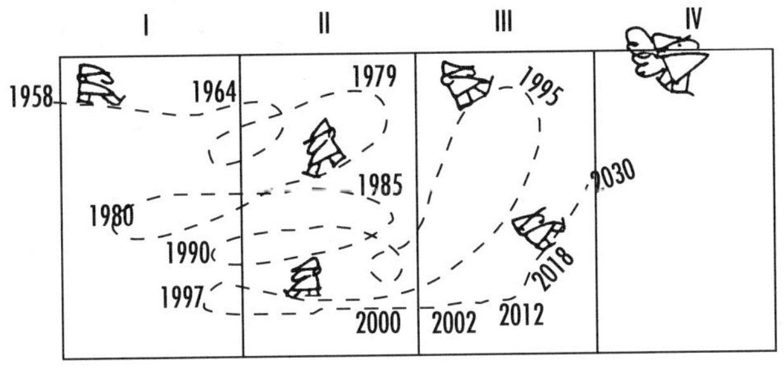

1958	Naissance	1997	Séparation conjugale
1964	Entrée à l'école	2000	Dépression
1979	Entrée sur le marché du travail	2002	Remariage
1980	Échec au travail	2012	Accident
1985	Mariage	2018	Engagement communautaire
1990	Crise conjugale	2030	Décès et admission au paradis
1995	Éducation des enfants		

Figure 3 : Un modèle de cheminement de vie

l'inévitabilité de « retours en arrière » permet aux couples de mieux se situer dans leur « mouvement de vie ».

La sagesse ne s'acquiert pas avec l'âge chronologique, mais plutôt au rythme du passage d'un cycle à l'autre et de l'apprentissage que l'individu fait de sa puissance acquise au cours de chacun de ces cycles. C'est ainsi que l'on peut voir des sages chronologiquement jeunes et des vieux bloqués à l'étape de la survie. L'adage évangélique « beaucoup d'appelés, mais peu d'élus » s'appliquerait-il à la sagesse ?

Grâce à l'hypnose ou, autrement dit, à la conscience modifiée, on peut combiner la métaphore et les rêves, à travers le rêve éveillé dirigé.

Le sommeil est une modification naturelle de l'état de conscience. On a commencé à étudier ce phénomène seulement depuis les années trente. Grâce à la découverte, à cette époque, de l'électroencéphalogramme (EEG), on a pu identifier, selon la classification des auteurs, quatre ou cinq stades d'activité cérébrale chez le dormeur. Ces stades représentent des niveaux plus ou moins profonds du sommeil. À l'un de ces stades, celui durant lequel se déroulent la plupart des rêves, on voit apparaître des mouvements oculaires rapides. Ce stade, qu'on appelle MOR (en anglais, REM) dans le langage scientifique, semble très important pour l'hygiène mentale. Des expériences ont démontré que des sujets, réveillés toutes les fois qu'ils commencent à rêver, présentent, après quelques nuits sans rêves, des signes de détresse émotive et mentale et ce, même si le total des heures de sommeil correspond à leur total habituel. Certains sujets se plaignent même d'hallucinations. R. Trotter et J. McConnel (1980) rapportent l'hypothèse suivante de Ramon Greenberg: «les rêves pourraient être la manière par laquelle le cerveau transférerait la mémoire des événements de la journée des aires d'information du cerveau aux parties de l'encéphale chargées de la mémoire à long terme».

La psychothérapie par le rêve éveillé dirigé a été développée par Robert Desoille (1971) entre 1930 et 1950. Les rêves sont construits de la même façon que les métaphores. Rossi (1994) voit dans le rêve «des jaillissements d'images mentales métaphoriques chargées de sens, mais généralement [...] pas sous le contrôle de la volonté». L'utilisation du rêve éveillé dirigé permet au thérapeute d'obtenir directement de l'inconscient du client la «matière brute» que sont les rêves. De cette matière, il pourra extraire des éléments utiles à la construction d'une métaphore. Dans les rêves, les éléments métaphoriques sont déjà isomorphisés et connus, inconsciemment, du sujet. La métaphore n'en est donc que plus ajustée à la réalité du rêveur.

Au chapitre II, vous pourrez voir comment, à partir de l'hypnotisme, Pierre a été guidé et a revécu ses rêves, et comment le thérapeute a utilisé les données du rêve éveillé pour l'aider à se revaloriser et à prendre de l'assurance. La pensée onirique est au niveau de l'inconscient. Pierre, accompagné dans cette dissociation par l'hypnotisme et la métaphore, a appris, grâce à l'illustration métaphorique de son symptôme. Il y a même tiré une explication qui l'a aidé à gérer une grande partie de son problème.

On peut également combiner la métaphore à l'amnésie. Elle est utilisée stratégiquement en clinique pour faire oublier à un client son symptôme. Le conteur peut créer un «train de pensées» pour induire l'amnésie. Il peut, par exemple, raconter des histoires où se confondent le temps et l'espace. Le clinicien peut aussi demander au client: «À quelle heure était notre rendez-vous?» Il peut également lui montrer la chaise à sa droite en disant la gauche, etc.

La combinaison de la métaphore et de l'amnésie (à travers la confusion) est très utile en clinique. Je l'utilise dans le cas de douleurs chroniques ou dans des cas de traitement de problèmes psycho-somatiques. On peut aussi l'utiliser dans d'autres situations. Un jour, un client est venu me consulter au sujet d'un problème de cauchemars répétitifs qui l'empêchaient de dormir. Dans cette situation, j'ai utilisé l'hypnose et une métaphore, grâce à laquelle je l'ai amené à oublier ce cauchemar et à le convertir en un rêve acceptable pour lui. Ainsi, il a pu à nouveau dormir.

Dans une autre situation clinique, j'ai aidé un adolescent de seize ans qui en présentait beaucoup moins d'âge psychologique et physique. Il lisait de façon monosyllabique, comme un enfant qui apprend à lire. Il voyait du noir lorsqu'il s'apprêtait à lire. Avec l'hypnotisme et la métaphore du noir, il se mit à faire une régression d'âge spontanée. Dans cet état, il m'expliqua sa métaphore du noir. Il m'a raconté, sous hypnose, qu'à l'âge de trois ans, il avait été enfermé dans une pièce après que sa mère ait tenté de le tuer.

Les parents, qui assistaient à la rencontre, en restèrent bouche bée. Le père avoua qu'on avait toujours caché au garçon et aux professionnels ce secret familial. L'adolescent me raconta en détail la scène du noir. Il était resté plusieurs heures emprisonné au sous-sol, dans le noir le plus complet. Le jeune homme, après cette séance sous hypnose, a eu une amnésie de l'événement traumatisant. Après la séance, et à la surprise générale, il se mit à lire sans hésitation. Il y avait eu, à ce moment-là, une sorte de catharsis.

Grâce à des métaphores avec dessins, ou en utilisant l'écriture automatique, j'ai pu aider des personnes à ramener certaines informations au niveau conscient, tout en amnésiant certaines autres et ce, autant chez des enfants que chez des adultes. Ainsi, une cliente a pu retrouver un bijou qu'elle avait perdu chez elle, à la suite d'un événement traumatisant.

Dans certaines situations, on peut raconter une histoire humoristique pour aider un client trop crispé à se détendre. Il s'agit alors d'une combinaison de la métaphore thérapeutique et de l'humour. En voici un exemple, raconté par une infirmière clinicienne.

« Par une belle journée d'été, un jeune homme se promenait sur le bord d'une rivière, dans une luxueuse auto rouge. Cheveux au vent, il goûtait la liberté, la sensation du vent chaud sur son corps. Au volant de son auto, il ressentait un certain pouvoir qui le faisait sourire. « Quelle puissance ai-je ! », se disait-il.

La couleur de l'eau limpide de la rivière attira son attention. Il décida de s'arrêter, de regarder et d'écouter cette magnifique rivière.

Il était midi, le soleil se faisait de plus en plus chaud et le désir de se rafraîchir l'envahit. Rapidement, il se dévêtit, plaça ses vêtements sous un arbre et, avec beaucoup de plaisir, goûta à la douce fraîcheur de la rivière. « Quelle joie !, se disait-il. Quelle bonne idée j'ai eue ! » Quelques minutes s'écoulèrent, puis, son plaisir assouvi, il décida de sortir de l'eau.

Mais, en jetant un regard vers ses vêtements, il vit la silhouette d'une dame assise, occupée à lire. Embarrassé par cette présence, il décida de rester dans l'eau, tout en espérant trouver une solution.

Alors que les idées se bousculaient dans sa tête, son pied toucha un objet. Il réalisa, tout heureux, que c'était un seau. Rapidement, avant de sortir de l'eau, il le plaça devant son sexe. L'allure décontractée, un peu arrogante, il s'avança et dit à la dame :

– Bonjour Mademoiselle, quelle belle journée ! Cet endroit est vraiment merveilleux. Que lisez-vous ?

– Je lis : *Comment lire dans les pensées*, répondit celle-ci.

– Comme c'est intéressant. Pouvez-vous lire dans mes pensées ?

– Bien sûr. Je suis persuadée que, dans votre pensée, le seau a un fond, mais il n'en a pas ! »

À vous d'imaginer la suite. Dans une autre version, le jeune homme aurait pu, par exemple, décider de mettre le seau sur sa tête...

Dan Millman (1990) raconte cette petite fable humoristique sur le mode du conte : un oisillon décide de ne pas suivre ses congénères qui migrent vers le sud. Un jour, le froid lui gèle les ailes en plein vol et il tombe dans une basse-cour. Une vache se soulage directement sur lui. La chaleur de la bouse lui sauve la vie. Heureux, il se met à chanter. Un chat l'entend, le trouve et le mange. Millman déduit deux morales de cette histoire : « 1. La personne qui nous met dans le pétrin n'est pas nécessairement notre ennemi. 2. La personne qui nous tire du pétrin n'est pas nécessairement notre ami. »

La métaphore d'humour est une excellente façon de décontaminer la tension (elle est d'ailleurs souvent utilisée par les conférenciers et les politiciens). « La surprise provoque une dépotentialisation de la conscience. » (Erickson, Rossi et Rossi, 1976). Plusieurs bénéfices peuvent être retirés de l'utilisation de cette variante métaphorique. Ils sont résumés dans le tableau 3.

La dernière combinaison que nous allons étudier est l'association de la métaphore au recadrage. Il existe trois niveaux de recadrage : corporel, émotif et existentiel. Dernièrement, Haim Omer (1994), professeur à la Faculté de psychologie de l'Université de Tel-Aviv, a présenté un modèle de recadrage existentiel nommé « reconstruction narrative ». Le narratif, c'est la capacité d'une personne à recadrer une première interprétation pour en construire une nouvelle. La reconstruction narrative s'effectue selon trois étapes : la personne doit d'abord se reconnaître dans l'histoire ; puis, se reconnaître en tant que héros ; enfin, se percevoir dans l'avenir.

Haim Omer considère la métaphore thérapeutique comme portant un germe de reconstruction narrative. Voici ce qu'il m'a expliqué :

> *Considérons l'exemple d'un client qui a souffert d'un traumatisme quelconque et qui, conséquemment, présente les symptômes associés avec le syndrome post-traumatique. Pour ce client, l'image de la vie qui peut s'imposer est fréquemment une ligne brisée. Tant qu'il se rattachera à cette image, il sera porté à voir son existence comme une histoire ratée : le présent et le futur ne pourront jamais concurrencer avec le passé. Le passé restera toujours plein de lumière et le présent et le futur ne pourront que perdre dans cette comparaison.*

Tableau 3 : Avantages de l'humour dans la métaphore thérapeutique

1. Le sentiment d'invulnérabilité et de sécurité que le conteur transmet aux sujets.
2. La création d'une détente spontanée.
3. Une décontamination de la tension.
4. Souvent, une déculpabilisation du contexte.
5. Une diminution de l'anxiété.
6. Une aide à respecter l'amour-propre et l'estime de soi en riant d'une situation analogue.
7. Une facilité à se placer dans un contexte de collaboration.

C'est comme si, à travers l'image de la ligne brisée, on ne pouvait que déduire la déchéance du présent et du futur face au passé. Dans son traitement pour des patients présentant un syndrome post-traumatique chronique, Nahi Alon[2] *a essayé de remplacer cette ligne brisée par une autre image, celle de deux pièces d'engrenage prises ensemble et très difficiles à dégager. Quand un patient posait la question: «Est-il possible de sortir de la situation dans laquelle je me trouve?», Alon tirait de son bureau un assemblage couvert de rouille et le posait sur la table, demandant au client comment faire pour dégager les deux morceaux. Il s'ensuivait alors une discussion sur la difficulté du mouvement initial, comment mettre de l'huile dans les parties rouillées, comment parvenir à un mouvement, aussi petit qu'il soit, etc. À la fin de cette discussion, Nahi Alon revenait à la question initiale du client, affirmant que le problème était semblable à celui qui se trouvait sur le bureau. La nouvelle métaphore contenait en germe un nouvel élément narratif. Loin de la ligne brisée, la nouvelle image contenait en soi la possibilité d'un dégagement. On pourrait parler maintenant d'une métaphore offrant un avenir. On voit par cet exemple que chaque métaphore porte en soi des implications différentes et des possibilités de développement parfois contradictoires. C'est là le côté narratif de la métaphore.*

Les différentes applications et combinaisons des métaphores que nous venons de voir concernent surtout le conte thérapeutique. Il existe aussi d'autres types de métaphores. Mais laissez-moi tout d'abord établir quelques précisions.

Ce que je nomme *métaphore* désigne à la fois l'image métaphorique (c'est-à-dire la juxtaposition de mots qui donne naissance à un sens caché) et son support environnemental. Le conte thérapeutique sert de véhicule à plusieurs sous-métaphores. Certains auteurs (comme Monbourquette, 1984 et Dufour, 1993) utilisent le terme *allégorie* pour désigner le conte thérapeutique, ce qui est intéressant en soi, car cela implique certaines subtilités sémantiques.

Je préfère, pour ma part, tout désigner par le même terme, dans une perspective clinique: métaphore thérapeutique. Je m'explique: je considère que la métaphore thérapeutique ne se limite pas au conte thérapeutique ou à l'allégorie. Le conte

---

2. Voir dans la bibliographie, Nahi Alon (1985).

thérapeutique n'est qu'un type de véhicule métaphorique ; il en existe bien d'autres. En effet, la définition de la métaphore thérapeutique que nous avons donnée au début de ce livre inclut les manifestations non verbales (que nous verrons un peu plus loin), mais aussi d'autres véhicules métaphoriques, comme certains médias et formes d'expressions tels que les livres, la télévision, le cinéma, la musique, etc.

Donc, lorsqu'il désire utiliser une métaphore, le clinicien n'est pas limité au conte thérapeutique. En fait, le conte thérapeutique n'est qu'une manifestation un peu spécialisée du conte de fées. P. Caillé et Y. Rey (1988) constatent que le conte thérapeutique « conduit non de l'universel au particulier comme le conte traditionnel, mais au contraire du particulier à l'universel ». Mais il est parfois possible de trouver dans l'universel le reflet de la situation du client.

Monique Samson (1985) nous rappelle le rôle du conte de fées : « Comme on le sait, les contes de fées sont des récits qui, dans la culture, ont été le véhicule d'une philosophie sociale qui donnait un sens à la souffrance et « désangoissait » les personnes dans l'aventure toujours renouvelée de l'histoire humaine. » De son côté, Bruno Bettelheim (1976) énumère les conditions essentielles pour qu'un conte accroche l'attention de l'enfant (et, rajouterais-je, de l'adulte également). Je retiens celles-ci : aider à voir clair dans ses émotions, répondre à ses angoisses et à ses aspirations, faire prendre conscience de ses difficultés. Bettelheim ajoute : « Le conte de fées, tout en divertissant l'enfant, l'éclaire sur lui-même et favorise le développement de sa personnalité. Il a tant de significations, à des niveaux différents, et il enrichit tellement la vie de l'enfant, qu'aucun autre livre ne peut l'égaler. » Une grande comédienne québécoise, Kim Yaroshevskaya[3], qui a interprété plusieurs personnages dans des émissions pour enfants (notamment dans *Fanfreluche* et *Passe-Partout*) a déclaré dans une entrevue télévisée : « Le conte doit apprendre à l'enfant à survivre. »

Il est facile de voir que le conte de fées contient de grandes vertues thérapeutiques que le clinicien peut récupérer de plusieurs façons. Il peut d'abord construire sa propre métaphore à partir

3. Kim Yaroshevskaya a récemment enregistré un disque de contes, *Contes de Fanfreluche*, sur étiquette DisQuébec.

d'un « modèle » préexistant dans les contes de fées traditionnels. Il peut également choisir de faire lire (cela pourrait être une prescription) à son client (qu'il soit un enfant ou non) un conte particulier.

Les contes de fées, comme ceux des frères Grimm, de Perrault ou de Andersen, sont remplis de métaphores thérapeutiques. Le client saura « capter » celles dont il a besoin. Aux contes de fées traditionnels, on peut ajouter les contes écrits dans le même esprit, comme *Le petit prince* de Saint-Exupéry ou certains contes de Gilles Vigneault (*Contes sur la pointe des pieds*, *Contes du coin de l'œil*). Vigneault montre dans ses personnages (comme Pico) beaucoup de richesse relationnelle, d'espérance, de goût de vivre. Ces contes illustrent que hommes, femmes et enfants peuvent communiquer. On n'y retrouve pas le désespoir relationnel de l'impossibilité à communiquer avec le monde des adultes, comme dans *Le petit prince*.

Afin d'éclairer le choix du clinicien, il existe une littérature abondante autour de l'analyse des contes de fées. En ce sens, je suggère les livres de Bruno Bettelheim (1976), Marie Louise von Franz (1980, 1987) et Eugen Drewermann (1993a, 1993b, 1993c, 1994).

D'autres lectures peuvent être bénéfiques au client. Certains livres possèdent un « potentiel métaphorique » exploitable en situation clinique. La plupart d'entre nous avons des livres qui ont « changé notre vie ». À partir de son expérience de lecture, le thérapeute peut suggérer des lectures dans lesquelles il croit que son client se retrouvera et saura profiter du contenu métaphorique. Je connais plusieurs thérapeutes qui collectionnent des textes, des livres pour toutes sortes d'événements et de situations. Boisvert et Beaudry (1979), dans leur livre, donnent leurs suggestions. Voici quelques-unes des miennes, éprouvées en clinique.

Lorsqu'un de mes clients éprouve de la difficulté à résoudre un cycle de vie, il m'arrive de lui faire lire des passages de *L'art d'aimer*, d'Erich Fromm (1970). De même, lorsqu'un client vit des retrouvailles difficiles avec un parent biologique, ou encore lorsqu'il vit la séparation d'un enfant, je suggère la lecture de certains extraits du livre *Le prophète* de Khalil Gibran (1956). Ce livre semble apporter une aide à certaines personnes.

Dans le cas de renoncements ou de séparations difficiles, le livre de Judith Viorst (1993), *Les renoncements nécessaires, tout ce qu'il faut abandonner en route pour devenir adulte*, peut constituer un choix stratégique. Par exemple, pour un couple qui doit se séparer de vieilles croyances pour s'engager dans de nouvelles, je propose ce passage :

> *Nous sommes des êtres séparés vivant sous la contrainte de l'interdit et de l'impossible, et façonnant des liens imparfaits. Notre vie est faite de pertes, de départs et de renoncements. Tôt ou tard, avec plus ou moins de mal, nous devrons tous nous rendre à l'évidence que la perte est bien une « condition humaine de vie ». On appelle deuil le processus d'adaptation aux différentes pertes qui surviennent dans la vie.*

Pour le même type de situation, je suggère également le livre de Gail Sheehy, *Les passages de la vie, les crises prévisibles de l'âge adulte* (1978).

Les livres sacrés (la Bible, le Coran, etc.) renferment plusieurs passages métaphoriques traitant de la mort et du deuil. Ces passages peuvent être utilisés, en tenant compte bien sûr de l'orientation religieuse du client. Kubler-Ross (1975, 1977) décrit un cheminement en cinq étapes face à la mort imminente. Son modèle a été mis en tableau par Linn et Linn (1987) (voir le tableau 4).

L'explication de ce tableau peut être très utile à certaines personnes. Grâce à ce tableau, une de mes clientes a réussi à se sécuriser, à se protéger, car elle y voyait enfin une issue possible, un modèle de parcours, de croissance.

Tableau 4 : Les cinq étapes vers l'acceptation de la mort

Les cinq étapes	Anxiété, crainte, colère et culpabilité
L'étape du refus	L'anxiété décroît au fur et à mesure que sont localisées les craintes et les frayeurs.
L'étape de la colère	Les craintes et les anxiétés venant de facteurs externes diminuent au fur et à mesure que le sujet « intègre » la colère.
L'étape du marchandage	La colère et la crainte diminuent au fur et à mesure que diminuent les conditions passées pour le pardon.
L'étape de la dépression	Les angoisses et les peurs venant de facteurs internes diminuent à mesure qu'est intégrée la culpabilité.
L'étape de l'acceptation	Ce qui me rendait anxieux et craintif devient progressivement un don, une source de bénédictions.

Le livre de Martin Gray, *Les pensées de notre* vie (1976), est également intéressant à utiliser avec les clients vivant un deuil.

Pour un fils ayant de la difficulté à faire le deuil du père idéal et à pardonner à son père réel, ou encore pour une famille sans père, je suggère le livre de Guy Corneau (1984), *Père absent, fils manqué.*

Pour une personne aux prises avec des peurs excessives, je suggère le conte « Le magicien des peurs » de Jacques Salomé (dans *Contes à guérir / Contes à grandir*, 1993). Pour une personne aux prises avec un cancer, « Le conte du cancer qui voulait avoir la première place dans la vie d'une femme », du même auteur (1993), se révèle intéressant.

Dans le cadre d'une thérapie de couple, le livre *Les saisons du couple*, de Geneviève Hone et Julien Mercure (1993), apporte une vision intéressante. Hone et Mercure considèrent que le but premier du couple consiste à créer des crises.

Également pour aider les couples, il m'arrive de lire ce passage de Haley (1984a), qui interviewe Milton Erickson sur l'amour et le mariage :

> *Dans un mariage réussi, vous trouvez un peu de : Je m'aime moi. Vous y voyez une part de : Je m'aime en toi. Puis l'adolescent qui subsiste en moi se complaît dans tes extraordinaires qualités. Mais, pour finir, il faut un pourcentage très important de plaisir à voir l'autre heureux...*

Il m'arrive également de citer Caillé (1991), qui parle métaphoriquement de la planète Alpha, lieu où le paradigme de la réparation est dominant, et de la planète Bêta, lieu où le paradigme de la complexité domine.

Un jeune homme de vingt ans en peine d'amour a été grandement aidé par ce poème de Rudyard Kipling :

TU SERAS UN HOMME !

Si tu peux voir détruit l'ouvrage de ta vie,
Et sans dire un seul mot te mettre à rebâtir,
Ou perdre, d'un seul coup, le gain de cent parties,
Sans un geste et sans soupir ;

Si tu peux supporter d'entendre tes paroles
Travesties par des gueux pour exciter des sots,

Et d'entendre mentir sur toi leurs bouches folles
Sans mentir toi-même d'un mot ;

Si tu peux rester digne, en étant populaire,
Si tu peux rester peuple, en conseillant les rois,
Et si tu peux aimer tous tes amis en frère
Sans qu'aucun d'eux soit tout pour toi ;

Si tu peux être amant, sans être fou d'amour,
Si tu peux être fort sans cesser d'être tendre,
Et, te sentant haï, sans haïr à ton tour,
Pourtant lutter et te défendre ;

Si tu peux être dur, sans jamais être en rage,
Si tu peux être brave et jamais imprudent,
Si tu sais être bon, si tu sais être sage,
Sans être moral ni pédant ;

Si tu peux méditer, observer et connaître
Sans devenir sceptique ou destructeur ;
Rêver, mais sans laisser ton rêve être ton maître,
Penser sans n'être qu'un penseur ;

Si tu peux rencontrer triomphe après défaite,
Et recevoir ces deux menteurs d'un même front,
Si tu peux conserver ton ouvrage et ta tête,
Quand tous les autres les perdront ;

Alors les Rois, les Dieux, la chance et la victoire
Seront à tout jamais tes esclaves soumis,
Et ce qui vaut mieux que les Rois et la Gloire,
Tu seras un Homme, mon Fils.

Ce poème lui a permis de redéfinir la perception de sa vie, de continuer son chemin, de donner un sens à sa souffrance, de convertir cette épreuve en un rite de passage. Je peux attester la vérité de cette anecdote, car ce jeune homme, c'était moi.

Dans ma salle d'attente, je laisse bien en vue les petits livres de Jim Cole (1974, 1975, 1979). À l'aide de dessins très métaphoriques et évocateurs, ces livres traitent de nos relations avec les autres. Les livres de Jacques Salomé (1993, 1995), par la simplicité du langage et leur caractère poétique, sont également intéressants. Très facile et rapide à lire, les livres de Cole et de Salomé constituent des outils utiles, avant même que la séance ne débute.

La bande dessinée a toujours su plaire à la dimension fantaisiste, imaginaire des gens, enfants ou adultes. Dans les bandes dessinées, le sujet s'identifie métaphoriquement à un héros. Les Schtroumpfs, Tintin, Spirou, Tarzan, Superman, Astérix, Mafalda et Charlie Brown ne sont que quelques exemples de personnages possédant en eux des dynamiques métaphoriques. Serge Tisseron (1985, 1987) montre l'impact de la bande dessinée sur notre vie. Tisseron est psychanalyste et médecin. Il a réalisé la première thèse de médecine en bandes dessinées.

Dans le but d'aider les enfants maltraités, Mills et Crowley (1986, 1995) ont imaginé, dans le cadre d'une campagne américaine d'aide à ces enfants, une bande dessinée s'inspirant du personnage de Fred Caillou (Fred Flintstone, aux États-Unis) : « Fred protège les légumes »[4], publiée par Childhelp U.S.A. Ils ont pu ainsi toucher un large public au moyen d'une bande dessinée accessible.

Bien sûr, il faut savoir adapter ses suggestions et ses prescriptions de lecture au niveau de scolarité et au niveau d'intérêt du client. Mais, et cela est également valable pour le conte thérapeutique, si le livre ne rejoint pas le client comme on pouvait l'espérer, rien n'est perdu. La métaphore qui n'est pas valable pour le sujet est ignorée. Il n'y a plus qu'à en trouver une autre ou attendre que le client soit prêt.

Certaines séries télévisées, de même que certains films, possèdent un contenu métaphorique important. Mais il n'y a pas que leur contenu qui soit métaphorique. Bien souvent, le fait même de prescrire leur visionnement constitue une métaphore.

Je reviens aux exemples cliniques mentionnés dans la section « La métaphore et la prescription ». En demandant à un homme violent de regarder un téléroman, je créais une métaphore. En effet, j'établissais un lien entre sa situation et les situations décrites dans le téléroman.

Certaines émissions éducatives pour enfants, certains téléromans, certaines comédies de situation peuvent être intéressants. Il n'en tient qu'au clinicien d'utiliser ce « fond métaphorique » que le petit écran débite jour après jour.

4. Une description de cette bande dessinée est présentée dans la traduction récemment parue chez Desclée de Brouwer du livre de Mills et Crowley, *Métaphores thérapeutiques pour enfants* (voir la bibliographie).

Voici un autre exemple clinique. Alors que je faisais de l'intervention scolaire, une mère vint me rencontrer. Elle était très inquiète, car son fils de neuf ans souffrait d'encoprésie. Elle avait réalisé que, lorsque son enfant rentrait de l'école, elle se sentait très agressive envers lui, émotion qu'elle ne pouvait expliquer. J'ai donc commencé avec eux une thérapie familiale. En établissant le génogramme de la cliente (son histoire familiale ; Schützenberger (1993) parle de génosociogramme), j'ai découvert qu'elle avait perdu son père à l'âge de neuf ans. Son fils était au courant de cette mort, mais n'en connaissait pas consciemment les détails. L'homme était mort des suites d'un cancer du côlon. Pendant la phase terminale de la maladie, il arrivait que la femme ait à vider la bassine du père. Elle en éprouvait une certaine colère, car cette action lui rappelait la fin imminente de ce dernier. Après la mort du père, cette petite fille de neuf ans a gardé sa colère en elle, afin de protéger sa mère. Cette colère constituait également un dernier lien avec son père. Elle n'avait pas encore fait son deuil, elle n'avait pas lâché prise, laissé aller.

La mère a alors compris que son fils faisait la même chose avec elle : il la protégeait en gardant cette colère en lui. Un soir, en regardant une émission de télévision, *La petite maison dans la prairie*, la mère s'est identifiée à une petite fille à l'écran et a pu touché sa douleur. Elle a alors expliqué à son fils ce qu'elle vivait. Elle lui a dit qu'il n'était plus nécessaire de la protéger, qu'elle était touchée par son geste, mais que cela n'était plus nécessaire. L'encoprésie a alors disparu.

Le cinéma et la vidéo constituent également de bonnes sources métaphoriques. De nos jours, beaucoup de foyers sont équipés d'un magnétoscope. Certains films peuvent éveiller métaphoriquement un processus de réflexion chez le client, au même titre que les livres. Personnellement, il m'arrive d'utiliser des extraits du film de Frédéric Back, *L'homme qui plantait des arbres* (1988).

Comme pour les livres, il peut être intéressant pour un thérapeute d'accumuler une banque d'extraits de films sur cassettes ou d'émissions télévisées pour différentes situations. J'offre aussi à mes clients d'enregistrer la séance de thérapie, afin qu'ils puissent l'écouter par la suite. Ils peuvent ainsi réentendre certaines métaphores et parfois leur découvrir un nouveau sens.

La musique peut également être utilisée comme source métaphorique. *La musique adoucit les mœurs*, adage que certains parents d'adolescents ont de la difficulté à croire. Et pourtant, certains adolescents réussissent à relaxer, même à s'endormir, en écoutant de la musique rock particulièrement bruyante.

La musique agit directement sur notre état psychologique et physique. Le Dr Alfred Tomatis a dirigé des expériences impliquant la musique sur une tribu de cent amazoniens. Selon le Dr Tomatis, cité par Bagriana Bélanger (1981), la musique de Mozart rétablirait l'harmonie intérieure, respiratoire, le rythme cardio-vasculaire et le rythme des ondes cervicales entre les hémisphères droit et gauche du cerveau. Le Dr. J. Drouin, ancien président de l'Association des psychiatres du Canada, donne des conférences sur le lien entre la musique de Mozart et la santé.

Mais cela n'est pas propre à Mozart. En fait, l'effet qu'a la musique sur nous dépend surtout de notre disposition physique et psychologique au moment de l'écoute et de ce qu'elle représente pour nous. Nous associons souvent les émotions, les sensations vécues avec la musique entendue au même moment.

Le chant grégorien, qui vit présentement un certain regain de popularité, semble posséder des vertus introspectives. Dom Vidal, bénédictin à l'abbaye de Saint-Benoît-du-Lac, au Québec, et père hôtelier pendant plusieurs années, a pu observer l'effet de cette musique sur des groupes d'ex-drogués en cure de désintoxication, sur des prisonniers en liberté conditionnelle et sur des gens provenant de toutes les classes sociales. Dom Vidal remarque que « le chant sacré touche toutes les âmes blessées et toutes les classes de la société. Il les invite au recueillement et à l'intériorité. ». Le chant grégorien semble être une musique propice à la relaxation, à la réflexion personnelle, au dialogue intérieur.

D'ailleurs, il existe de la musique de relaxation avec des suggestions subliminales. Une musique appropriée, comme la répétition d'un mantra, peut induire une personne dans un état de transe. C'est en partie de cette façon que fonctionne la méditation transcendantale.

Alors qu'il était en visite chez moi, j'ai surpris Paul Watzlawick en train d'écouter et de reproduire à haute voix une musique intérieure. Pour lui, la musique qu'il entendait créait un contexte propice à la réflexion intérieure.

La musicothérapie peut être combinée à la métaphore. Cette combinaison a déjà été utilisée cliniquement pour l'exploration de la personnalité, pour aider l'expression corporelle, en thérapie de couple, en cure de désintoxication (que ce soit pour les alcooliques ou les toxicomanes), pour les traitements sur la douleur (que ce soit pour le travail dentaire ou pour les accouchements) et pour atténuer les problèmes de sommeil. Ce ne sont là que quelques exemples de ses applications possibles.

Au Centre hospitalier universitaire de Liège, j'ai assisté en 1996 à une intervention chirurgicale sous hypnosédation conduite par l'anesthésiste le Dr M. E. Faymonville (M. E. Faymonville *et al.*, 1994, 1995, sous presse), qui utilise, parmi différentes techniques, des métaphores thérapeutiques pour aider les patients à mieux supporter l'opération. Elle combine cette technique avec la musique thérapeutique d'Emmanuel Comte[5], jouée en sourdine.

La musique est métaphoriquement riche. Il est donc possible de conseiller un programme musical au client, afin d'amorcer une prise de conscience.

Depuis le début de ce livre, nous avons surtout parlé de métaphores verbales (ou écrites). Mais le thérapeute peut également utiliser des métaphores non verbales, symboliques, à travers des véhicules métaphoriques comme le dessin, le jeu, la sculpture et l'hypnodrame.

La dimension du temps et de l'espace peut s'articuler plus librement dans une métaphore que dans l'*ici et maintenant*. On n'a qu'à penser à l'art que l'on retrouve dans les dessins du *Petit prince* de Saint-Exupéry. Déjà dans les gribouillis ou les dessins d'un enfant se reflète l'âme d'un artiste en action. Il s'exprime spontanément. Les américains Mills et Crowley (1986, 1995) font une revue théorique de la perspective historique de l'utilisation de la métaphore en art. Rossi (1994) résume leur technique thérapeutique par le dessin, utilisée avec les enfants : « Dans leur approche, on demande à l'enfant de dessiner (1) le problème tel qu'il le ressent présentement, (2) le problème quand il sera résolu, et (3) comment se rendre du premier au deuxième dessin. » Les thérapeutes

5. Emmanuel Comte a plusieurs disques à son actif. Mentionnons *Univers de lumière, musique de paix*, en collaboration avec Marc Raymond, paru en 1994 sur étiquette Evehm.

d'enfants utilisent les marionnettes, le dessin, la gouache tactile, le dessin de la famille, de l'arbre, etc. comme des moyens de contact et de rapport thérapeutique. Ils aident l'enfant à construire un pont métaphorique entre le problème et un meilleur sentiment de réussite face à ce problème.

Il y a quelques années de cela, un de mes clients adolescents, élève dans une école de niveau secondaire, vivait des problèmes d'adaptation scolaire dus à des migraines de tension. Son père, adepte d'une secte religieuse, refusait qu'il reçoive des conseils au niveau de la relaxation. Pour lui, le yoga faisait partie des exercices à proscrire, puisque provenant d'une autre religion que la sienne. L'élève possédait un certain talent pour le dessin et la bande dessinée. Le personnage principal de sa bande dessinée est arrivé à trouver des façons de se détendre. Par association entre son personnage et lui-même, mon client a trouvé des façons de relaxer et de changer son régime de vie trop tendu en un régime plus aéré et plus souple. La bande dessinée, dans sa situation, lui a été salutaire.

Une de mes clientes souffrait du syndrome des jambes qui bougent. Il m'est apparu qu'elle donnait symboliquement des coups de pieds à son père. Les symptômes étaient d'ailleurs apparus à la mort de ce dernier. Cette cliente aimait beaucoup dessiner. Pendant la thérapie, que j'ai filmée pour mes étudiants, j'ai utilisé un de ses dessins. En combinant dessin, métaphores et stratégies, elle a pu diminuer sa problématique. Pendant une période où il lui était même devenu impossible de travailler, le dessin lui a permis de remonter la pente.

Le dessin constitue une forme de projection de notre monde intérieur. Cela en fait un outil important en psychothérapie.

L'utilisation du jeu sous toutes ses formes peut apporter à la thérapie une dimension fortement métaphorique. De la même façon que la métaphore, le caractère ludique du jeu déstabilise les résistances du sujet.

Le jeu d'échecs ou les jeux de société peuvent être métaphorisés dans le cadre d'une relation d'aide avec des pré-adolescents ou des adolescents. Je me souviens encore, lorsque j'étais jeune intervenant dans un centre d'accueil pour mésadaptés socio-affectifs, comment un jeu de mississipi avait aidé un de mes bénéficiaires à canaliser son agressivité envers moi. Plutôt que de me battre physiquement, il m'avait battu symboliquement au jeu de mississipi.

Un thérapeute familial a rapporté une de ses expériences, pendant laquelle la métaphore d'un jeu de rôles l'avait aidé à débloquer la tension écrasante d'un père industriel (président et directeur général). Cet homme sabotait systématiquement toute suggestion apportée par le thérapeute. Ce dernier suggéra alors de trouver un jeu de rôles. Le père proposa le jeu d'un conseil d'administration. Le père était le président du conseil d'administration, la mère devint la secrétaire particulière, le fils, à tendance psychotique, prit le rôle du directeur de la recherche, la fille se fit directrice du marketing et le thérapeute devint pour l'occasion le représentant du syndicat. L'échange, dans un contexte analogique et métaphorique, permit au père de respecter les règles établies. Le thérapeute eut aussi la possibilité de passer ses messages et de libérer les tensions de façon acceptable.

Virginia Satir a développé une technique thérapeutique qui constitue un excellent véhicule métaphorique. Simple et très intéressante, cette technique permet de recueillir des interactions familiales, conjugales ou de groupe. Il s'agit de la sculpture.

À travers un langage analogique et non verbal, la sculpture permet de capter, comme le fait un appareil photo, des instantanés de la vie familiale, conjugale ou de groupe. Cette technique s'apparente au jeu de rôles et au psychodrame et met en scène un sculpteur.

Le sculpteur est désigné par le thérapeute. Cela peut être le client qui consulte ou un membre de sa famille (ou du couple, ou du groupe). Le sculpteur reproduit, sous la forme d'une sculpture statique, une scène de la vie familiale. Il donne aux « sculptés », c'est-à-dire les autres participants, des consignes portant sur la position et l'orientation du corps, la direction du regard, etc. Le « sculpté » a pour tâche de « prendre la pose » et de la conserver, comme une statue de cire. Il ne doit pas influencer le sculpteur, que ce soit verbalement ou non verbalement. Le sculpteur prend également place dans « l'œuvre ».

Plusieurs éléments peuvent émerger de cette sculpture. Le thérapeute peut ainsi faire des commentaires sur la perception du sculpteur et l'aider à changer sa position, à chercher les émotions, le sens d'un geste, le sens de la distance relationnelle. Il peut également construire des métaphores thérapeutiques à partir des scènes observées.

Beaucoup de scènes peuvent être ainsi montées, démontées, recadrées et réactivées. Le sculpteur peut alors transformer l'instantané, donner forme à la sculpture et devenir dynamique. C'est un peu comme s'il avait le pouvoir de prendre une photo et de la modifier, de passer du mode passif au mode actif en changeant les postures corporelles, les gestes, les sens, etc. De la photo au ciné, pour revenir ensuite à la photo et, entre les poses, réfléchir aux derniers clichés.

Finalement, un dernier véhicule métaphorique symbolique intéressant est l'hypnodrame. Le terme *hypnodrame* a été introduit, si ma mémoire est fidèle, par Chertok. Ce dernier réservait cette approche uniquement au sujet hypnotique de type somnambulique, donc rare. Pour ma part, j'utilise l'hypnodrame avec des sujets qui répondent à des transes légères ou même à des transes dissociatives très légères. Ainsi, beaucoup de personnes peuvent bénéficier de cette approche.

L'hypnodrame est l'utilisation du jeu de rôles ou du psychodrame en état de transe. Il y a donc dès le départ une double dissociation : celle occasionnée par l'état hypnotique et celle du jeu de rôles. D'une part, le client se voit assis et, d'autre part, il se voit jouer un rôle. La projection du rôle peut être reprise métaphoriquement plus tard.

Plusieurs personnes soulignent, après avoir vécu cette expérience, son caractère protecteur et la facilité qu'ils ont sentie à prendre une décision et à s'accorder une permission de changement. J'utilise quelquefois cette approche pour démontrer comment un sujet peut se dissocier et se réassocier avec un apprentissage à l'aide d'une métaphore.

Nous avons vu, à travers les exemples précédents, à quel point la métaphore peut marquer une personne. Cette force de la métaphore est imputable à la communication multi-niveaux. Tout en s'adressant au conscient du sujet, la métaphore, à travers le non-verbal, touche aussi son inconscient.

Au cours des prochaines pages, nous allons voir comment le cerveau perçoit la métaphore et jusqu'à quel point elle peut avoir une incidence sur le corps de son destinataire.

Contrairement aux pionniers du mouvement psychanalytique et des approches qui en découlent, comme la psychosynthèse, l'analyse transactionnelle, le cognitivisme et l'approche systémique, Milton H. Erickson n'avait pas de définition théorique de la personnalité.

Il expliquait simplement les mécanismes inconscients en s'ajustant au langage de ses clients. Qu'il s'adressât à un mécanicien, à une ménagère ou à un professionnel, il utilisait des termes adaptés à leur langage : à un enseignant, il parlait d'un réservoir d'apprentissage ; à un professionnel de la santé, il expliquait sa conception intuitive de l'inconscient ; à une ménagère, il parlait d'un grand magasin (Erickson, 1980, vol. 3)

Pour Erickson, il existe un inconscient et un conscient. Lorsqu'il s'adressait à un sujet, il considérait qu'il parlait aussi bien à son conscient qu'à son inconscient (Erickson, 1980). Selon lui, l'inconscient est plein d'espoir ; sa vision est optimiste. « Pour Erickson, l'inconscient est le lieu où le sujet peut trouver, avec l'aide contextuelle du thérapeute, les solutions non utilisées à cause des limites dues aux apprentissages conscients du sujet. Ici intervient donc à nouveau notre dualité. La conscience est programmée pour affronter des finalités externes à l'individu, lesquelles résultent d'un consensus et sont donc issues d'un apprentissage. Cet apprentissage limite considérablement les capacités d'un sujet devant un problème. Par contre, ces capacités sont restées intactes, non explorées et non exploitées dans son inconscient » (Erickson, Rossi et Rossi, 1976). Il semble que, pour Erickson, la métaphore se situerait à un niveau inconscient, invisible pour les yeux, mais non pour le cœur.

L'importance des mots lors de la communication d'une métaphore est indéniable. Mais pour atteindre l'inconscient, les mots ne suffisent pas toujours. Alors comment associer ces mots avec les gestes ? Comment les ancrer ? C'est là tout l'art d'accompagner le client, d'être empathique, de refléter la métaphore sur un mode gestuel, non verbal.

Erickson a grandement développé l'art de la communication non verbale. À mon avis, la réussite d'une métaphore tient de la combinaison, de l'utilisation conjointe du verbal et du non-verbal.

Dans plusieurs domaines, que ce soit en marketing, en enseignement ou en thérapie, de nombreux auteurs insistent sur l'effet de la communication non verbale sur la façon dont les gens perçoivent un échange verbal. Certains auteurs avancent des pourcentages. Je me contenterai de souligner que la communication non verbale affecte grandement la perception du destinataire.

L'importance de l'effet du non-verbal sur la perception du client dépend de la qualité de l'ancrage effectué par le thérapeute. L'ancrage est un processus d'association entre un stimulus sensoriel spécifique et une réponse donnée, ce qui crée une relation de cause à effet.

Il existe deux types d'ancrage : positif et négatif. Certains télé-évangélistes américains font de l'ancrage négatif. Ils créent des associations à l'aide de techniques afin d'entraîner les gens dans un contexte de *oui, oui, oui* (le *yes set*). À partir d'un point de repère visuel, ils établissent une série de dichotomies du genre : *oui* et *non*, *Bien* et *Mal*, *pasteur* et *psychothérapeute*, *ange* et *Diable*. Ainsi, ils associent *psychothérapeute* à *non*, au *Mal* et au *Diable*.

Peut-être connaissez-vous ce jeu. On demande à un groupe de personnes, réunies dans une pièce, de regarder une série d'objets de couleur blanche, présentés un à un. Cette succession d'objets blancs crée des associations. On demande ensuite aux gens de répondre le plus rapidement possible à la question suivante : « Que boit une vache ? »

La majorité des participants répondent « du lait », associant *blanc* et *vache* à *lait*. Quelques personnes répondent carrément « blanc ». Seulement quelques-unes donnent la bonne réponse, « de l'eau ».

Ce petit jeu montre comment les associations intellectuelles peuvent être trompeuses. La subtilité de ce jeu réside dans l'art du manipulateur à associer le blanc à un objet : c'est l'ancrage du blanc. S'il répète plusieurs fois ces associations, il risque d'ancrer, à chaque fois, des automatismes de réponse de plus en plus profondément.

Erickson nous a montré comment la communication pouvait se dérouler sur plusieurs niveaux en même temps, dans un chassé-croisé communicatif et associatif : c'est la communication multi-niveaux. Erickson pouvait aider une personne à développer dans son corps un point d'ancrage positif. Ce point d'ancrage devenait pour cette personne une ressource, une « ancre ressource », qu'elle pouvait utiliser ultérieurement lors d'une difficulté quelconque.

L'art d'accompagner un client au niveau du non-verbal se nomme *synchronisation* (ce que les Américains appellent le *pacing*), c'est-à-dire la reproduction discrète et souvent camouflée des éléments énumérés au tableau 5.

L'observation des signaux non verbaux permet parfois de saisir la congruence entre le message verbal et le message non verbal, c'est-à-dire entre ce que la personne dit et ce qu'elle désire faire. Voici un exemple historique. En 1962, pendant la crise de Cuba, Nikita Khrouchtchev a engagé des spécialistes de la communication non verbale, afin qu'ils étudient les discours de John F. Kennedy. La congruence du verbal et du non-verbal de Kennedy s'est avérée si grande que Khrouchtchev abdiqua et fit revenir la flotte soviétique en U.R.S.S.

Erickson et Rossi (Erickson et Rossi 1979 ; Rossi, 1981 ; Erickson, 1986b) nous rappellent que de nombreuses recherches sur la manifestation de l'angoisse dans le langage corporel et verbal démontrent la capacité de l'inconscient à séparer le vrai du faux, même lorsque le conscient semble accepter le faux. Rossi (1981) ajoute que si un thérapeute construit des métaphores auxquelles il ne croit pas lui-même, « une certaine angoisse infiltrera probablement son comportement vocal et gestuel ». Il risque alors de transmettre cette angoisse à son client. J'en déduis que la métaphore possède de meilleures chances de réussite si l'authenticité, la croyance du dépassement et l'enthousiasme du thérapeute s'actualisent dans le rapport thérapeutique. Erickson avait certainement intégré ces qualités de base.

Il ne faut pas oublier que la voix du client, son expression verbale, transporte des signaux non verbaux. En effet, certaines caractéristiques de la voix, comme sa tonalité (la hauteur), son harmonie, son tempo (la vitesse du débit), sa mélodie, son timbre

Tableau 5 : Éléments de synchronisation en communication non verbale

la respiration
le regard
la voix
le geste subtil (fin)
le geste évident (plus gros)
le mimétisme
tous les registres sensoriels

(sa qualité, par exemple : dure ou pleurnicharde), son volume et son mode. Ce dernier élément peut être majeur (le ton peut alors être léger, vif, gai, joyeux, clair, gracieux, etc.) ou mineur (le ton est alors pathétique, mélancolique, plaintif, affligé, lugubre, rêveur, sentimental, etc.).

Pour que les éléments non verbaux de la communication soient bien captés par le client, il faut d'abord identifier son mode neuro-sensoriel. Le mode neuro-sensoriel se définit comme étant, pour chaque personne, l'utilisation d'un canal sensoriel préférentiel comme mode d'introduction à sa relation au monde et ce, pour les trois niveaux (ou registres) suivants : le niveau intellectuel, le niveau affectif et le niveau physique (ce que j'appelle la règle de la CIA, illustrée à la figure 4). La stratégie neuro-sensorielle, quant à elle, se définit comme étant le choix, par le thérapeute, de l'utilisation d'un ou de plusieurs canaux sensoriels pour atteindre ses objectifs avec son client. Sachant que le mode neuro-sensoriel préférentiel fait partie des habiletés conscientes d'une personne, si le thérapeute désire induire une transe, il aura avantage à l'introduire par ce mode, pour ensuite en utiliser un autre qui, lui, fait partie de l'inconscient du client.

L'identification chez une personne du canal sensoriel privilégié dans sa relation au monde se fait à l'aide de micro et de macro-indices. Les micro-indices sont des subtilités non verbales détectables, mais à peine perceptibles. Les macro-indices sont des signes non verbaux facilement perceptibles (la mollesse d'une poignée de main, par exemple). Plusieurs auteurs ont développé des évaluations de modalités neuro-sensorielles et de style d'apprentissage dans lesquels se retrouvent ces modalités neuro-sensorielles : Lowenfeld et Britain (1947), Witkin *et al.* (1962), De La Garanderie (1980), Kolb (1981), Bandler et Grinder (1982), Lafontaine et Lessoil (1984), en sont des exemples. Pour ma part,

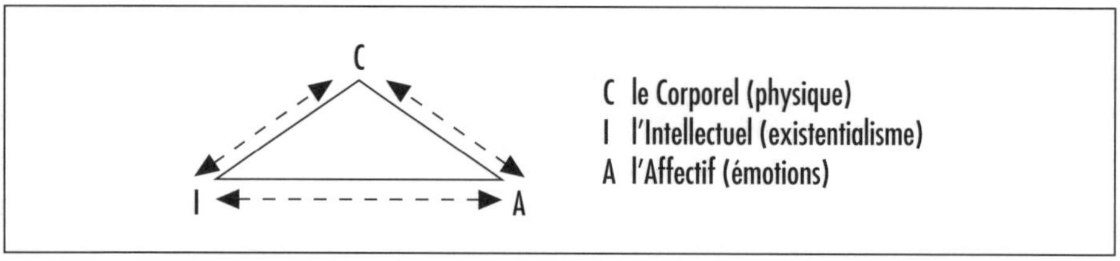

Figure 4 : La règle de la CIA

j'ai ajouté aux modalités mentionnées le vestibulaire, c'est-à-dire l'oreille interne ou le sens de l'équilibre. Il existe également des sensations cénesthésiques, comme le rapporte Jean Godin (1992). Ce sont des sensations qui concernent le corporel interne. J'utilise beaucoup ce mode sensoriel lorsque je travaille sur la transposition de sensations (par exemple : de la lourdeur à la légèreté, du chaud au froid) avec des sujets en état d'hypnose partielle (comme la catalepsie, la lévitation de la main, etc.).

Dans le tableau 6 sont réunis des indices verbaux et non verbaux de communication que l'on peut retrouver chez nos clients, selon leur mode prédominant.

C'est à travers le contact avec le client que le thérapeute peut évaluer et identifier le mode neuro-sensoriel de celui-ci. Ici, le respect de la bulle d'espace vital du client est essentiel. Cette bulle est présentée à la figure 5. Les dimensions des espaces proviennent de Pease (1988).

La communication non verbale passe avant tout par l'observation. Le thérapeute peut observer les micro et macro-indices provenant du client. Cela se fait à partir des signes cliniques de l'hypnose. Même si le client n'est pas sous hypnose, le tableau 13 donne un bon aperçu des indices à vérifier.

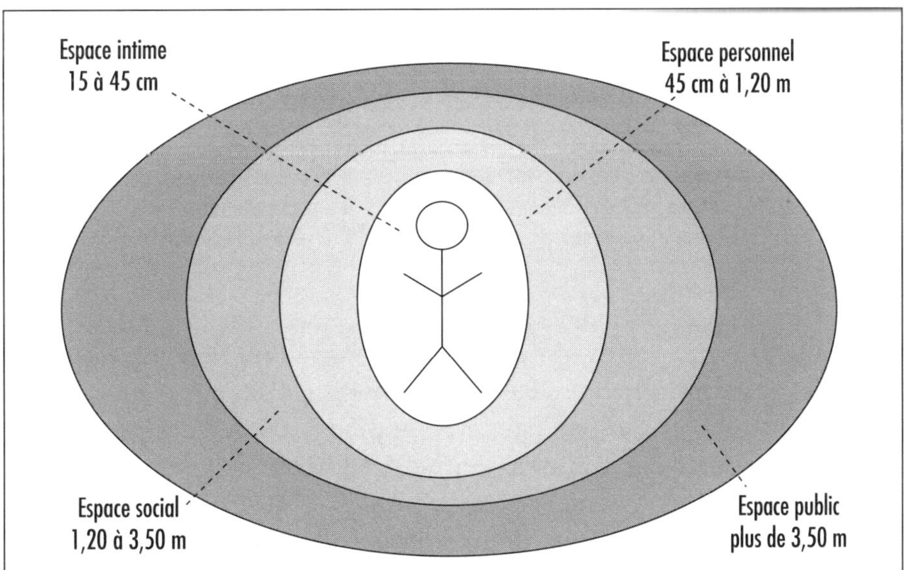

Figure 5 : La bulle d'espace vital

Tableau 6 : La communication selon les modalités sensorielles

Mode sensoriel	Communication verbale (le client peut dire)	Communication non verbale (on peut observer chez le client)
visuel	*Je vois ce qui se passe.*	Il fixe les yeux de l'interlocuteur, tout en étant très sensible aux bruits.
auditif	*Je vois, mais je n'entends pas ce propos.* *J'écoute la télévision.*	Il fixe l'ensemble du visage. Il discrimine bien les sons. Il est relativement plus tolérant aux bruits.
vestibulaire (oreille interne)	*Je me sens comme sur une corde raide.*	Il est sensible au vertige. Il recherche des postures stables, bien d'aplomb.
kinesthésique	*J'exerce de la pression sur eux.*	Il touche spontanément son interlocuteur pour établir un contact. Il est sensible aux changements de température.
tactile	*Je n'arrive pas à le toucher.*	Il touche spontanément pour apprendre. Dans les magasins, il est plus porté à toucher les objets.
olfactif	*Je sens qu'il est correct.*	Il détecte les odeurs. Les odeurs éveillent chez lui des réminiscences évocatrices de contexte.
gustatif	*Je sens comme une effervescence.* *Je sens des bulles de champagne qui m'envahissent.*	Il déguste un repas. Il savoure et il prend son temps pour goûter.
cénesthésique	*Je sens une boule dans mon estomac.* *J'ai une boule dans la gorge.* *Je sens un picotement dans ma main.*	Il est replié sur son ventre. Il a la gorge serrée. Il observe sa main pâle.

Le thérapeute peut visualiser le corps du client en régions : frontale, oculaire, buccale, cervicale, dorsale, abdominale, sexuelle, région des bras et jambes, région des pieds et mains. Chacune de ces régions émet des indices. On peut également observer la contraction et la décontraction musculaire, les positions d'étirements et de décharges musculaires, la motricité fine et la motricité globale. Le temps de réaction est également utile à observer. En effet, le temps et l'espace s'entrecoupent dans la réalité du vécu du client.

Grâce à l'observation de ces indices, le thérapeute est en mesure d'ajuster ses propres indices non verbaux, afin d'établir une communication non verbale. La qualité de la communication dépend de la synesthésie du thérapeute, de sa capacité d'entrer dans le rythme de l'autre. Cela peut se traduire en différentes formes d'interventions. Un peu plus loin, je développerai un exemple d'accompagnement métaphorique. Le lecteur pourra remarquer que, au niveau du non-verbal, le rythme de mon discours était calqué sur le rythme respiratoire de la cliente et que mes mains, en se contractant et en se décontractant, accompagnaient ses inspirations et ses expirations.

La communication non verbale est le véhicule porteur de la métaphore. Elle accentue son implantation dans l'imaginaire du client. Plus le non-verbal est ajusté au client, plus la métaphore risque d'être efficace. C'est un aspect très important à développer. Plusieurs auteurs parlent du non-verbal, mais je n'en connais aucun qui établisse le lien systématique entre le non-verbal et la métaphore. J'anime des séminaires sur la communication non verbale. Dans une vidéocassette (1995) sur la métaphore, je montre comment articuler le non-verbal et la métaphore thérapeutique. Le non-verbal est aussi important que le verbal dans l'art de l'accompagnement de la thérapie métaphorique. Il appuie, nuance, aide à ancrer, à créer des associations avec le mot. Le non-verbal aide à fournir l'impulsion au marteau qui donne le bon coup au bon moment.

Mais comment la métaphore est-elle perçue par le client ? Erickson et Rossi (Erickson, Rossi et Rossi, 1976 ; Erickson, 1980 ; Rossi, 1994) émettent l'hypothèse que les deux hémisphères cérébraux ont chacun une appréhension très différente de la réalité. Cette hypothèse a été reprise et développée par Watzlawick (1980). Le cerveau droit domine les activités de la pensée holistique, globale, du monde de la rêverie, du langage analogique : c'est l'esprit métaphorique. Le cerveau gauche domine les activités linéaires, les activités d'éveil, la rationalisation cartésienne, le langage numérique : c'est l'esprit logique.

Rossi (Erickson, Rossi et Rossi, 1976) émet l'hypothèse que « beaucoup de problèmes émotifs pourraient être dus à la non-compréhension du rationnel, qui est la fonction de l'hémisphère gauche, à des situations qui seraient mieux comprises (appréhendées) par l'hémisphère droit ».

Il mentionne également (Rossi, 1994) l'expérience de Meyers et Sperry (1953), qui ont découvert que, lorsque les connexions nerveuses entre les hémisphères gauche et droit (le corps calleux) du cerveau d'un chat étaient sectionnés, chaque hémisphère se mettait à fonctionner, en partie du moins, de manière apparemment indépendante. Cette expérience, réalisée en 1953, a donné naissance à l'étude de la transduction cérébrale de l'information.

Dans un premier temps, la métaphore thérapeutique permettrait, selon l'approche éricksonienne, de *dépotentialiser* le cerveau gauche, c'est-à-dire le conscient, surtout si le sujet est en transe. Le conteur rejoindrait davantage le côté intuitif, la spontanéité, la créativité, par le biais du cerveau droit, ce qui permettrait d'atteindre l'inconscient. Dans un deuxième temps, le cerveau gauche serait de nouveau invité à synthétiser le travail accompli précédemment (Erickson, Rossi et Rossi, 1976 ; Rossi, 1994).

Comme pour beaucoup de phénomènes à l'étude en sciences, il semblerait plus prudent de prendre cette hypothèse des deux hémisphères de Rossi comme un mode de compréhension analogique, car l'explication, selon certains neuro-physiologistes, ne serait pas aussi simple. Certains travaux confirment cette hypothèse, alors que d'autres l'infirment.

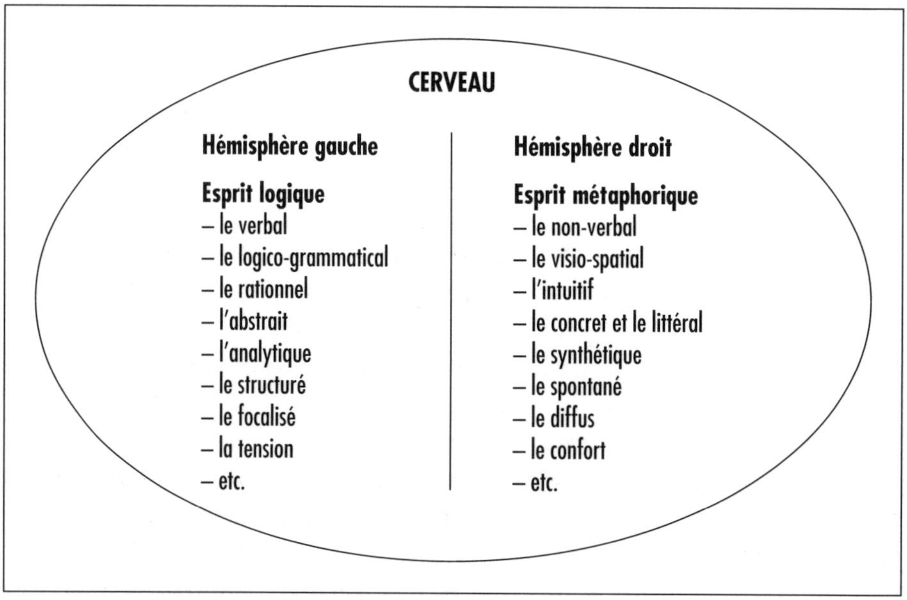

Figure 6 : Les hémisphères du cerveau

Le cerveau est le récepteur des activités sensitives et le déclencheur des activités motrices. Il est aussi le support de la conscience, des fonctions dites supérieures et de l'inconscience. « L'art d'apprendre et de communiquer » est l'assise des comportements, tant innés qu'acquis, comme le diraient Boileau et Grant (1962), Asimov (1965), Rose (1975), Chauchard (1980), Hecaen et Lanteri-Laura (1988). La métaphore serait utilisée dans le processus naturel d'apprentissage.

Nous savons (Munn, 1961) que le système nerveux, qui agit par impulsions électro-chimiques, sert en quelque sorte de moteur à l'activité musculaire et coordonne nos fonctions psycho-motrices. Les connaissances actuelles du système nerveux sont très récentes. La biochimie du système nerveux n'est apparue que vers la fin des années cinquante (Laborit, 1980).

Le système nerveux, qu'on pourrait qualifier de système de contrôle, se compose de tissus faits de neurones. Notre cerveau est, en somme, une sorte de quartier général où les décisions des opérations sont prises, puis actualisées par le mouvement. De ce centre décisionnel part un réseau de communication, semblable à un réseau électrique, qui dessert toutes les parties du corps.

Ainsi, le système nerveux est le centre de la communication. Ce système assure les liaisons entre des organes différents et parfois éloignes. Les organes des sens font partie du systeme nerveux. Nos sens, qui sont à l'origine les rapporteurs du monde extérieur, informent donc le système nerveux central de l'état de notre corps et de notre environnement. Les sens sont très actifs pendant l'utilisation du langage analogique.

L'étude de la perception, des émotions et de la mémoire, s'effectue entre l'entrée et la sortie de l'information. La figure 7 présente une simplification du schéma de la dynamique de l'information. Celle-ci se déplace de gauche à droite. On sait qu'en réalité le cerveau contient de nombreuses connexions (MacLean, 1970a, 1970b ; Laborit, 1980 ; Rossi, 1994) organisées en un réseau très complexe. Le trajet entrée-sortie n'est donc pas unique, les récepteurs des sens peuvent adopter de nombreuses formes différentes, « chacune d'elles étant spécialisée dans la perception d'un sens et dans la forme particulière d'énergie qui affecte ce sens » (D. Hubel, 1979). La métaphore pourrait ainsi intervenir en tout temps dans le processus d'apprentissage.

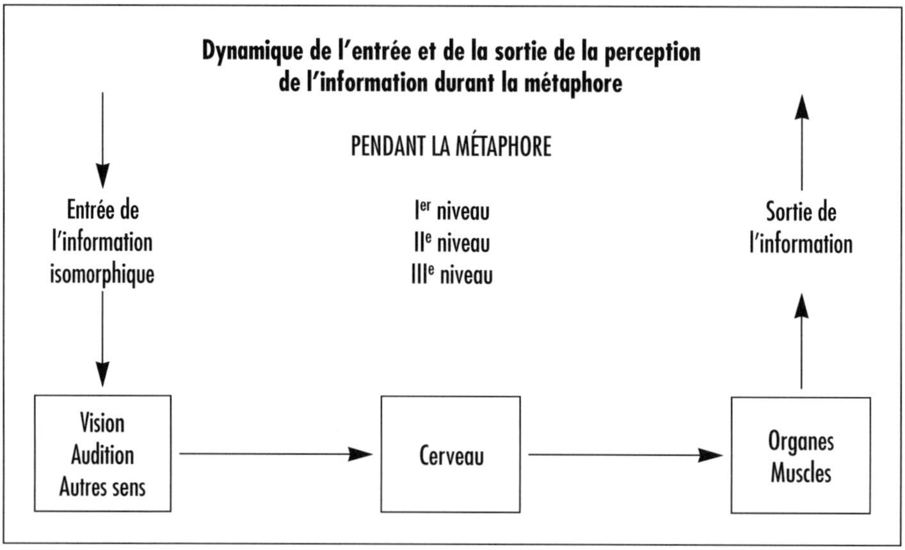

Figure 7 : La perception de l'information pendant la métaphore

Le système nerveux central nous apparaît composé d'au moins trois niveaux, comme trois ordinateurs biologiques englobés l'un dans l'autre, à la manière de poupées russes. Ces ordinateurs sont de plus en plus complexes, dans tous les sens, et sont constamment en interaction, de sorte que la manifestation comportementale est appelée à varier selon le niveau prépondérant.

Dans le domaine neuro-physiologique, MacLean (1959, 1970a, 1970b) a acquis une réputation mondiale. Il a proposé le modèle des trois niveaux correspondant à des étapes d'évolution neuro-phylogénétique (évolution nerveuse d'une espèce). Ce modèle indique que tout semble être structuré dans le cerveau de l'homme (Rose, 1975) comme si, à la base, nous avions conservé deux cerveaux anciens, le cerveau reptilien et le cerveau paléo-mammifère, auxquels se serait ajouté un troisième cerveau, le néocortex. Le modèle de MacLean est aussi appelé cerveau trinique ou trinitaire (Larivée, 1980 ; MacLean et Guyot, 1990).

Ainsi, d'une sensation reçue jusqu'à son interprétation par la perception, l'homme, d'après son état psychologique, réagira selon une prédominance d'un des trois niveaux du cerveau, bien que ceux-ci demeurent étroitement liés entre eux. Voyons de plus près ces niveaux, en fonction du langage analogique et numérique.

Le premier niveau est le plus ancien. Il serait apparu il y a trois cents millions d'années. C'est également le niveau le plus profond, le « noyau ». MacLean le nomme *cerveau reptilien.* Il se compose du tronc cérébral, où est logé le système réticulaire, et de l'hypothalamus qui, comme nous pouvons le voir à la figure 8, est la région située à la base du cerveau. En plus de régir le contrôle endocrinien, le cerveau reptilien est également le centre de la régulation neuro-végétative. Ce premier cerveau est le siège des structures couvrant les besoins de base de survivance (tels que boire, manger et dormir), qui ont priorité sur les autres niveaux. Au premier niveau, il ne peut pas être question de raisonnement ; c'est le règne des sens. *Ventre affamé n'a point d'oreilles.*

Schéma hiérarchique des trois niveaux du cerveau en relation avec les langages analogique et numérique

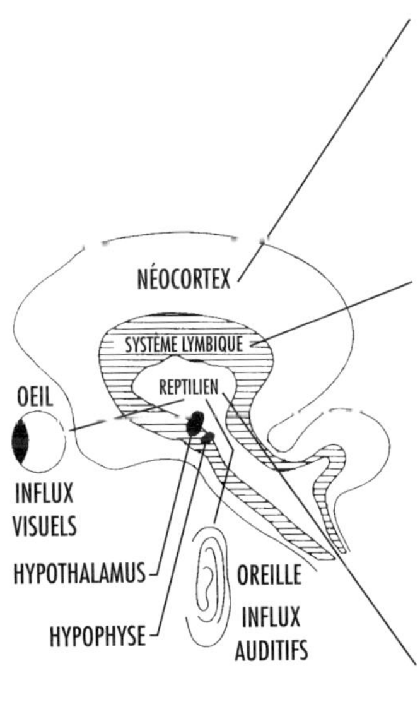

IIIe niveau du cerveau
Le néocortex où se trouvent les fonctions intellectuelles supérieures.

Les langages analogique et numérique peuvent s'entremêler par la perception.

IIe niveau du cerveau
Le système limbique ou cerveau paléo-mammifère, siège des relais sensitifs et des mouvements involontaires.

Le langage analogique peut être privilégié par la zone affective via les sensations.

Ier niveau du cerveau
Le cerveau reptilien, siège des instincts innés : pulsions, émotions, etc.

La stimulation sensorielle déclanche des souvenirs corporels.

La perception ↕ Les sensations ↕ Les sens

Figure 8 : Les trois niveaux du cerveau

La communication au niveau du cerveau reptilien tient plus du domaine du non-verbal et de l'implicite. Notre corps émet des indices sensoriels. L'observation de ces signaux, si minimes soient-ils, s'avère très importante dans l'accompagnement d'un sujet, lors de l'utilisation du conte thérapeutique.

C'est à ce niveau que l'on peut faire le reflet du non-verbal et se calibrer, prendre le même rythme respiratoire que celui à qui on raconte une histoire, observer ses gestes, ses mimiques. Car c'est à travers ces automatismes physiques qu'on peut le mieux voir le subconscient effectuer ses mouvements de survie.

Âgé de cent millions d'années, le système limbique, également appellé cerveau paléo-mammifère, recouvre le cerveau reptilien (MacLean, 1959 ; Adrien *et al.*, 1977). Ce système est particulièrement important chez les mammifères inférieurs, animaux dont l'odorat est très développé. Chez l'homme, la fonction du système *limbique* se manifeste dans la dimension affective des besoins de l'individu. Ainsi, c'est à ce niveau que l'on retrouve les fonctions thymiques (relations à l'affectivité), qui décodent nos expériences de manière agréable ou désagréable. Ce système est en étroite relation avec l'hypothalamus. C'est le règne de la dimension affective de la personne, là où se détermine son style de communication (auditif, visuel et kinesthésique), comme on le retrouve dans le modèle de la programmation neuro-linguistique (PNL).

À ce deuxième niveau, la communication tient plutôt du domaine de l'harmonie entre le non-verbal et le verbal. D'emblée, un observateur averti peut remarquer l'incongruence d'un sujet si, par exemple, son visage montre des signes de tristesse alors qu'il évoque des situations joyeuses.

C'est à ce niveau que s'expriment les émotions dans la métaphore. C'est également à ce niveau que se manifeste le travail avec la douleur. Melzac et Wall (1989) ont démontré que 20 % de la douleur ressentie par un sujet est d'origine physique, alors que 80 % de cette douleur est lié à la souffrance psychologique et relève donc de l'ordre des émotions, du système limbique.

Le troisième niveau est propre à l'homme. Il se situe au-dessus du système limbique (Koestler, 1968) : c'est le néocortex. Il est plus récent que les deux autres, son apparition remontant tout au plus à cinq cent mille ans. Le néocortex est constitué des lobes frontal, temporal, pariétal et occipital. Ces lobes ont des fonctions dites perceptives et motrices. À ce niveau, les perceptions sont interprétées dans des régions spécialisées. C'est le règne des fonctions intellectuelles et linguistiques, qui sont aussi localisées dans ces lobes. C'est à ce niveau que réside le profil neuro-sensoriel de l'individu (visuel ou auditif), son style d'apprentissage. À ce niveau, s'il est capable de créer une distance et un temps critiques entre lui et la situation, l'individu pourra alors avoir accès à ses facultés de raisonnement, selon ses modalités neuro-sensorielles.

La communication, à ce niveau, appartient plus au domaine de la dissociation et de la réassociation. La symbolique du changement s'y manifeste. Un mot, une phrase ou une situation analogique peut changer le sens d'une épreuve ou d'un symptôme. C'est à ce niveau que le langage analogique peut être interprété par le conscient du sujet.

L'exemple d'une réaction somatique comme la migraine de tension montre comment on peut aider quelqu'un à identifier sa tension à partir des trois niveaux du cerveau.

Au premier niveau du cerveau, la migraine peut, par exemple, être causée par une allergie alimentaire ou par une mauvaise organisation du régime de vie. Les anecdotes et les exemples pratiques peuvent très facilement jouer le rôle de métaphores directes pour solutionner le problème de migraine.

Au deuxième niveau du cerveau, la migraine pourrait être causée par une non-acceptation de l'image d'une personne qui nous est, *a priori*, antipathique. Plusieurs variantes métaphoriques peuvent alors être créées pour décontaminer et réajuster la perception interpersonnelle.

Au troisième niveau du cerveau, la migraine pourrait être causée par une non-acceptation du contexte du milieu. Par exemple, un enfant de culture occidentale pourrait tout donner pour ne pas aller à l'école, alors qu'un enfant de culture africaine ou orientale pourrait tout donner pour pouvoir le faire. Les variantes métaphoriques sont ici orientées dans le but de créer un nouveau sens (dans un contexte existentiel significatif pour le sujet).

Les trois niveaux sont également reliés aux émotions. Une personne qui contrôle bien ses émotions communique selon son profil neuro-sensoriel. Elle est capable d'analyser une situation pour la comprendre, que ce soit par le pourquoi (profil auditif) ou par le comment (profil visuel). Si elle est plus émotive, son style de communication (son mode neuro-sensoriel dominant) prend le contrôle. Si elle ne contrôle pas ses émotions ou si elle est en crise, elle se trouve alors au premier niveau et se laisse diriger par ses sens : elle est au niveau de la survie.

Il est essentiel de comprendre la relation entre les trois niveaux du cerveau pour pouvoir saisir la mécanique des profils neuro-sensoriels et communicationels.

La métaphore thérapeutique peut avoir des répercussions sur le système immunitaire du client et sur son état neuro-psychophysiologique en général.

Vers la fin du siècle dernier, Hippolyte Bernheim (1837-1919) a démontré l'action idéodynamique, ce qui constitue la base psychophysiologique de l'hypnotisme clinique.

Les recherches récentes en neuropsychologie, en psychologie et en psycho-neuro-immunologie (PNI) établissent un nouveau secteur de recherche interdisciplinaire prometteur (L. Fillion *et al.*, 1994). Ces recherches démontrent l'importance de la transmission de l'information de l'esprit au corps. Les chercheurs, en centrant leurs études sur la région hypothalamo-limbique, tentent de comprendre comment, de la sensation à la perception, se forment la pensée et le comportement. Ils cherchent comment certains systèmes, comme le système nerveux central, le système endocrinien et le système immunitaire, interagissent. La compréhension du lien causal entre le stress et l'immunité est complexe et demeure dépendante d'une collaboration entre disciplines scientifiques.

Nous savons que l'amygdale et l'hippocampe du système limbique sont les endroits où les informations emmagasinées par chacun des nombreux systèmes sensoriels peuvent être combinées, intégrées et remisées. Il serait démontré que le type d'association transmodale permet à l'hypothalamus d'avoir accès aux informations sensori-perceptuelles.

Rossi (1972, 1985, 1994), Mishkin *et al.* (1984), Mills et Crowley (1986, 1995), Fisch (1990) et Lankton *et al.* (1991) présentent des modèles méthodologiques qui proposent des hypothèses de recherche sur le rôle de la métaphore face aux changements chez une personne et donnent des indices sur les mécanismes de la mémoire et de l'apprentissage.

Rossi (1994), s'appuyant sur les recherches de Selye sur le stress et sur les travaux cliniques d'Erickson et de nombreux autres auteurs, illustre la perspective psychobiologique de l'interaction entre l'esprit et le corps dans le processus de la guérison. Il résume les écrits sur la psycho-immunologie, la neuro-endocrinologie, la génétique moléculaire et la neurobiologie dans un langage clair et donne des exemples cliniques utiles.

Des études soutiennent que des cellules cancéreuses se développent souvent en nous, mais que notre corps les élimine. Les globules blancs agissent comme des combattants ; ils sont nos soldats internes. Certains chercheurs émettent l'hypothèse qu'une des causes de prolifération des cellules cancéreuses serait la tension émotive due à « l'attaque-fuite ».

Voici un cas qui m'a été raconté par le docteur Ouri Gen-El, un médecin de famille israëlien qui utilise la métaphore thérapeutique. Un de ses patients, un pilote d'avion confronté à plusieurs sources de stress, avait développé un problème psychosomatique se traduisant en une irritabilité du côlon. Le docteur Ouri Gen-El lui a raconté la métaphore suivante :

> *Notre corps nous parle et réagit à plusieurs informations. Tu sais, tu as développé cette capacité, cette sensibilité de réagir à plusieurs informations, dont certaines ne te sont peut-être pas nécessaires. Tu captes les informations, tu les syntonises. Elles proviennent de l'extérieur... Tu peux les traiter, les filtrer, fermer tes antennes même... ou appuyer sur un bouton automatique intérieur... Tu peux raccourcir la longueur de tes antennes, les fermer, et peut-être même contrôler les informations.*

Cette métaphore, appuyée par le reflet du non-verbal, une intonation appropriée et un contact relationnel de type transe, a permis à cet homme de trouver à l'intérieur de lui un moyen concret, ancré, pour diminuer son stress. L'irritabilité de son côlon s'est ainsi réduite, disparaissant même lorsque cet homme a été près de son symptôme. Certaines études récentes en gastro-entérologie explorent d'ailleurs les effets de l'utilisation de métaphores sur les problèmes intestinaux (Fiocchi, 1995 ; Watier et Devroede, sous presse).

Selye (1950), Simonton (1982, 1984), Fillion *et al.* (1994) et Rossi (1994) montrent que les hormones du stress peuvent ralentir la production d'anti-corps qui luttent contre les cellules virulentes ou cancéreuses.

J'ai eu pour client un enfant qui avait contracté le virus du sida (VIH) à la suite d'une transfusion sanguine. Il a conçu une bande dessinée où ses globules blancs combattaient le virus. Cette bande dessinée lui servait à entrer en état d'auto-hypnose. À l'âge de douze ans, ses T4 étaient à 100 mm^3 (le taux normal de lymphocytes T4 est de 1500 à 4000 mm^3). Maintenant majeur, il mène normalement sa vie d'étudiant. La maladie ne s'est pas encore développée, malgré le fait que ses T4 soient à un niveau très bas.

Il serait souhaitable que des recherches approfondissent les liens entre l'action métaphorique et, par exemple, la symptomatologie d'une maladie. Ces recherches permettraient peut être de nuancer l'affirmation que l'effet placebo serait la pierre angulaire de la guérison du corps par l'esprit.

* * * * * * *

Après avoir bien défini ce qu'est une métaphore et la façon dont on peut l'utiliser en thérapie, nous allons maintenant nous pencher sur la construction de la métaphore.

L'élaboration, la construction d'une métaphore est un processus très individuel, une notion abstraite en soi. En effet, il s'agit d'un acte de création. Et il n'existe pas de méthode absolue pour construire une métaphore, comme il n'existe pas de marche à suivre absolue pour écrire un roman ou encore de technique infaillible pour inventer une bonne blague. En fait, toute tentative de théorisation de la métaphore peut sembler artificielle et inadéquate.

Néanmoins, je présenterai ici quatre méthodes d'approche, quatre façons de concevoir la métaphore. Ces différentes méthodes adoptent différents points de vue. J'espère ainsi satisfaire autant le lecteur intuitif que celui plus théorique ou même méthodique.

Mais avant tout, dans quelles circonstances doit-on avoir recours à une métaphore ? Les métaphores thérapeutiques viennent se superposer à la réalité du client dans un processus de dissociation et de réassociation (recadrage métaphorique). Le client pourra trouver la possibilité de se réévaluer dans un système de référence qui lui conviendra. Du point de vue du conteur, la métaphore, utilisée dans un processus stratégique en thérapie, devient l'art d'accompagner le sujet comme le photographe travaille sur son négatif pour développer de nouveaux positifs.

Le tableau 7 présente certains avantages liés à l'utilisation des métaphores, tels qu'ils sont résumés par Jeffrey Zeig (1980).

Tableau 7 : Avantages de la métaphore en thérapie

1. L'absence de méfiance du sujet à l'encontre de la métaphore.
2. La séduction du sujet (par l'ambiance créée par le contexte de communication multi-niveaux).
3. L'encouragement à l'indépendance du sujet, en ce qu'il est amené à réfléchir, seul, sur ce qu'on lui propose.
4. Le contournement des résistances.
5. Le contrôle de la relation.
6. La mise en jeu de la créativité.
7. La mémorisation facilitée.
8. La création d'une confusion propre à l'induction de réponses hypnotiques.

P. Brown (1993) montre à quel point l'approche métaphorique et l'hypnose peuvent être bien combinées et donner d'excellents résultats. Mais est-il nécessaire de faire de l'hypnose pour créer un contexte métaphorique clinique efficace ?

Non. Il arrivait à Milton H. Erickson de conduire toute une thérapie avec ses clients sans l'aide de l'hypnose. Il consacrait un tiers de sa pratique à de l'hypnose stricte, un autre tiers à des manœuvres dérivées des techniques qui portent maintenant son nom et le dernier tiers à des techniques psychothérapeutiques déjà connues.

Erickson pouvait raconter, par exemple, l'histoire de cas d'obsessions à un obsessionnel. Ce dernier pouvait alors projeter son propre problème et, surtout, imaginer le chemin qui pouvait lui permettre de le résoudre.

Plusieurs auteurs avancent l'hypothèse que la métaphore ou ce qui s'en approche – conte, histoire, anecdote – est facilement acceptée par le sujet parce qu'elle introduit une dissociation entre la réalité immédiate et un ailleurs lointain et autonome. Zeig (1980) souligne la sûreté de cet outil qui n'entraîne habituellement pas de grosses résistances.

Je nomme le premier modèle pour la construction de métaphores « modèle intuitif ». En fait, c'est plus qu'un modèle, c'est un idéal à atteindre. Il est difficile de décrire l'intuition et la façon dont le thérapeute devrait s'en servir. C'est en pratiquant la métaphore qu'on développe un « sens métaphorique », sens qui permet au thérapeute d'imaginer la bonne métaphore au bon moment.

À force de pratique, le thérapeute veut arriver à concevoir intuitivement la métaphore. Voilà une façon de l'approcher et de l'utiliser. C'est d'ailleurs ce que faisait Erickson. Il pouvait, de façon naturelle, changer le contenu d'une conversation, puis revenir au sujet précédent, parler d'autres choses, revenir encore une fois, et ainsi de suite. Zeig, dans un de ses séminaires, racontait comment un client d'Erickson, qui vivait difficilement les traitements antalgiques dus à un cancer avancé, n'arrivait pas à se soulager de ses douleurs. Cet horticulteur de profession ne voulait rien savoir d'un psychiatre et de l'hypnose. Erickson établit une stratégie dans laquelle il associa les étapes vers la mort à la croissance d'un plant de tomates, de sa plantation à l'accomplissement de sa mission.

Voici un exemple que m'a rapporté un des médecins que je supervise. Il a intuitivement offert cette métaphore à un patient qui croyait qu'il ne vallait pas deux sous dans sa vie affective. Ce médecin a fixé les yeux du patient et, d'une voix sécurisante, ferme et enveloppante, lui a dit : « Savez-vous la chance que vous avez eu de venir au monde ? Savez-vous combien il y a de spermatozoïdes pour féconder un ovule ? Il y en a cinq millions. Et seulement un d'entre eux, plus fort que les autres, a réussi à foncer et à féconder l'ovule. Vous en avez de la chance ! » Le médecin a utilisé avec doigté son non-verbal. Lorsque le patient a dégluti, il a ancré et appuyé. Il a fait un reflet de son non-verbal, s'est calibré, puis, d'un sourire complice, a ajouté : « Vous avez cette chance dans votre corps ; elle circule en vous... »

Il arrive que le thérapeute ait le sentiment, l'intuition qu'une métaphore particulière, même si elle ne semble comporter aucun lien avec la situation du client, pourrait être utile. Un pasteur thérapeute familial m'a raconté une métaphore qu'il a proposée à une mère de famille qui en avait assez de « torcher » les enfants et de sa vie en général. Ce thérapeute avait l'intuition que cette métaphore pouvait aider la femme, bien qu'il ne savait pas comment. La voici :

Un jour, au Moyen-Âge, un voyageur vit trois hommes qui travaillaient en apparence à la même tâche. Il s'adressa à eux en ces mots : « Mes braves, que faites-vous ? » Le premier répondit : « Je casse des cailloux. » Le deuxième ajouta : « Je taille une pierre. » Le troisième affirma : « Je construis une cathédrale. »

À travers cette métaphore, la mère de famille a trouvé un sens à sa tâche. Le thérapeute avait vu juste.

Le deuxième modèle est simple et offre une approche immédiate de la métaphore : il s'agit du modèle des automatismes. Cette approche se base sur le langage non verbal. C'est l'art de décrypter les indices corporels et de les utiliser pour les associer à la métaphore. Le non-verbal constitue le véhicule par lequel la métaphore peut pénétrer dans le corps du sujet.

Chaque personne possède certains automatismes, des réactions inconscientes. Ces automatismes sont présents dans les trois niveaux de communication : le Corps, l'Intelligence et l'Affectivité (c'est ce que j'appelle la règle de la CIA). Dans la métaphore, chaque automatisme du corps, de l'intelligence et de l'affectivité peut être représenté. Cette représentation peut être à peu près n'importe quel élément présent dans la métaphore et offrant un lien métaphorique avec l'automatisme.

C'est un peu comme mettre nos deux mains en contact, doigt par doigt. La main « situation du client » possède divers éléments, la main « métaphore » en possède également. Il s'agit de faire correspondre les bons éléments ensemble, de faire le contact pouce à pouce, index à index, etc. L'établissement de cette correspondance se nomme *isomorphisation*.

En effectuant ce glissement des automatismes vers la métaphore, ce contact des mains, le thérapeute cherche à représenter la situation désirée, le but thérapeutique. Par exemple, il m'est arrivé d'ancrer chez un client asthmatique une association entre l'ouverture et la fermeture de ma main, et la broncho-dilation et la broncho-constriction. J'ai déjà également associé l'ouverture et la fermeture de la main avec le saignement, dans un cas d'aménorrhée. Dans ces cas, j'ai ancré dans le corps du client une réaction à un stimulus externe, l'aidant ainsi à créer un nouvel automatisme. J'ai utilisé des métaphores non verbales de ce genre dans plusieurs autres situations cliniques, comme l'hémophilie, la constipation, les tics, le bégaiement, les problèmes d'apprentissage, etc.

Le jeu des antagonismes est important, comme les antagonismes musculaires, les contrastes du chaud et du froid, de la légèreté et de la lourdeur, etc. Cela permet de construire des possibilités de changement et ainsi d'associer d'autres expériences dans le corps.

Dans les cas de problèmes psychosomatiques, l'utilisation des automatismes peut être très utile pour consolider les associations isomorphiques entre l'histoire du client et l'histoire de la métaphore.

Le troisième modèle est le modèle théorique (ou modèle des axes). Il présente une théorisation de la métaphore et devrait satisfaire, je l'espère, les esprits préférant la logique linéaire. Son explication peut sembler technique, mais n'oublions pas que théoriser la métaphore est un peu comme théoriser l'humour. Cette approche théorique de la métaphore thérapeutique me semble tout de même importante, car elle permet de bien schématiser la « mécanique » métaphorique.

A.M. Weitzenhoffer (1988), qui a connu Erickson, raconte comment ce dernier, au début de sa carrière, préparait et construisait des suggestions métaphoriques.

Erickson repassait l'histoire du sujet et cherchait des résonances isomorphiques. L'*isomorphisme* est le terme utilisé pour décrire le concept mathématique selon lequel un élément d'une structure correspond à un élément d'une autre structure, c'est-à-dire que chacun de ces éléments joue le même rôle qu'un autre, dans leurs structures respectives. Les éléments de l'histoire X correspondent aux éléments de l'histoire Y.

Par exemple, un enfant ayant un problème d'énurésie pourrait s'identifier à la situation métaphorique suivante : un électricien cherche à trouver le court-circuit empêchant l'électricité d'atteindre un petit mécanisme interne qui devrait le réveiller lorsqu'il a envie d'uriner pendant son sommeil.

Comme toute métaphore, le problème d'énurésie décrit plus haut peut se schématiser théoriquement selon trois axes :

- l'axe isomorphique horizontal,
- l'axe isomorphique vertical,
- l'axe isomorphique transcendantal.

Commençons par identifier les éléments du problème, le scénario de l'histoire du client. Nous avons un sujet (X), l'enfant. Ce sujet vit un problème d'énurésie (E). Ce problème est dû à l'absence d'un stimulus provoquant l'éveil du sujet lorsqu'il a besoin d'uriner (AS, pour Absence de Stimulus).

La métaphore à bâtir devrait contenir ces trois éléments pour être efficace et vraiment correspondre à la situation de l'enfant. Voyons quel est le scénario de l'histoire de la métaphore. Nous avons un électricien (Y). Celui-ci cherche un court-circuit (CC). Ce court-circuit empêche son mécanisme interne de le réveiller (MI, pour Mécanisme Interne).

Les éléments des deux scénarios doivent être isomorphes selon l'axe horizontal, c'est-à-dire qu'ils doivent se correspondre un à un dans un rapport métaphorique. À la figure 9, on peut voir que les trois éléments du scénario de l'histoire du sujet correspondent à ceux du scénario de l'histoire de la métaphore : l'enfant correspond à l'électricien, l'énurésie correspond au court-circuit et l'absence de stimulus correspond au dysfonctionnement du mécanisme interne.

Nos éléments sont donc isomorphes un à un. Mais les interactions entre les éléments doivent également être isomorphes. Il s'agit d'étudier, à travers les ressources, les résistances, les croyances et le contexte de vie du sujet, l'ensemble des interactions de sa problématique.

Il est ensuite possible de reproduire cet ensemble d'interactions dans la métaphore, en y ajoutant en plus des alternatives et des solutions cachées. Ces solutions auront déjà été éprouvées avec succès par le sujet, dans un contexte passé de sa vie, lors d'une situation semblable.

Nous obtenons alors une métaphore verticalement isomorphique à la problématique du sujet, comme on peut le voir à la figure 10.

Dans mon premier livre (Kerouac, 1989), j'avais baptisé le troisième axe « axe holographique ». Je préfère aujourd'hui l'appellation « axe transcendantal », qui évoque une idée de mouvement, de changement, de dépassement de soi, contrairement à « holographique », plus statique.

Ce dernier axe est celui de la fusion des isomorphismes selon les axes horizontal et vertical. C'est le moment précis où le sujet intègre, réassocie des solutions et des contrôles dans son corps (automatismes) par de nouvelles ressources, où il *fait le lien*,

Le scénario de l'histoire du sujet				**Le scénario de l'histoire de la métaphore**
L'enfant	**X**	⟶	**Y**	L'électricien
L'énurésie	**É**	⟶	**CC**	Le court-circuit
L'absence de stimulus	**AS**	⟶	**MI**	Le mécanisme interne

Figure 9 : L'axe isomorphique horizontal

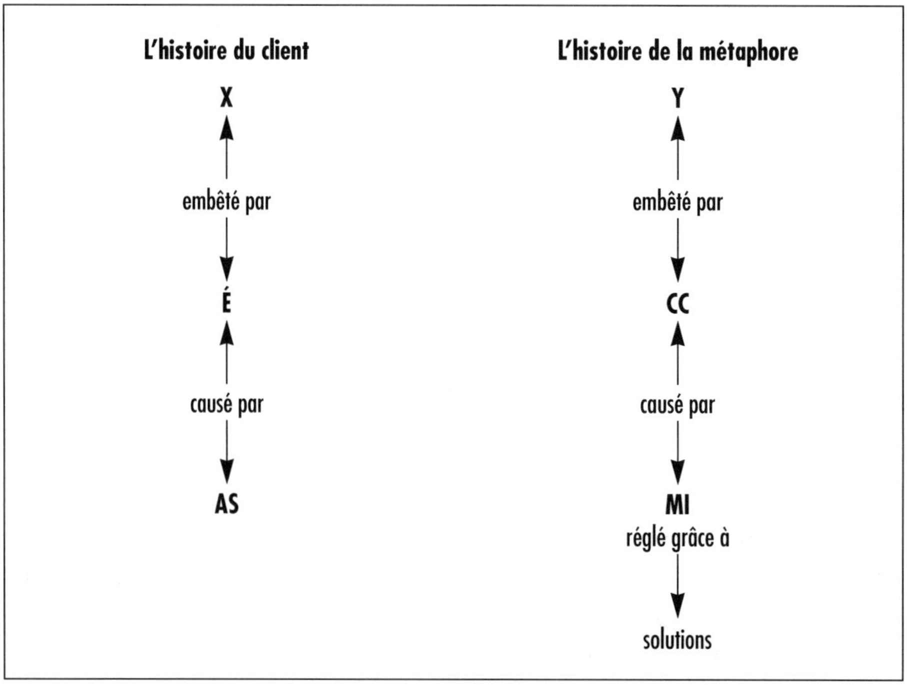

Figure 10 : L'axe isomorphique vertical

où il isomorphise lui-même sa situation à la métaphore. C'est le moment où il fait un nouvel apprentissage, où il transcende son état présent pour atteindre un nouvel état. Le moment où l'enfant utilise la métaphore de l'électricien pour régler son problème d'énurésie.

On peut visualiser ces trois axes selon le modèle cartésien, comme à la figure 11. L'axe horizontal est représenté par l'axe des abscisses. L'axe vertical devient l'axe des ordonnées. Le point (x, y) représente l'intégration des isomorphismes par le sujet. L'axe transcendantal part du point (x,y) et s'élève hors de la page, tel l'axe d'une troisième dimension. C'est la nouvelle direction que prend la vie du sujet, hors du plan métaphorique formé par les axes horizontal et vertical.

Voici un exemple d'isomorphisation. J. Haley (1984a) raconte un cas typique où Erickson aida un couple en conflit au sujet de leurs relations sexuelles. Il choisit un élément de leur existence analogue aux relations sexuelles et chercha à provoquer un changement dans cet élément, afin d'en amorcer un autre dans leur vie

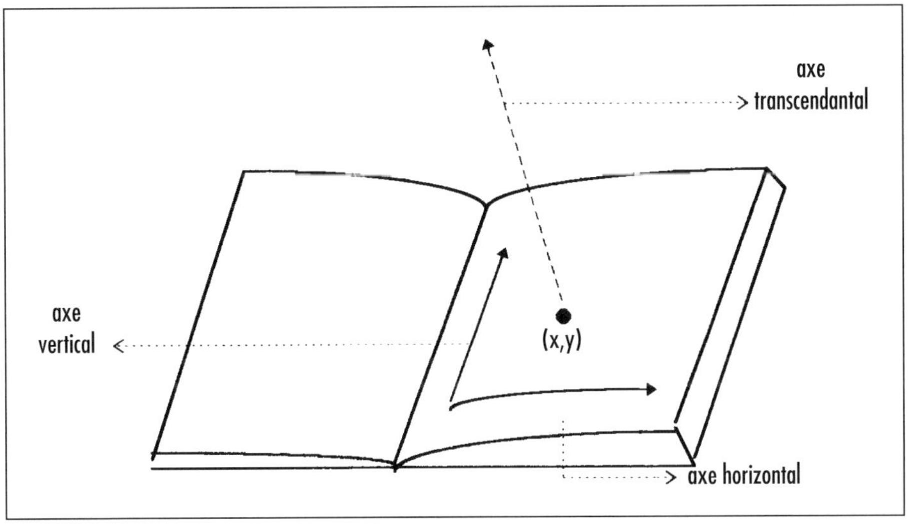

Figure 11 : Les trois axes isomorphiques

sexuelle. Il leur parlait, par exemple, d'un souper en tête-à-tête et il orientait la conversation sur leurs préférences. La femme appréciait les amuse-gueules avant le repas et le mari préférait se jeter directement sur le plat de résistance. Elle préférait manger tranquillement, en prenant son temps, et lui, qui était rapide, voulait terminer le repas au plus vite. Si le couple commençait à faire le lien avec leur problème, Erickson enchaînait aussitôt sur un autre sujet, pour revenir plus tard à cette métaphore thérapeutique. Il terminait la séance en prescrivant au couple d'organiser un souper agréable, un soir de leur choix. La transposition de cette amélioration du repas agréable aux relations sexuelles s'est jouée au niveau inconscient de l'échange métaphorique, par le recadrage de situations analogues. L'isomorphisation entre les problèmes sexuels et le déroulement du repas était complète.

Le dernier modèle est le modèle méthodique. Il est constitué de dix étapes faciles à suivre. Cette méthode est la plus complète, celle qui colle le plus à la réalité thérapeutique. Elle laisse toutefois place à la personnalisation. Une fois cette démarche comprise et mémorisée, le thérapeute devrait retourner à une conception plus intuitive de la métaphore. Les dix étapes sont réunies dans le tableau 8 et décrites dans les prochaines pages.

Tableau 8 : Étapes de construction d'une métaphore

1. Établir le contact et le rapport thérapeutique.
2. Tenir compte de l'évaluation neuro-sensorielle du client.
3. Identifier les automatismes.
4. Créer le contexte relationnel.
5. Remplir les quatre boîtes.
6. Isomorphiser les éléments des boîtes.
7. Calibrer les modes de communication.
8. Permettre la participation du client.
9. Recadrer.
10. Refermer la boucle de rétroaction.

1) Établir le contact et le rapport thérapeutique. Il est important de s'assurer tout d'abord de la qualité du contact avec le client. Le rapport thérapeutique doit être établi et accepté.

2) Tenir compte de l'évaluation neuro-sensorielle du client. Les modalités sensorielles se reflètent dans la communication verbale et non verbale. Selon les données innées que l'on retrouve dans le caractère d'une personne et les données acquises que l'on retrouve dans son tempérament, chaque personne gère ses communications avec les autres selon un modèle propre à elle-même, individualisé. Nous avons tous un mode personnalisé. Il y a cependant des modes qui se ressemblent, ce qui permet de les regrouper en modalités sensorielles (voir à ce sujet le tableau 6).

La perception immédiate des sens m'aide comme clinicien, à comprendre comment mon client saisit et articule la communication verbale et non verbale. Sa communication s'exprime dans son corps par des actions idéomotrices. Je crois qu'il faut identifier chez notre client le plus d'indices sensoriels possible et saisir comment ceux-ci interagissent.

Je cherche à identifier ces indices afin de mieux établir le contact qui permettra de m'ajuster, dans le cadre d'un rapport essentiel au processus thérapeutique.

3) Identifier les automatismes. Les automatismes sont les tics, les mouvements stéréotypés, les rituels gestuels, les odeurs, les mouvements plus spécifiques de la motricité fine et globale, la manière dont la personne serre la main, sa façon de respirer, de bouger, etc. J'observe, en même temps, les principaux signes que j'utilise lorsque je travaille avec l'hypnotisme clinique. Ces signes sont identifiés au tableau 13.

4) Créer le contexte relationnel. Il est important de créer le climat, l'atmosphère nécessaire à la métaphore, en passant principalement par le langage non verbal, bien qu'en ayant tout de même recours au langage verbal. Trois points sont très importants à obtenir au niveau du contexte relationnel. Il est important d'aménager dans la métaphore thérapeutique un espace et un temps de *protection* (en passant par un isomorphisme utilisant le corps), de *permission* (à travers l'isomorphisation d'un changement de croyance) et d'actualisation de ces deux points par la *puissance* d'être et de gérer, c'est-à-dire l'acquisition d'une autorité intérieure (ce que je nomme la règle des trois P).

5) Remplir les quatre boîtes. Les quatre boîtes sont les suivantes : Croyances, Contexte de vie, Ressources et Résistances. C'est ce que j'appelle la règle des deux C et des deux R. Cette règle permet de cerner, à partir de l'anamnèse (l'histoire passée du sujet, telle qu'il la révèle), la problématique du client.

Le *Robert méthodique* définit la croyance comme étant « le fait de croire une chose vraie, vraisemblable ou possible ». Pour certaines personnes, il est plus facile de renoncer à un conjoint que de renoncer à une croyance de base. Le défi, en psychothérapie, consiste à apprendre au client à désobéir à une croyance folle et à obéir à une croyance saine, qui va dans le sens de sa croissance. Lui apprendre à remplacer l'autorité extérieure par l'autorité intérieure.

Par exemple, imaginons une personne imprégnée de la croyance qu'elle ne vaut pas deux sous. Si elle se met à réussir dans la vie, elle se retrouve en crise : va-t-elle désobéir à sa croyance de base, afin d'accéder à la croyance qu'elle peut avoir du succès ?

Dans la boîte ***CROYANCES***, je vais chercher le sens de la vie du client : son scénario de vie, ses croyances philosophiques, métaphysiques, religieuses, culturelles, existentielles, ses valeurs, etc. Si, par exemple, j'utilise l'hypnose, je lui demande sa conception ou son expérience de l'hypnotisme. La personne croit-elle en des vies antérieures ? Quelles sont ses convictions profondes sur l'avortement (dans le cas d'une personne qui consulte pour un problème de grossesse non désirée) ? Et ainsi de suite.

Les croyances d'une personne sont ce qui la caractérise, ce qui est le plus profondément implanté dans sa personnalité. En thérapie, nous essayons d'agir sur ces croyances et de les modifier. « Quand il se produit un changement du système de croyances, la vision du monde étant différente, le comportement envers autrui change en conséquence et les accommodations possibles permettent alors plus de souplesse dans les relations, plus de tolérance à la différence. » (R. Perrone et M. Nannini, 1995). Il est donc très important de bien comprendre les croyances du client, afin d'ajuster la métaphore en conséquence.

Robert Dilts (1994) rappelle la puissance que possèdent les croyances. Il rapporte les résultats d'une étude (dont il a oublié les références) dans laquelle une femme a interviewé des « survivants du cancer », c'est-à-dire des personnes chez qui on avait diagnostiqué un cancer en phase terminale, mais qui, dix ou douze ans plus tard, se portaient bien. Aucun point commun n'avait pu être déduit des traitements des ex-cancéreux, outre la croyance en leur traitement respectif. « C'est la croyance, et non pas le traitement qui a fait la différence », conclut Dilts.

Dans la boîte ***CONTEXTE DE VIE***, j'identifie, dans la problématique exprimée (par rapport au système familial), le nœud du problème et les liens qui me permettent de remonter à l'origine du blocage psychique. J'identifie le cycle de vie touché et les forces déjà développées ; bref, j'évalue où le client en est dans sa croissance. Le génogramme peut être un instrument utile à cette étape, comme l'ont démontré McGoldrick et Gerson (1985). Cet outil permet de mettre en relief, à l'aide d'un graphique, une constellation familiale de plusieurs générations. J'observe le rôle que remplit le symptôme et les messages négatifs intégrés. J'identifie le plus d'informations possible concernant le contexte de vie immédiat du client. La cueillette de ces informations se fait de façon informelle.

Par exemple, un religieux thérapeute racontait (Linn et Linn, 1990) qu'il avait enseigné un certain temps la religion à des enfants Sioux. Les pères de plusieurs de ces enfants avaient de sérieux problèmes d'alcoolisme. Le religieux ne leur présentait donc pas Dieu comme un père, mais plutôt comme un grand-père. D'ailleurs, le mot sioux pour le concept « Dieu » signifie « grand-père », puisqu'il « prend soin de toute la famille et veille à son unité ». Pour passer son message, le religieux a dû porter une attention particulière au contexte de vie, afin d'isomorphiser les éléments de son message.

Le contexte de vie du client apporte parfois une clé importante au problème. Par exemple, dans le cas expliqué précédemment de la femme dont le fils souffrait d'encoprésie, le contexte de vie de la mère contenait la clé pour comprendre le symptôme du garçon.

Dans le même esprit, nos enfants font souvent apparaître l'enfant qu'on était à leur âge. Il y a quelques années, alors que je bordais ma fille Geneviève, qui avait alors douze ans, elle me dit : « Tu ne mourras pas cette année, papa. » J'ai perdu mon père à cet âge. Geneviève devait avoir enregistré cette information à un moment ou à un autre et me la resservait maintenant, reproduisant ma propre enfance. C'est pourquoi, quand j'interviens dans un contexte familial, je vérifie l'implication des projections d'âge, autant chez les parents que chez les enfants.

Dans la boîte ***RESSOURCES***, j'identifie les forces du Moi du client (Redl et Wineman, 1964), sa capacité de comprendre les multiples stratégies déjà utilisées et qui ont déjà fonctionné dans un autre contexte que celui de la problématique actuelle, ses mécanismes d'adaptation, sa capacité d'espoir en la vie, son estime de soi, son schéma corporel, son sens critique, ses initiatives, ses messages positifs (Hone et Mercure, 1993), son degré d'enthousiasme[6], etc.

Dans la boîte ***RÉSISTANCES***, j'identifie ses principaux mécanismes de défense et les patrons (*patterns*) de communication qui paralysent ses interactions humaines : les injonctions (les messages négatifs intégrés) et les jeux psychologiques (Berne, 1985).

Une résistance n'est pas un mur. C'est plutôt une force motrice qu'il faut comprendre pour pouvoir l'utiliser, une sorte de judo psychologique. Erickson l'a compris lorsque, étant jeune, il aidait son père à faire entrer les animaux dans la grange. Son père essayait de convaincre un veau récalcitrant d'entrer dans le bâtiment en lui tirant sur la tête ; le veau résistait en reculant. Erickson eut l'idée de tirer sur la queue du veau ; celui-ci se mit à avancer. Devenu psychiatre, Erickson a par la suite utilisé, à l'occasion, la prescription du symptôme du client, afin de déjouer la résistance, de la convertir en ressource.

6. Dans la médecine orientale, le degré d'enthousiasme entre dans la définition de la santé.

Une résistance est également une force émotive ou existentielle utile pour le client. C'est souvent la manifestation de son mal-être, de son malaise. Erickson nous a enseigné à ne pas déposséder le client de son symptôme, mais plutôt de l'accepter, de s'en faire un ami et de travailler avec cette réalité. Le thérapeute devient alors un guide, un éducateur face au client qui garde le contrôle sur son symptôme. D'où l'importance d'aller dans le sens du langage du client.

Dans certaines situations où le client n'est pas prêt à se défaire de son symptôme, soit qu'il n'ait pas terminé un deuil, ou qu'il ne soit pas prêt à changer son scénario de vie ou à renoncer à l'inaccessible, il peut y avoir un danger de tuer le messager avec le message, c'est-à-dire occire le symptôme sans que le client ait appris à le lâcher, à s'en défaire. Une fois le symptôme disparu, un nouveau syptôme, plus fort, risque d'apparaître. C'est ce que j'appelle la fonction exponentielle du symptôme (comme si on grimpait l'échelle de Richter, utilisée pour mesurer les tremblements de terre).

Les quatre boîtes et leur contenu sont présentées à la figure 12.

CROYANCES	– le scénario de vie – les valeurs
CONTEXTE DE VIE	– la problématique systémique – le génogramme – les cycles de vie – le schéma corporel
RESSOURCES	– les messages positifs intégrés – les forces du Moi – la fonction de compréhension – le degré d'espoir – les initiatives, l'enthousiasme, etc.
RÉSISTANCES	– le rôle du symptôme – les messages négatifs intégrés (injonctions) et les jeux psychologiques – les mécanismes de défense

Figure 12 : Les quatre boîtes

6) Isomorphiser les éléments des boîtes. Une fois les quatre boîtes remplies, on peut ensuite isomorphiser les éléments de l'histoire personnelle du client. Je garde en toile de fond l'information contenue dans ces boîtes. Je puise dans ces informations pour construire les éléments isomorphiques à l'intérieur du cadre thérapeutique qui les englobe tous. Ces éléments peuvent être déplacés, mobilisés et recadrés dans la métaphore construite.

7) Calibrer les modes de communication. À cette étape, il devient intéressant de calibrer sa communication non verbale et sa communication verbale au non-verbal et au verbal du client. Je travaille avec des variations dans le ton de ma voix, j'illustre par des gestes, etc. Je vérifie continuellement les réponses des automatismes présents chez mon client. Le rapport thérapeutique créé, je le renforce, je rassure le client et m'ajuste à ses réactions. C'est cette calibration non verbale qui peut faire toute la différence et vraiment permettre à la métaphore d'entrer dans le corps du client et de faire son chemin. C'est comme une danse relationnelle où, de reflet en reflet, se crée un partage.

8) Permettre la participation du client. Je suggère aussi d'offrir au client la possibilité de participer au conte. Le thérapeute peut ainsi s'ajuster à son vécu. La manière qu'a le client d'aborder le contact, la façon dont il entre dans la métaphore peut être alors facilitée par une rectification du tir, si cela s'avère nécessaire.

9) Recadrer. Ensuite, il devient utile de recadrer en se servant des indices verbaux et non verbaux. Par exemple, j'utilise des gestes régulateurs pour harmoniser les automatismes physiques du client.

10) Refermer la boucle de rétroaction. Finalement, il s'agit de refermer la boucle de rétroaction d'un contexte à un autre contexte, afin de bien clore l'événement métaphorique.

Reprenons maintenant l'exemple d'un cas clinique pour illustrer de quelle façon je prépare une métaphore thérapeutique. C'est le cas, déjà abordé dans cet ouvrage, d'une femme de vingt-six ans qui souffrait d'aménorrhée (absence de menstruations). Je l'ai invitée à écouter la métaphore d'un barrage hydro-électrique qui obéit à des commandes d'ouverture et de fermeture de valves.

1) Établir le contact et le rapport thérapeutique. La cliente était sociable et désirait changer sa situation. Le contact a donc été facile et le rapport thérapeutique a été rapidement établi. Elle m'acceptait dans mon rôle de thérapeute.

2) Tenir compte de l'évaluation neuro-sensorielle du client. Cette personne utilisait surtout le style visuel et aimait toucher. Selon le modèle de Lafontaine, elle serait visuelle ; selon le modèle de Bandler et Grinder, elle serait kinesthésique.

3) Identifier les automatismes. Elle avait un certain clignement des yeux, parfois lent, parfois saccadé. Elle s'enfonçait dans son fauteuil. Ses yeux étaient vifs, droits et elle fixait les miens. Enfin, sa poignée de main était molle.

4) Créer le contexte relationnel. La cliente était venue accompagnée d'une amie, qui a servi stratégiquement de co-thérapeute. Elle était disposée à me signer un *chèque en blanc* par rapport aux prescriptions que je pouvais lui donner. Elle en était encore à ses premières rencontres et avait déjà vécu quelques séances d'hypnotisme.

Elle me consultait également afin de travailler un problème de psoriasis chronique qui l'affectait depuis seize ans. Cette femme avait été victime d'inceste et de brutalité de la part de son père dès l'âge de six ans. Elle avait un enfant de deux ans et désirait recevoir de l'aide pour contrôler sa colère et pour ne pas reproduire le même modèle incestueux avec son fils. Elle avait de la difficulté à vivre sa sexualité avec son ami, qu'elle aimait pourtant. Elle se protégeait en prenant du poids. Lorsqu'elle maigrissait, elle se sentait menacée.

Elle avait beaucoup de facilité à entrer dans le monde de l'imaginaire. Elle aimait beaucoup le contact avec les animaux et faisait de l'équitation. Devant des chocs émotifs parfois diffus ou lors de crises d'angoisse, son corps répondait par l'aménorrhée. Son médecin lui avait déjà prescrit des traitements hormonaux qui occasionnèrent des effets secondaires très incommodants. C'était une femme naturellement active.

5) Remplir les quatre boîtes (voir le tableau 9).

6) Isomorphiser les éléments de l'histoire personnelle (voir le tableau 10).

7) Me calibrer avec les automatismes physiques. Tout au long de l'histoire, je l'accompagne au niveau de son non-verbal. Le rythme de mon discours suit son rythme respiratoire. Avec mes mains, et de façon camouflée, je lance des messages de contrôle. Ainsi, lorsque j'ouvre mes mains, je suggère la détente et je l'aide à s'approprier cet exemple analogique, afin qu'elle me suive dans ce

Tableau 9 : Remplir les quatre boîtes (exemple de l'aménorrhée)

Boîtes	Données
Croyances	Elle se croit une victime. Elle croit que l'inceste et la brutalité sont inadmissibles. Elle est croyante, de foi catholique, mais non pratiquante. Elle croit qu'il doit y avoir une complicité saine entre une mère et son fils. Elle croit que si on aime, on est prêt à de grands sacrifices. Elle croit que l'hypnotisme peut l'aider.
Contexte de vie	Famille incestueuse depuis au moins trois générations : grand-père, père, cousin, cousine. Elle a acquis une compétence relationnelle en jouant le rôle de la victime. Elle remet en question sa relation de couple.
Ressources	Elle cherche la douceur dans les contacts humains. Elle possède une scolarité de niveau secondaire. Elle est capable d'écouter et de demander de l'aide. Elle exprime ses sentiments et sa tendresse lorsqu'en contact avec les animaux. Elle possède une certaine facilité pour l'imagerie mentale et le rêve éveillé. Elle est active, sociable et responsable. Elle est capable d'agressivité.
Résistances	Elle éprouve de la colère et brutalise son fils. Elle a des symptômes physiques : psoriasis, migraine, aménorrhée, obésité. Elle a une faible estime d'elle-même. Elle souffre du manque d'harmonie dans sa sexualité. Elle a des mécanismes de fuite. Elle a tendance à prendre du poids pour se protéger.

mouvement d'échange non verbal. Au contraire, lorqu'elle prend une bonne respiration, je l'accompagne et je contracte mes mains.

8) Permettre au client de participer à l'histoire. Elle me décrit les sensations de légèreté et de lourdeur qu'elle éprouve. J'utilise

Tableau 10 : Isomorphisation du cas d'aménorrhée

Éléments de l'histoire personnelle	Éléments isomorphisés dans la métaphore
Corps	Barrage hydraulique
Processus physiologique de contrôle (système neuro-physiologique en interaction)	Valve et contrôle
Symptôme (aménorrhée)	Blocage de la valve

certaines de ces sensations, que j'incorpore dans mon histoire du barrage.

9) Recadrer avec les indices non verbaux (les automatismes physiques). Je l'aide à faire l'association entre son lâcher-prise et sa capacité de se contracter. Le lâcher-prise s'exprime dans son corps par une détente musculaire, un retard psycho-moteur, des sensations de légèreté exprimées par un ralentissement de son rythme respiratoire, de son pouls, etc. Le contrôle de ses automatismes s'exprime lorsque je l'aide à donner de la contraction. Elle répond facilement par des taches de rougeur visibles à son cou et par l'augmentation de sa pulsation cardiaque et de son rythme respiratoire. Physiquement, elle communique des réponses que j'utilise pour l'aider à réassocier ses mécanismes de lâcher-prise et de contrôle. Ces mécanismes de régulation se font à un niveau inconscient. C'est ce recadrage qui me permet d'aider à changer la réponse interne de fermeture en un message d'ouverture. Je l'aide ainsi à régulariser ses automatismes.

10) Refermer la boucle de rétroaction d'un contexte à un autre contexte. Je l'invite à se détacher de son histoire et à revenir au lieu et au moment présent, tout en lui demandant de garder l'analogie en elle, mais, paradoxalement, de l'oublier. Cinq minutes après la séance, elle a dû se rendre aux toilettes : la valve s'était ouverte.

Parfois, un mot, une phrase, une image ou un son peut permettre de transformer tout un contexte de souffrance en un contexte d'espérance, voire de transposer la souffrance en aide.

Une des choses importantes en thérapie, lorsqu'on utilise la métaphore, est d'identifier clairement ce qui, pour notre client, est significatif au niveau inconscient et de recadrer cette signification avec son vécu. Par exemple, l'expression courante « On ne peut faire d'omelette sans casser d'œufs », bien placée en utilisant le ton juste, peut aider une personne qui veut tout faire parfaitement et sans bavure à changer son point de vue.

À l'occasion d'un congrès de l'*Association des psychothérapeutes conjugaux et familiaux du Québec*, Jacques Salomé, qui était le conférencier invité, a su captiver l'auditoire de façon vivante et dynamique. Il manipulait très bien les mots. Salomé a vite su plonger l'auditoire dans un contexte analogique. Afin d'expliquer comment les mots peuvent même aller jusqu'à tuer un être humain, il a donné un exemple tiré du film *Souvenirs d'Afrique*. Il avait la conviction que, avant de mourir dans un accident d'avion, le personnage principal masculin, joué par Robert Redford, avait déjà été tué psychologiquement par des mots. Ces mots étaient à l'origine de l'écrasement de l'avion. Ils auraient été dits par le personnage principal féminin, lors d'un repas pris la veille dans la jungle.

Beaucoup de gens restent parfois accrochés à la lettre et non au sens. Le *littéralisme* peut être une source de conflit. André M. Weitzenhoffer a déjà aidé une dame à régler son problème de poids, lorsque cette dernière, sous hypnose, lors d'une régression d'âge spontanée, a réalisé que son problème provenait du fait qu'elle avait pris à la lettre une phrase de sa mère : « Ma fille, pour vivre il faut manger. » En même temps, voilà un bon exemple de l'impact que peut avoir une croyance sur notre corps.

Hoareau (1992) nous rappelle que les mots du thérapeute sont là pour aider le client à explorer les directions utiles à l'atteinte des buts et des idéaux qu'il se propose. Le langage utilisé se doit donc d'être clair et descriptif ; son sens doit rester simple, afin de tenir compte de la littéralité de l'inconscient.

En thérapie, j'utilise régulièrement de petites métaphores pédagogiques pour aider mes clients à retenir des ordres d'intervention. Ces métaphores sont constituées de mots-clés aux initiales faciles à retenir. C'est là un moyen mnémotechnique simple et efficace. Le tableau 11 en présente quelques-unes.

Zeig (1988) explique comment Erickson utilisait chaque mot comme un outil puissant de suggestion. Dès 1944, dans son article intitulé *The method employed to formulate a complex story for the induction of an experimental neurosis in a hypnotic subject*, il explique le pourquoi et le comment du choix des mots dans l'induction d'une transe hypnotique. Le choix des mots peut être très stratégique dans l'art de pratiquer des suggestions directes et indirectes, surtout lorsqu'on décide de construire une histoire pour aider quelqu'un.

En supervision, une professionnelle qui éprouvait de la difficulté à vivre l'expérience de la catalepsie hypnotique m'a demandé de l'aider à y arriver. Cette personne était de type très responsable ; elle s'occupait de son milieu. Quelques années auparavant, elle avait accompagné sa sœur mourante d'un cancer et sa famille. Pendant cette période, elle a commencé à connaître

Tableau 11 : Quelques métaphores mnémotechniques

Nom de la métaphore	Mots utilisés	Explications
La règle des deux C et des deux R	– Croyances – Contexte de vie – Ressources – Résistances	Les quatre boîtes pour la construction de métaphores.
La règle des trois P	– Protection du corps – Permission – Puissance	Étapes pour acquérir une autorité intérieure.
La règle de la CIA (1)	– Corps – Intelligence – Affection	Les registres de communication de l'être humain.
La règle du PDC	– Passion – Dépression – Compassion	Les phases du couple et de son renouvellement.
La règle des trois O	– Observer – Observer – Observer	Attitude à développer, à la base de nos réflexions pour mettre une distance et un temps.
La règle du DCCA (ou CDCA) (ou CCDA)	– Dépression, colère, culpabilité (ou colère, dépression, culpabilité ou culpabilité, colère, dépression) et acceptation.	Les étapes du deuil. Le choix de l'ordre dépend de plusieurs facteurs (2).
La règle de Ai α Cv	– L'autorité intérieure en fonction du cycle de vie.	L'autorité intérieure est en fonction du niveau de la compréhension de notre évolution dans notre croissance (cycles de vie).

(1) Central Intelligence Agency. Les éléments sont ordonnés de façon à rappeller l'agence américaine CIA. En fait, les éléments sont interreliés et ne sont donc pas ordonnés d'une façon particulière.
(2) L'ordre DCC, CDC ou CCD dépend de plusieurs facteurs chez une personne. Probablement dû au style de Petit ou de Grand que nous avons développé étant tout jeune. Les personnes ayant reçu le message de grandir vite montrent d'abord généralement de la colère. Celles qui ont reçu le message de rester petites montrent d'abord la peur et la culpabilité. Il existe aussi des gens qui ont reçu les deux messages en même temps.

des problèmes respiratoires. D'une voix évocatrice, je lui ai dit : « Et tu as tout fait ». Ces mots (as tout fait = étouffait), bien placés, ont eu un impact important, m'a-t-elle dit ensuite, sur la compréhension de son problème respiratoire. Conserver ce symptôme était pour elle un moyen inconscient de rester en contact avec sa sœur qu'elle aimait. Puis, j'ai ajouté : « Que veux-tu ? Respire (reste pire) ». Ce jeu de mots l'a fait reculer sur sa chaise. Elle a alors décidé de ne pas « rester pire ».

Plusieurs autres mots peuvent être décomposés, créant ainsi une métaphore : pardon = par don, décision = des scissions, etc. J'ai réuni dans l'annexe A une liste de mots-clés analogiques de ce genre. On peut également inverser les mots. Ainsi, *salut* devient *tulas* (tu l'as). Finalement, certaines phrases qui jouent sur les mots peuvent être riches de sens, comme celle-ci, que j'ai déjà entendue : *Le passé peut être un présent* (dans le sens de cadeau) *pour le présent et le futur.*

Lorsqu'il est question de communication, le terme *manipulation* a souvent une connotation négative. Mais, comme l'ont démontré plusieurs spécialistes de la communication, il est impossible de ne pas manipuler.

La manipulation doit être interprétée ici dans le sens éricksonien du terme, c'est-à-dire dans le sens du respect du potentiel de changement par l'apprentissage. Si le terme ne vous convient pas, vous pouvez le remplacer par *stratégie d'intervention.*

Zeig (1988) rapporte, au sujet d'Erickson, que « les manœuvres verbales et non verbales étaient conçues avec le plus grand soin, de façon à susciter les réactions thérapeutiques les plus fortes possibles. »

Je me rappelle qu'au début de ma formation en psychoéducation, mes professeurs utilisaient le terme *techniques de manipulation* pour désigner certaines manœuvres d'intervention en rééducation. En psychothérapie, le terme manipulation a changé, à cause du caractère péjoratif que ce mot comporte dans certaines de ses acceptions. Je me suis réconcilié avec ce concept lorsque j'ai compris que, dans le sens éricksonien du terme, c'est le contexte qu'on manipule stratégiquement pour aider à transmuer un *désordre interne* en un *nouvel ordre.* La manipulation s'actualise par le choix d'un ou de plusieurs outils adaptés au sujet, dans un respect *écologique* et *éthique*, c'est-à-dire permettant au client, une fois qu'il est sécurisé, de trouver son autorité intérieure pour accéder à sa puissance et, par le fait même, de se positionner par rapport à ce qu'il veut changer.

Voici un exemple de la façon dont on peut manipuler et aider des sujets par la métaphore. Il provient d'Erickson et est raconté par Jenny Lodéon (1986), qui m'a aimablement permis de le reproduire.

Cette courte histoire, racontée par Erickson, est à la fois un cas clinique et une anecdote destinée à l'enseignement des futurs thérapeutes. Ils pourront, à leur tour, la raconter à leurs clients, afin de les amener, par le jeu de la métaphore, à redéfinir et à recadrer leur problème, et à reprendre ainsi en main leur situation vitale.

Une jeune femme d'une trentaine d'années vint en consultation chez Erickson et lui dit, à peine entrée, qu'elle ne se croyait pas digne d'intérêt ; intérêt qu'elle sollicitait cependant du thérapeute.

Sans doute Erickson sentit-il, derrière cette auto-dépréciation et dans cette ambiguïté, quelque force vive qu'il pouvait utiliser.

Il lui répondit donc que c'était là sa propre hypothèse et lui demanda si elle aimerait connaître la sienne (il se démarquait ainsi pour répondre à son désir).

« Bon », acquiesça-t-elle, et elle raconta qu'entre six et dix-sept ans, elle avait été l'objet sexuel habituel de son père. Chaque pénétration la terrifiait et la laissait honteuse et dégoûtée d'elle-même. Lorsqu'elle avait réussi à accumuler suffisamment d'énergie pour quitter la maison, elle avait cherché à reconquérir sa propre estime en obtenant des diplômes : licence, maîtrise, doctorat. Peine perdue, aucun succès universitaire ne pouvait compenser ce sentiment de honte et de mésestime d'elle-même, ravivé chaque fois qu'elle était l'objet de propositions sexuelles. Elle avait fini par vivre comme une prostituée, passant d'un homme à l'autre pour s'assurer le gîte et le couvert, c'est-à-dire « le peu qu'elle méritait ». De plus, ses expériences sexuelles étaient chaque fois pénibles et effrayantes et elle se sentait comme « une ordure ».

Selon sa technique habituelle, Erickson a abordé le problème au niveau du client (ici, l'auto-dépréciation), allant même, pour l'amener à réagir, jusqu'à la déprécier dans le domaine où cette universitaire ne se dépréciait pas : l'intelligence.

Il lui dit que c'était là une histoire malheureuse, mais que ce qui était vraiment malheureux, c'était qu'elle fut aussi stupide. Il continua en lui déclarant qu'elle avait peur d'un pénis en érection, dur et plein d'audace.

Mais c'était une peur stupide, puisqu'elle avait un vagin capable de prendre le pénis le plus gros et le plus sûr de lui, et de le transformer en une pauvre chose pendouillante.

Puis, il ajouta que son vagin pourrait prendre un *plaisir féroce* à réduire un pénis en cette pauvre chose pendouillante.

Devant cette redéfinition et ce recadrage, la jeune femme parut aussitôt transformée. Elle revint un mois plus tard. Après quelques expériences de *plaisir féroce*, elle avait décidé d'exercer sa profession et d'attendre de rencontrer l'homme avec lequel elle voudrait vivre.

Erickson, derrière le désespoir de sa cliente, avait perçu son ressentiment à l'égard des hommes. Il s'était donc appuyé sur ce levier pour la placer en position dominante dans la relation sexuelle. Il lui a fait prendre conscience qu'elle possédait aussi un pénis, mais en creux, et que ce pénis creux finirait par avoir, en quelque sorte, le dernier mot. Il a ainsi éliminé la frigidité et le masochisme, associant jouissance et vengeance dans cette expression surprenante de *plaisir féroce* qui, prononcée avec une intonation séductrice et insinuante, s'était inscrite hypnotiquement dans l'inconscient de la jeune femme.

La prostituée morte à son corps, redevenue une personne, pouvait envisager une relation érotique et affective à la fois, et s'affirmer dans tous les domaines.

L'exemple qui suit illustre encore une fois l'utilité de la métaphore en situation clinique. Il est tiré d'une de mes expériences cliniques, effectuée en collaboration avec un thérapeute familial, Paul-André Desmarais, médecin du Département de pédopsychiatrie du Centre hospitalier universitaire de Sherbrooke, qui a participé à la rédaction de cette histoire de cas.

Le père, Pierre, accompagna sa fille Marie-Pierre à la première consultation. Elle avait dix ans et demi et le neuropédiatre nous l'adressait à cause de « tics complexes appartenant au spectre de la maladie de Gilles de la Tourette[7] ». L'examen neurologique et les épreuves de laboratoire s'étaient avérés négatifs. Les tics

7. Le DSM-III-R (Collectif, 1989) définissait alors la maladie de Gilles de la Tourette comme suit :
   a) Présence de tics moteurs multiples et d'un ou plusieurs tics vocaux à un moment quelconque au cours de la maladie, mais pas nécessairement de façon simultanée.
   b) Les tics surviennent à de nombreuses reprises, pendant la journée (généralement par accès), pratiquement tous les jours ou de façon intermittente pendant plus d'une année.

avaient fortement diminué, sans disparaître complètement, avec la prise d'halopéridol 0,5 mg deux fois par jour. Environ huit mois plus tard, on avait tenté un retrait progressif du neuroleptique, mais les tics étaient réapparus avec leur force initiale.

Un second entretien d'évaluation eut lieu la semaine suivante. Cette fois, c'est Françoise, la mère, qui accompagnait Marie-Pierre à la consultation. D'après le récit des parents, l'apparition de mouvements stéréotypés remontait à l'âge de deux ans. Marie-Pierre présentait un raclement intermittent de la gorge et un diagnostic de toux nerveuse avait été posé. Les dossiers médicaux antérieurs corroboraient l'existence initiale du raclement isolé, mais pas son moment d'apparition : le diagnostic de toux nerveuse n'était survenu qu'à l'âge de six ans.

Il est intéressant de noter que les parents ont rapporté une histoire de ponction lombaire pour une méningite appréhendée, à l'âge de douze mois, comme premier événement traumatique dans la vie de Marie-Pierre. D'après eux, l'enfant était contractée de peur et de douleur et il avait fallu la maintenir fortement pour l'empêcher de se tortiller durant la ponction. Ils ont raconté avec émotion qu'on leur avait rendu leur fille complètement épuisée, le regard vide, éteint.

Même si le raclement de gorge était toujours plus ou moins présent, c'est à l'âge de huit ans, à l'époque d'un déménagement de la famille, que ce symptôme s'exacerba. L'enfant commença donc à se racler la gorge lorsqu'elle se trouvait seule dans son lit, avant de s'endormir pour la nuit, ou encore la veille d'un examen. Les raclements se produisaient même avant d'aller au lit.

À l'âge de neuf ans, lors d'une grande réunion de famille chez le grand-père paternel, les parents ont observé l'apparition d'un mouvement de torsion à droite, progressant du cou vers la tête. Ce mouvement brusque était associé au raclement de gorge. Marie-Pierre se rappela qu'à un moment, la conversation avait porté sur le décès de sa grand-mère maternelle, mais elle ne se rappelait pas avoir ressenti de malaise.

---

c) La localisation anatomique, le nombre, la fréquence, la complexité et la sévérité des tics varient avec le temps.

d) Début avant l'âge de vingt et un ans.

e) Ne survient pas exclusivement au cours d'une intoxication par une substance psycho-active, ou d'une affection connue du système nerveux central telle que la chorée de Huntington, ou une encéphalite virale.

Suivirent l'investigation neurologique et l'essai thérapeutique à l'halopéridol. Mais lors du sevrage de ce médicament, les tics, les raclements et les torsions refirent surface, accompagnés d'une irritation inhabituelle chez Marie-Pierre. Elle en vint à se disputer assez vivement avec ses professeurs. C'est à ce moment que les parents décidèrent, avec le neuropédiatre, de recourir à la pédopsychiatrie.

L'anamnèse psychiatrique révéla qu'il y avait une recrudescence marquée des tics à l'occasion d'une compétition sportive ou encore lorsque Marie-Pierre se reposait, sans intention de faire quelque chose en particulier et sans souci de s'auto-observer. Si Marie-Pierre fixait un ventilateur ou bien si elle tentait de contrôler ses mouvements anormaux, aussitôt une série de tics rapides et irrépressibles apparaissaient.

Tout en poursuivant l'analyse du symptôme et l'étude des transactions familiales, on enseigna à Marie-Pierre une technique de relaxation qu'elle pratiqua deux fois par jour, à l'aide d'un enregistrement sur cassette. Cette mesure apporta un soulagement remarquable des raclements, mais les torsions du cou et de la tête demeurèrent presque inchangées.

Au cours d'une dernière rencontre familiale, Marie-Pierre regarda, avec le thérapeute principal, Paul-André Desmarais, l'album de photos de sa vie qu'elle avait apporté de sa propre initiative. Toute la famille s'anima et s'émut alors qu'on se rappellait le traumatisme de la ponction lombaire, le décès de la grand-mère maternelle et, finalement, l'intérêt nouveau de Marie-Pierre pour les garçons.

Dressant le bilan de quatre mois de suivi intensif, l'équipe de pédopsychiatrie expliqua à Marie-Pierre, ainsi qu'à tous les membres de sa famille, que les tics ne seraient probablement pas éliminés seulement par la relaxation, et qu'on ne pouvait pas les expliquer uniquement par des problèmes d'ordre familial.

On convint alors d'espacer les rencontres. Lorsque les parents et Marie-Pierre revinrent six mois plus tard, je me joignis à Paul-André Desmarais comme co-thérapeute. Le début de l'entretien fit ressortir que les tics étaient déjà moins prononcés que l'année précédente, mais qu'ils réapparaissaient dès que les facteurs prédisposants déjà mentionnés se présentaient. En plus, depuis trois ans, les parents notaient une augmentation marquée des tics, durant la période de congé scolaire du début mars. Notre entretien coïncidait justement avec cette période de relâche scolaire.

J'ai décidé de mener l'entretien en quatre étapes. La première consistait à créer le contexte du contact et du rapport thérapeutique. J'ai insisté sur la communication non verbale, c'est-à-dire la gestuelle, le mimétisme, la respiration et le raclement subtil.

Une fois le contact établi, la deuxième étape s'amorça par la chorégraphie. Marie-Pierre passa d'une position symétrique, caractérisée par des résistances au non-verbal, à une position de complémentarité, où des échanges de collaboration entre elle et moi pouvaient être observés, toujours au niveau non verbal.

La troisième étape fut la construction de l'induction hypnotique, tout en utilisant la métaphore. À l'intérieur de cette métaphore, je repris les événements-chocs (cycles de vie) qui avaient marqué la vie de Marie-Pierre : la ponction lombaire, le décès de sa grand-mère, qui était très significative pour elle, son intérêt pour les garçons (ce qui la fit rougir) et ses traitements au centre hospitalier (relaxation, thérapie familiale, etc.).

Le langage analogique vint contrecarrer le contexte du langage numérique pour lequel les résistances étaient plus fortes. La métaphore permit alors d'accompagner Marie-Pierre et ses parents dans leurs résistances. J'ai aidé Marie-Pierre à s'induire dans une transe légère, puis le Dr Desmarais et moi-même avons bâti ensemble la métaphore suivante : *une jeune chenille se tortille la queue chaque fois que, dans sa vie, se produit un événement marquant.* On invita Marie-Pierre à participer à la métaphore.

« Une jeune chenille fait son chemin dans la vie en mangeant des feuilles. Voici qu'elle est piquée au dos par un moustique. Elle a mal et se tortille le dos et la queue, mais sa mère la console et elle poursuit son chemin en mangeant des feuilles. Un jour, toujours en mangeant des feuilles, elle prend conscience que la vieille chenille de sa famille, qui était souvent auprès d'elle, est disparue. Alors, elle se sent seule et triste et ne peut s'empêcher de se tortiller la queue. Malgré tout, elle réussit à se calmer et poursuit sa route en mangeant des feuilles et en devenant une belle grande chenille.

Un jour, alors qu'elle grimpe au sommet d'un arbre, elle croise un garçon chenille. Ils se regardent, elle se sent un peu gênée et découvre, en poursuivant son chemin, qu'elle se sent attirée par les garçons chenilles. Elle est émue et tout excitée et ne peut s'empêcher de tortiller sa queue. Puis, elle se souvient comment on lui a appris à se calmer d'elle-même, et dès ce moment, elle sent sa queue devenir légère et s'élever dans les airs. Enveloppée dans cette sensation de légèreté, elle s'endort et, à son réveil, elle sort de son cocon, étale ses ailes et prend son envol pour devenir un joli papillon fille. »

Le tableau 12 présente les éléments isomorphiques de la métaphore de la chenille-papillon.

À la suite de la métaphore, j'ai proposé une prescription stratégique, ce qui allait constituer la quatrième étape de l'entretien. J'ai demandé à Marie-Pierre, à sa grande surprise et à celle de ses parents et des observateurs présents derrière la glace sans

Tableau 12 : Éléments isomorphiques de la métaphore de la chenille-papillon

Cycles de vie	Éléments de l'histoire personnelle	=	éléments de la métaphore
Les éléments-chocs provenant de ses cycles passés (inconscient)	La piqûre de moustique	=	la ponction lombaire.
	La vieille chenille	=	la grand-mère maternelle.
	Le garçon chenille	=	son émoi face aux garçons.
	Se tortiller la queue (automatisme)	=	se tordre le cou (réflexe, auto matisme) et se racler la gorge.
	Manger des feuilles	=	la croissance physique.
	Grimper au sommet d'un arbre	=	le développement psychologique (s'élever en maturité).
	Se calmer d'elle-même	=	les exercices de relaxation appris avec l'équipe de pédopsychiatrie.
Les éléments d'un cycle de vie à venir (nouvel apprentissage durant la rencontre)	Du cocon au papillon	=	métamorphose, c'est-à-dire le passage de petite fille à jeune femme. C'est le passage d'un cycle de vie à un autre, avec l'apprentissage de nouveaux automatismes.
	Légèreté, sommeil	=	suggestion post-hypnotique durant le sommeil paradoxal ; continuation de cette légèreté pour recadrer l'automatisme physiologique.
	Mutation	=	laisser le syndrome de côté et lui donner un autre sens.

tain, d'augmenter son symptôme pendant une semaine (ce qui coïncidait avec l'arrivée de la semaine de relâche). Puis, la semaine suivante, pendant deux jours, un mardi et un jeudi, de faire diminuer de moitié les tics. Finalement, la semaine suivante, de contrôler naturellement ses tics, qui allaient disparaître d'eux-mêmes. Elle devait également me téléphoner deux semaines plus tard.

Deux semaines plus tard, Marie-Pierre me téléphona et me communiqua son étonnement : elle n'avait presque plus eu de tics durant la semaine de relâche scolaire. De plus, elle estimait qu'elle n'avait pas beaucoup d'efforts à faire pour contrôler les tics.

Lors d'une visite de contrôle trois mois plus tard, les tics avaient presque entièrement disparu, selon la mère et la fille. Des parcelles de tics, visibles seulement par les parents, subsistaient encore, mais seulement lorsque Marie-Pierre était fortement contrariée. La mère souligna, par ailleurs, son autonomie et sa maturité.

Pendant la conversation, Marie-Pierre entra en état d'hypnose au moment précis où on évoqua la métaphore de la séance précédente. Nous lui avons alors suggéré de faire quelque chose d'anodin, qui n'irait pas nécessairement dans le sens des principes de ses parents. Elle pourrait, par exemple, illustrer par un dessin plutôt brouillon ou bâclé comment la papillon-fille poursuivait sa vie en réglant elle-même ses problèmes.

Marie-Pierre nous fit parvenir son dessin après les vacances d'été. Six mois après la dernière entrevue, lors d'un contact téléphonique, les parents rassurés se dirent satisfaits de l'évolution. Selon eux, les tics étaient pratiquement invisibles, sauf pour eux qui avaient le regard exercé. Ces tics minimes étaient exceptionnels et toujours reliés à des situations de contrariété. Quant à Marie-Pierre, elle estimait que les tics avaient disparu. Elle ne s'en préoccupait d'ailleurs plus depuis les quatre ou cinq derniers mois. Ni les parents ni la fille n'éprouvaient le besoin de revenir, mais nous convînmes de maintenir un contact deux fois l'an. Un an et demi plus tard, la situation était toujours stable. Huit ans plus tard, une intervenante m'a rapporté qu'elle remarquait un léger tic lorsque Marie-Pierre était stressée, mais que cela n'incommodait pas cette dernière. Elle considère maintenant son tic socialement acceptable.

Dans ce processus thérapeutique, on trouve un exemple de recadrage du syptôme par une suggestion camouflée. Le tic est présenté à Marie-Pierre comme un signal émotionnel intégré au fil de sa vie et signifiant qu'une étape a été franchie par l'individu dans son développement. Le tic devient alors plus acceptable pour la conscience de cette enfant, très influencée par les modèles sociaux. De plus, la suggestion donne à penser que la résolution du tic passe :

1. par l'évolution (à mesure qu'elle vieillit, la chenille apprend à se calmer d'elle-même)
2. par le développement de la féminité (la chenille se métamorphose en papillon)
3. par l'affirmation de soi (Marie-Pierre pourra déroger au perfectionnisme parental et envoyer aux thérapeutes un dessin bâclé, un brouillon).

Ceci rappelle la tactique d'enchaînement dans l'induction traditionnelle.

En résumé, cette métaphore enseigne à l'enfant à délaisser, en situation de tension, un mode corporel de réactions consécutif à des traumatismes de vie, à laisser se libérer les automatismes cncombrants ct à passcr à unc vic adulte sans ce mode handicapant. La métaphore fait partie de l'ensemble des outils thérapeutiques utilisés : hypnotisme, prescription de symptôme, prescription (devoir), etc.

* * * * * * *

Ce n'est pas tout de construire une métaphore. Encore faut-il savoir quand et comment l'utiliser. Kay Thompson (1990), dans son article *Metaphor : A Myth with a Method*, nous rappelle qu'utiliser une métaphore n'est pas aussi facile que cela peut le paraître. Cela demande une certaine maîtrise des mots et de l'art de conter, en plus d'une habileté à créer la métaphore appropriée aux besoins du client, au moment propice dans la thérapie. Lorsqu'elle est utilisée au bon moment et de la bonne façon, la métaphore incarne alors une certaine réalité pour le sujet et facilite ainsi le déroulement de la thérapie.

Nous allons terminer la partie théorique de ce livre en voyant comment préparer un cadre propice à la métaphore et quand l'utiliser. Nous étudierons également l'importance du non-verbal dans la narration de la métaphore. Puis, nous nous interrogerons sur l'hypnotisme en situation clinique et son apport à la

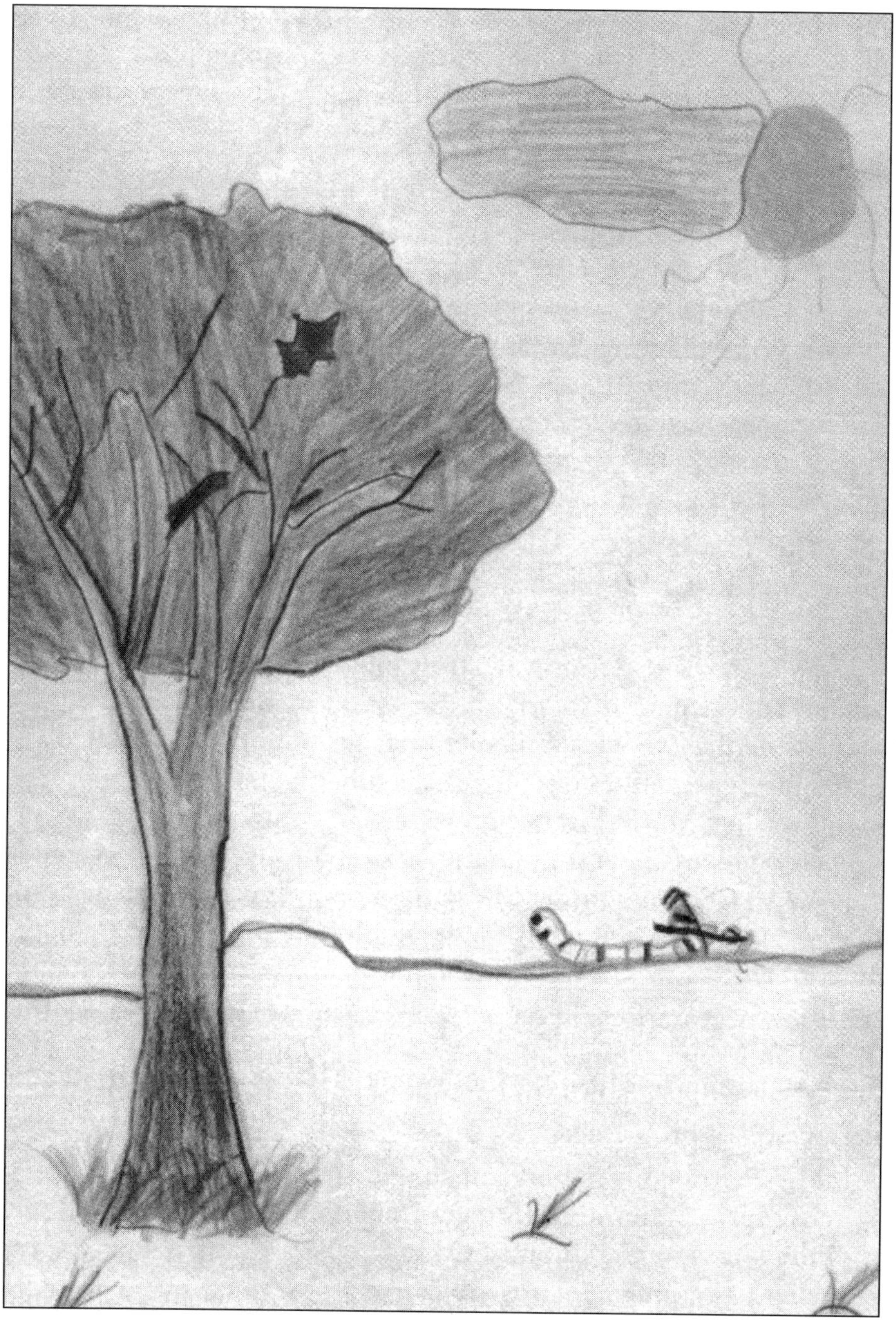

Figure 13 : Le dessin de Marie-Pierre

métaphore. Finalement, je présenterai quelques suggestions cliniques.

J. D. Frank (1982) et C. Lecomte (1987) démontrent l'importance du fait qu'aucune méthode de relation d'aide ne peut fonctionner sans qu'cxistc, au préalable, une relation thérapeutique. C'est pourquoi j'insiste sur l'importance du contact comme pierre angulaire de la relation thérapeutique.

Le conteur qui veut utiliser la métaphore en thérapie se doit d'avoir une attitude de disponibilité, d'écoute et d'observation des signaux verbaux et non verbaux. Le conteur peut suivre, par des techniques d'accompagnement, les gestes de son client. Et, s'il le juge approprié, il peut se calibrer et se recadrer analogiquement, en suivant son intuition créatrice.

Durant les échanges, les clients nous donnent des signaux (changement du timbre de la voix, rougeur de la peau, sudation, rythme respiratoire, etc.). Ces indicateurs sont très précieux pour le conteur : celui-ci peut alors s'ajuster. Les américains Richard Bandler et John Grinder (1982) ont développé une méthode pour recueillir les indices verbaux et non verbaux de la communication. En observant des sommités dans le domaine de la relation d'aide, comme Milton H. Erickson, Virginia Satir, Fritz Perls et quelques autres, ils ont pu identifier des indicateurs internes et externes, au niveau des sens de la vue, de l'ouïe, du toucher, etc. Ces systèmes de représentations sensorielles joueraient, selon Bandler et Grinder, un rôle important pour l'accompagnateur, dans l'établissement du contact et dans le rapport thérapeutique.

Le contact sensoriel faciliterait la prise en charge du rapport thérapeutique et permettrait de capter le niveau du message. On sait que le message passe à un ou à plusieurs niveaux à la fois. Erickson, comme le rapportent Haley (1984a) et Zeig (1988), se trouvait tellement à l'aise dans la communication à plusieurs niveaux, « qu'il pouvait tenir une conversation personnelle et privée avec un sujet, sans que l'auditoire devant lequel il faisait sa démonstration ne s'en rende compte ».

André M. Weitzenhoffer rapporte comment, d'une façon très subtile, Erickson a rassuré une jeune femme, qui lui avait déjà servi de sujet, lors d'une démonstration clinique. Erickson donnait beaucoup de séminaires à une certaine période de sa vie, surtout pour la *Société américaine d'hypnose clinique*. Il se déplaçait souvent de ville en ville et demandait des sujets volontaires. Un jour, lors d'une démonstration, sa volontaire, une jeune fille qu'il avait déjà rencontrée, quoique entrée en transe, ne démontrait pas le degré de suggestibilité auquel il s'attendait. Erickson prit alors un bout de papier, l'enroula autour de son doigt et le laissa tomber par terre. Aussitôt, la jeune fille démontra plus de suggestibilité hypnotique. Erickson s'était souvenu qu'un an auparavant, elle lui avait parlé de ses fiançailles. Voyant qu'elle n'avait pas de bague au doigt, il lui envoya le message très subtil qu'il n'aborderait pas ce thème sous hypnose devant l'auditoire. Aussitôt, les résistances du sujet disparurent.

Durant l'échange métaphorique, le conteur entre dans une zone privilégiée de communication. Dans cette zone, des gestes et des mots peuvent « donner la vie », soigner et même guérir. Ces interventions viennent recadrer, restructurer, réorienter des gestes ou des mots inscrits négativement dans l'inconscient. L'inconscient peut avoir reçu un message d'abandon, de non-valeur, d'incompétence ou d'impuissance. S'il y a des mots et des gestes qui blessent et qui peuvent même aller jusqu'à tuer, il en existe aussi qui soignent, guérissent et donnent la vie. La métaphore peut rendre l'espoir, ainsi qu'une solution thérapeutique à un problème pour lequel l'inconscient n'a pu utiliser ses ressources.

Si nous observons les éducatrices et les éducateurs de garderie, nous nous rendons compte qu'ils ont développé des habiletés à capter l'attention des enfants et à établir le contact avec eux en s'ajustant, tant au plan du non-verbal qu'au plan du verbal.

Tout comme l'éducateur, le conteur qui utilise la métaphore thérapeutique doit développer une vision stéréoscopique et kaléidoscopique qui l'aidera à accompagner ses clients. Cette vision lui est indispensable pour capter le maximum de micro-informations sensorielles.

Pendant l'utilisation de la métaphore, la symbolique de la solution cachée au niveau inconscient peut parfois prendre un certain temps avant de s'enregistrer au niveau conscient. Il arrive qu'elle s'actualise en différé ou à rebours. Un jour, un des mes clients m'a dit, au sujet d'une de mes métaphores : « Sur le coup, je n'ai rien compris, mais deux jours plus tard, j'ai compris. »

Lorsqu'on est enveloppé dans un contexte métaphorique, lorsqu'on entre dans une histoire, dans un conte, on peut vivre une certaine forme de dissociation. La *dissociation métaphorique* est l'état dans lequel le client, captivé par le contexte métaphorique, se projette dans l'histoire tout en sachant qu'à un niveau, il est *ici* et *maintenant* et à un autre niveau, il est *ailleurs* et dans un *autre temps*. Tout cc mouvement spatio-temporel s'effectue à travers des juxtapositions d'instantanés qui peuvent être mises à notre service.

La métaphore permet au conteur d'aider stratégiquement une personne à capter des messages inconscients et à se les réassocier.

La réassociation dans un contexte métaphorique, durant et après le conte, est cette possibilité pour une personne de s'approprier un contrôle qui lui paraissait jusqu'alors impossible à trouver. Le client passe ainsi d'un niveau de contrôle à un autre.

Pour utiliser la métaphore thérapeutique, le thérapeute doit posséder certaines attitudes de base, soient la congruence, l'empathie et la sollicitude. Tout comme dans le domaine de la psychothérapie, le thérapeute utilisateur de métaphores devrait, en plus de posséder ces attitudes de base, « avoir déjà poursuivi cette démarche de prise de conscience de lui-même. Sinon, la disponibilité affective envers le client, qui est pourtant essentielle, pourrait être partiellement paralysée par des éléments inconscients et transférentiels. Il est donc primordial que le thérapeute décèle ces éléments afin qu'ils n'entravent en rien la qualité des interactions significatives qui doit marquer les rapports entre le client et lui » (J. Guindon, 1982).

La métaphore peut aider le thérapeute à établir une zone où le transfert de symboles, d'idées, de langages, est possible. Les échanges métaphoriques doivent, en plus d'être congrus, être pertinents par rapport au vécu et aux besoins émotifs du client.

S'il est raconté avec une intonation terne, ou si le conteur ne réussit pas à établir un contact minimal avec ses interlocuteurs, même *Le petit prince* de Saint-Exupéry ne pourra pas réussir à livrer son message. Il faut donc respecter un minimum de règles de la communication.

Certains exemples présentés au cours de ce livre utilisaient l'hypnotisme clinique avec la métaphore. Mais qu'est-ce que l'hypnotisme clinique ? C'est un outil puissant que certains médecins, dentistes et psychothérapeutes utilisent pour aider leurs clients à faire face à un symptôme ou à un syndrome.

Les applications cliniques de cette approche sont très variées : en médecine interne, dans les cas d'asthme, de céphalée, de problèmes cardio-vasculaires ou gastro-intestinaux, d'obésité, de la maladie de Raynaud, d'hémophilie, de douleur chronique, etc. ; en chirurgie et en dentisterie, pour l'analgésie et l'anesthésie ; en gynéco-obstétrique, pour l'induction du travail, les accouchements, l'aménorrhée, la dysménorrhée ; en oncologie, comme adjuvant à la chimiothérapie et à la radiothérapie.

Quant aux psychothérapeutes, ils peuvent associer l'hypnotisme à leurs stratégies, dans les cas, par exemple, de phobie, d'angoisse, de dévalorisation, de faible estime de soi, de blocage émotif, de problèmes psycho-somatiques, etc.

L'hypnose est avant tout un phénomène naturel qui privilégie le fonctionnement de l'esprit inconscient, par rapport au fonctionnement conscient. Tous nos apprentissages passés sont, par définition, inconscients, ainsi qu'une bonne partie de notre activité physiologique. L'hypnotisme clinique est l'art et la science d'utiliser les suggestions à des fins d'apprentissages curatifs en harmonie avec soi-même et son milieu.

Il existe plusieurs définitions de l'hypnose. Erickson (1980) définit l'hypnose comme « un état de conscience dans lequel vous présentez à votre sujet une communication avec une compréhension et des idées, pour lui permettre d'utiliser cette compréhension et ces idées à l'intérieur de son propre répertoire d'apprentissage ». Le dictionnaire médical (Garnier et Delamare, 1984) définit l'hypnose comme un « état psychique particulier susceptible d'être provoqué, qui met en activité ou exalte à des degrés divers la suggestibilité, c'est-à-dire l'aptitude à être influencé par une idée acceptée par le cerveau et à la réaliser ».

Personnellement, je vous propose celle-ci : l'hypnose est un état et/ou un processus de conscience modifiée produit par une induction directe, indirecte ou contextuelle, ressemblant parfois au sommeil, mais physiologiquement distinct, caractérisé par une élévation de la suggestibilité et qui produit à son tour certains phénomènes sensoriels et perceptuels. Cet état, que certains auteurs appellent *la transe*, est un état naturel que l'on peut vivre tous les jours : lorsqu'on rêve éveillé, lorsqu'on regarde un feu attentivement, lorsqu'on perd temporairement la notion du temps au volant d'une voiture ou, tout simplement, lorsqu'on est *dans la lune*.

La suggestion est une influence extérieure, exercée sous forme d'action à caractère direct ou indirect, par laquelle les processus mentaux ou les comportements d'une personne sont altérés, avec absence de volition consciente.

Un observateur averti peut identifier certains signes propres à cet état et différents de ceux qui se manifestent en état de conscience éveillée. Ces signes, répertoriés dans le tableau 13, proviennent de plusieurs auteurs qui font autorité.

Il existe plusieurs échelles et tests de suggestibilité hypnotique. Ces tests énumèrent les indices cliniques de l'hypnose et permettent habituellement d'évaluer la suggestibilité d'un sujet. Ces tests sont énumérés dans Hammond, 1990b.

L'hypnotisme permet de travailler avec les automatismes physiques. Le funambule doit se concentrer pour retrouver ses mécanismes automatiques. Cette forme de concentration me semble voisine de la transe. C'est une forme de concentration spécifique où la conscience est modifiée.

Contrairement à Erickson, André M. Weitzenhoffer fait une distinction entre transe et hypnose. Chaque transe aurait sa propriété spécifique. Certaines d'entre elles pourraient être mêlées à l'hypnose. Toutes ces transes placent le sujet dans un état de conscience modifiée. Voici quelques exemples de transes : les danseurs de Bali, les adeptes de la méditation transcendantale, de la méditation zen, du yoga, de la sophrologie, du jogging, etc. Toutes ces personnes font l'expérience d'états de conscience modifiée. Nous trouvons également d'autres genres de transes, comme celles des médiums qui se produisent dans certains spectacles de music-hall. Mais ce dernier exemple appartient plus au domaine de la parapsychologie qu'à celui de l'hypnotisme.

Voici quelques exemples d'états hypnotiques : l'état dissociatif, l'état somnambulique, l'état commun, l'état d'induction du sommeil artificiel, comme le définit A. M. Weitzenhoffer (1989).

L'intuition d'André M. Weitzenhoffer l'amène à émettre l'hypothèse métaphorique suivante (1985, 1987, 1988, 1989) : à l'intérieur de la conscience modifiée, on trouve des états de conscience modifiée (*states of altered consciousness*). Chacun de ces états a une propriété spécifique. Certaines transes, comme la transe A (voir la figure 14), sont uniques et on ne les retrouve pas à l'intérieur d'autres transes. Par contre, les transes B, C, D et E peuvent,

Tableau 13 : Les principaux indicateurs ou signes cliniques de l'hypnose

1. Tête	*Yeux :*	– fixité du regard. – réduction du clignement des paupières et des mouvements saccadés spontanés des yeux. – apparence vitreuse de l'œil. – absence d'accomodation. – changements pupillaires, dilatation. – larmoiement (parfois).
	Visage, cou :	– différence de coloration. – réflexe de déglutition ; parfois, salive excessive. – manque d'expression du visage.
2. Corps		– retard psychomoteur. – catalepsie ou flexibilitas cerea. – immobilité tonique ou indisposition pour l'action. – réduction générale de la réactivité (incluant l'analgésie non suggérée). – respiration plus calme et profonde. – les automatismes, ex. : activité idéo-motrice, c'est-à-dire capacité involontaire des muscles à répondre aux pensées. – détachement, altération de la position du corps dans le temps et l'espace.
3. Comportements		– absence de spontanéité et d'initiative. – perte d'apparence d'affect. – parfois, régression spontanée. – hypersuggestibilité. – sensibilité au contact et rapport thérapeutique. – littéralisme (prendre au pied de la lettre). – dissociation. – logique de transe. – économie d'énergie.

en plus de leurs propriétés spécifiques, recouper certaines propriétés des états hypnotiques 1, 2, ou 3. Quant à l'état hypnotique 4, c'est le seul où l'on retrouve un dénominateur commun entre les différents états hypnotiques.

Il existe d'autres formes d'états de conscience modifiée qui n'apparaissent pas dans la figure 14. Le sommeil et les états provoqués par certaines drogues en sont des exemples.

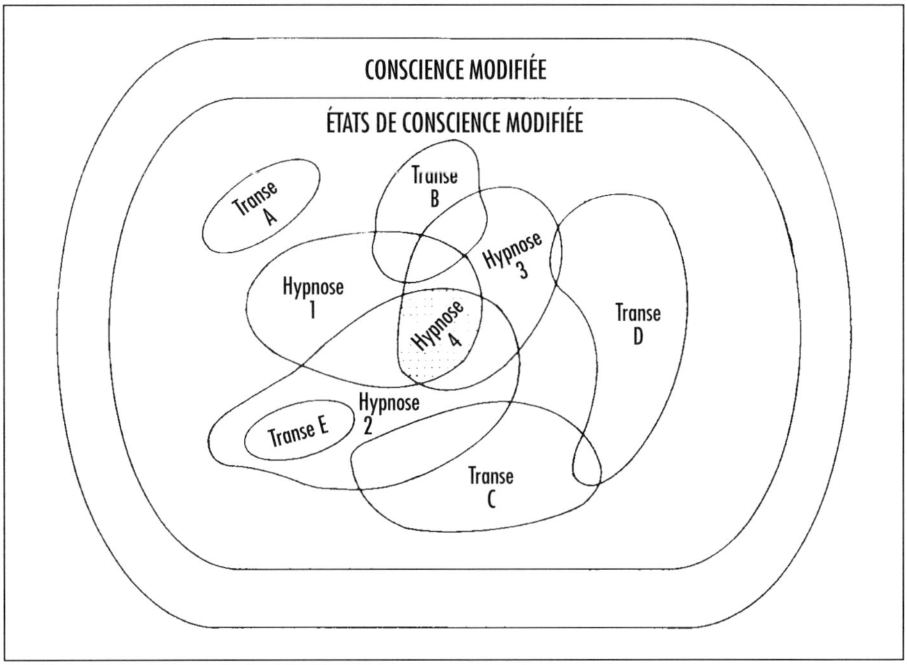

Figure 14 : Les états de conscience

La figure 15 présente un peu ce qui se passe lors d'une séance d'hypnotisme clinique. L'état de conscience éveillée se confond plus ou moins avec l'état de conscience modifiée. Plus l'ellipse droite avance sur l'ellipse gauche, plus on voit apparaître des indicateurs cliniques de l'hypnose.

Il existe de grandes sociétés, au sein de la communauté scientifique, qui étudient les phénomènes hypnotiques. Certaines offrent des conférences et des ateliers aux professionnels : la *Société américaine d'hypnotisme clinique*, la *Société Internationale d'hypnotisme* et la *Fondation Milton H. Erickson* en sont quelques-unes.

L'utilisation de l'hypnotisme clinique sous-tend une question d'éthique, comme d'ailleurs l'utilisation de tous les outils d'aide. Plusieurs auteurs soutiennent que l'hypnose ne suppose pas le contrôle d'une personne sur une autre personne et ils adhèrent à la conception d'Erickson, qui lutta toute sa vie contre la pratique des hypnotiseurs de spectacle, qui véhiculent dans le public l'idée du pouvoir de domination. Cette notion est encore

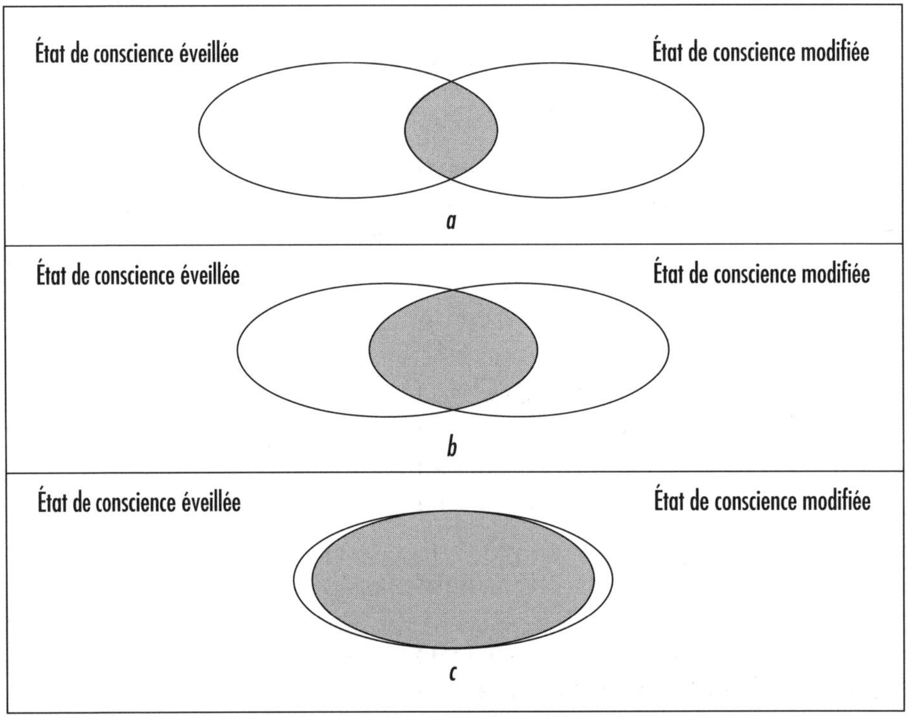

Figure 15 : Les chevauchements d'états de conscience

répandue ; elle est responsable des résistances, de la méfiance et même du rejet de l'hypnotisme par certains psychothérapeutes.

Pour ma part, tout cela est une question d'éthique. Le couteau du sculpteur peut réaliser de grandes œuvres ; le bistouri du chirurgien peut sauver des vies. Pourtant, ces deux outils peuvent être mortels, s'ils sont utilisés dans une intention malveillante. Les techniques hypnotiques doivent servir uniquement dans un cadre déontologique.

Jay Haley (1984b) décrit de quelle façon un psychothérapeute qui utilise l'hypnotisme clinique peut aider le client qui résiste aux consignes données. Si le client résiste à X, le psychothérapeute peut parler de Y. Quand il existe un rapport métaphorique entre X et Y, le sujet fait un rapprochement spontané et réagit de manière appropriée. C'est une sorte de recadrage. Lors des inductions hypnotiques, la communication de la métaphore, de l'allégorie, de l'analogie, peut être verbale ou non verbale. Par exemple, si le psychothérapeute qui utilise l'hypnotisme clinique suggère à son client que sa main devient légère et s'élève (la lévitation de la main), il peut lever la tête et indiquer quel mouvement la main doit accomplir.

Daniel Araoz (1994) montre comment Erickson, dans un cas d'éjaculation précoce, a aidé, à partir d'images, à déclencher chez son client l'apparition de matériel onirique, ce qui lui a permis de se bâtir une nouvelle perspective. Dans la même veine, Brigitte Beaudoin (1995) démontre comment, grâce à l'hypnose et à la métaphore, elle a pu aider des hommes souffrant d'éjaculation précoce primaire.

On sait que les notions de temps et d'espace s'articulent différemment dans l'état hypnotique. Milton H. Erickson observait les moindres détails verbaux et non verbaux. Son expérience clinique lui permettait de décoder les messages que lui communiquaient sans cesse ses clients. On dit qu'il pouvait même savoir qu'une femme était enceinte, uniquement par sa manière de changer de posture.

André M. Weitzenhoffer (1957, 1986, 1988, 1989) est sans doute une des autorités les plus respectées dans le domaine de la recherche en hypnotisme clinique. Son expérience de chercheur et de psychologue clinicien l'amène à faire le pont entre la recherche et la pratique. Il nous met en garde cependant contre l'interprétation trop littérale des forces de l'inconscient des éricksoniens. En effet, le thérapeute doit s'assurer que son sujet interprète correctement les suggestions qu'il lui donne. Il rapporte une expérience clinique où un dentiste, à une époque où ceux-ci n'avaient pas la chance d'apprendre l'hypnose clinique, avait envoyé une patiente ayant un problème de bruxisme (grincer souvent des dents la nuit) à un hypnotiseur de spectacle. Cet hypnotiseur demanda à la femme, dans une suggestion post-hypnotique, de placer sa langue entre ses dents durant son sommeil, en espérant que la friction des dents sur la langue la réveillerait. Malheureusement, la femme s'éveilla, l'oreiller couvert de sang et la langue presque entièrement sectionnée.

Il est donc très important de s'assurer que les clients comprennent bien les consignes données, car, en état d'hypnose, le sujet peut rester au niveau du littéralisme, c'est-à-dire de l'interprétation littérale. Par exemple, si le clinicien demande au client « Comment vous sentez-vous ? », il est très possible que celui-ci réponde « Avec le nez ». Dans ce cas, le client répond à la lettre et non à l'esprit.

Ceci m'amène à suggérer au thérapeute qui utilise les métaphores avec l'hypnose de mesurer, si possible, l'impact des mots dans la transmission de la stratégie émise pour aider son client. Il devrait vérifier son interprétation. Si le client interprète mal la suggestion, il pourra la corriger.

J'irai même plus loin, en ce qui concerne l'utilisation de l'hypnotisme clinique, en abondant dans le sens de Germain Lavoie (1988), qui affirme : « Celui qui s'engagerait dans l'hypnose clinique sans formation dynamique et psychothérapeutique s'exposerait à une série (noire) d'aléas et de bévues. » Le processus hypnotique devrait être utilisé par des professionnels qui ont fait l'apprentissage des interactions des outils de communication.

Voici la métaphore qu'a utilisée Erickson dans une stratégie visant à aider une jeune fille de dix-huit ans à développer ses seins en travaillant indirectement sur le système endocrinien.

Rossi et Ryan, dans leur livre *Erickson* (1986), rapportent comment celui-ci a traité une jeune fille de dix-huit ans, à l'époque où la mode était aux poitrines fortes. Cette jeune fille lui avait été adressée par son père, un médecin, qui craignait qu'apparaissent chez sa fille des troubles de la personnalité de type schizoïde, parce que sa poitrine ne s'était presque pas développée. Depuis l'âge de douze ans, celle-ci avait reçu des hormones, sans résultat. De plus, la relation qu'elle entretenait avec sa mère semblait problématique.

C'est avec beaucoup de réserve que la jeune fille accepta de parler de ses problèmes. Elle accepta, également avec réserve, l'utilisation de l'hypnose. Erickson travailla avec elle deux heures par semaine pendant deux mois. Il ne faisait que répéter continuellement quatre suggestions, deux suggestions directes et deux suggestions indirectes, qui dissimulaient des métaphores de changement.

Voici les quatre suggestions et les métaphores de changement utilisées par Erickson dans ce cas précis.

Première suggestion (indirecte). D'abord, Erickson expliqua à sa cliente qu'étant un homme, il ne pouvait savoir ce que cela signifie d'avoir une poitrine de femme. Il ne pouvait savoir comment se comporte la poitrine féminine au moment des règles ou de l'ovulation. À ce niveau de suggestion, plus Erickson insistait sur le fait qu'il était un homme, plus la jeune fille pensait qu'elle était une femme. Plus Erickson se mettait en position basse (c'est-à-dire qu'il laissait son autorité à la cliente) devant la jeune femme, plus il montrait son ignorance, plus elle recevait le message qu'elle pouvait elle-même corriger cette situation. Il utilisait la métaphore, prescrite indirectement, et il créait le contexte suivant : « Plus j'affirme que je suis un homme, plus vous devez vous affirmer comme femme. » La métaphore donnait un sens à son identité sexuelle.

Deuxième suggestion (directe). Erickson insista sur le fait que la jeune fille avait tout ce qu'il fallait pour se *fabriquer* une poitrine : des muscles, des vaisseaux, des glandes, des hormones, du tissu conjonctif, etc. Il lui donna un cours d'anatomie, de physiologie, à l'aide de planches anatomiques, utilisant dès lors une métaphore pédagogique. Métaphoriquement, non seulement elle fonctionnait comme une femme, mais elle avait en elle, dans son réservoir biologique, tout ce qu'il fallait pour actualiser et fabriquer les hormones nécessaires au développement de sa poitrine. Elle pourrait éventuellement vivre et exhiber les effets de son développement. Afin de parvenir à un résultat, Erickson puisa dans les ressources intérieures de sa cliente, plutôt que de recourir à des éléments extérieurs à elle. La métaphore prescrite directement était cachée dans le contexte suivant : « J'ai le potentiel en moi pour développer mes seins. » La métaphore donnait un sens à son potentiel de développement physique.

Troisième suggestion (directe). Erickson ajouta cette suggestion : « À un moment ou à un autre de la semaine... à un moment ou à un autre de la journée... peut-être dans ta chambre, loin des regards de ta mère... tu vas avoir la sensation certaine, nette, claire, que quelque chose est en train de se produire au niveau de tes seins, au niveau des mamelons. Peut-être une sensation de chaleur avant de t'endormir confortablement. »

Dans cette suggestion se trouve la métaphore suivante : « Tu peux ressentir des sensations en-dehors de ta mère. Tu peux t'opposer à ta mère. Et ces sensations sont celles que ton inconscient va choisir pour toi. » La métaphore de sensations, à cette étape, donne un sens à la possibilité d'autonomie. On sait maintenant que durant les stades du sommeil, il y a sécrétion de plusieurs hormones, dont l'hormone de croissance et la cortisone, comme le mentionnent Lalonde et Greenberg (1982), tel que rapporté par Montplaisir (1988). Nous pouvons nous demander si la métaphore a continué d'agir pendant l'un des stades de son sommeil.

Quatrième suggestion (indirecte). Erickson lui expliqua aussi la façon dont s'y prend un homme pour mettre sa main droite sur son épaule gauche ; il le fait d'une certaine façon. Par contre, si une femme doit accomplir le même geste, son mouvement sera différent, c'est-à-dire que son avant-bras et son bras resteront éloignés de sa poitrine. Il suggéra à sa cliente qu'elle aurait désormais envie d'accomplir ce geste comme une femme. Ainsi, Erickson a bouclé sa suggestion de départ au sujet de l'identité sexuelle de la jeune fille, par laquelle il lui demandait de se reconnaître comme femme.

La solution cachée dans cette métaphore pourrait être : « Il ne suffit pas seulement que les seins se développent, il faut que l'environnement musculaire qui les soutient soit prêt à les recevoir. » Ainsi, les habitudes musculaires changeront, en plus des autres niveaux contextuels travaillés dans les trois premières suggestions. C'est, entre autres, l'interaction biologique relationnelle qui est visée par ces manœuvres thérapeutiques.

Erickson reprit également ces quatre suggestions dans lesquelles les prescriptions métaphoriques furent transformées en suggestions post-hypnotiques. Pour des raisons de stratégie, il lui suggéra une amnésie complète des séances.

Les résultats furent positifs. Après deux mois, la jeune femme se trouva satisfaite de sa nouvelle poitrine. Et, parallèlement, ses autres contextes de vie s'améliorèrent.

Il existe plusieurs modèles cliniques en hypnose. Nous pouvons en prendre trois, à titre d'exemples : le modèle traditionnel, le modèle semi-traditionnel et le modèle éricksonien stratégique.

Le modèle traditionnel s'inspire de la tradition classique et historique, selon laquelle l'hypnotiseur se place dans une position haute et autoritaire, c'est-à-dire qu'il impose son autorité au sujet. C'est celle que les hypnotiseurs de spectacle utilisent. Les suggestions sont directes et autoritaires.

Le modèle semi-traditionnel fait le pont entre l'expertise clinique en hypnotisme et la recherche. Il est utile en clinique, pour travailler au niveau de la symptomatologie. Ce modèle s'inspire de l'approche médicale, en ce sens qu'il tend vers une guérison ou vers un soulagement des symptômes. Les suggestions sont directes ou indirectes. Cette approche n'est pas autoritaire et laisse place au style propre du clinicien hypnotiseur. L'enseignement de ce modèle est assuré par André Muller Weitzenhoffer (1990).

Le modèle éricksonien stratégique permet au clinicien de travailler surtout au niveau des résistances de ses clients. L'hypnotiseur clinicien se place dans une position basse, plutôt que dans une position haute et autoritaire, c'est-à-dire qu'il conseille le sujet en lui laissant l'autorité d'accepter ou de refuser. Il suggère à son client un mode d'auto-apprentissage de solutions face à son symptôme. Le modèle éricksonien stratégique propose de travailler simultanément sur plusieurs niveaux : neuro-sensoriel, émotif, contextuel, etc. Il fait également appel à plusieurs outils : le paradoxe, la double contraite, l'humour, etc.

Ce modèle demande de la subtilité de la part du thérapeute. Erickson n'était-il pas le seul à pouvoir être un vrai éricksonien ? Il serait important que, avant de commencer une formation éricksonienne, l'étudiant ait maîtrisé les rudiments de l'hypnotisme clinique. Par la suite, s'il le désire, il pourrait passer à l'étude du modèle et des techniques éricksoniennes et stratégiques.

Ce qui est important, ce n'est peut-être pas le nombre d'outils auxquels on a accès, mais la connaissance et l'assurance de maîtriser ses outils. Cependant, avoir l'outil spécialisé permet parfois de sauver du temps et beaucoup d'efforts !

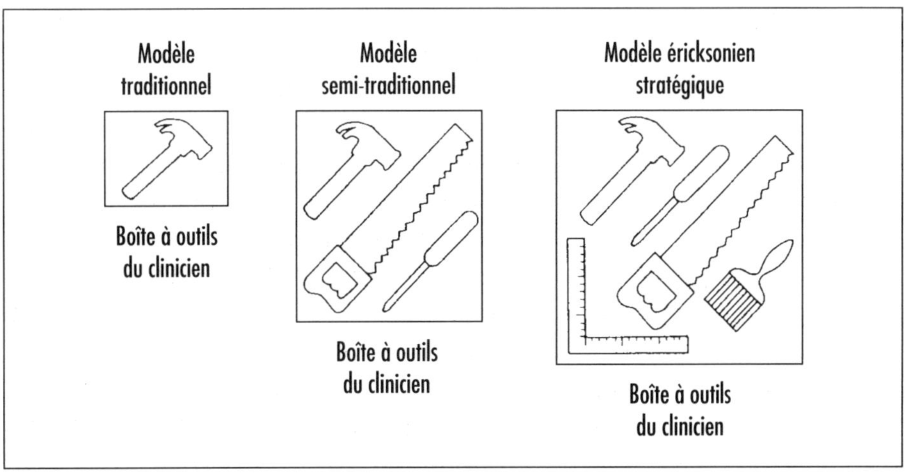

Figure 16 : Les boîtes à outils du clinicien

L'utilisation d'une métaphore est un événement unique : on ne peut pas raconter la même métaphore deux fois de la même façon. Cependant, les thèmes et la dynamique de l'histoire peuvent être repris, à la condition de bien les adapter à notre client et au cadre thérapeutique. Il existe alors un nombre infini de possibilités de métaphores thérapeutiques.

Comme je le dis aux professionnels qui suivent mes cours, l'important, c'est la créativité. La métaphore n'est qu'un outil parmi d'autres.

Il existe un conte, plutôt une historiette, sur Freud, qui illustre de façon métaphorique l'habileté que tout conteur naturel doit posséder et explorer.

Freud avait une nouvelle automobile. Mais un jour, le moteur de celle-ci tombe en panne. Il fait alors remorquer l'automobile chez un mécanicien spécialisé. Ce dernier lève le capot de la voiture, examine le moteur et sort de sa boîte à outils un marteau. Il s'approche du moteur, l'examine, le scrute et frappe alors sur une partie du moteur.

Surprise ! le moteur se met à ronronner.

Freud, s'apprêtant à payer le mécanicien, lui demande le montant de la facture. Le mécanicien lui répond : « 200,10 Reich marks. » Freud demande la raison du dixième du Reich mark. Et le mécanicien de répondre : « Le 0,10 de Reich mark, c'est pour le coup de marteau et les 200 Reich marks, c'est pour avoir su où et quand le donner ! »

On peut comparer l'utilisation de la métaphore au coup de marteau. En effet, il n'est pas suffisant de créer un conte ou une métaphore thérapeutique. Le défi réside dans la façon de le développer et de l'adapter, afin de créer le contexte désiré. L'art de donner le bon coup, au bon moment et au bon endroit dépend de l'observation, de la patience et de la créativité du thérapeute. Il faut se laisser aller à cet art simple et naturel de raconter une histoire.

Il n'est pas si simple d'utiliser la métaphore, même si cette technique paraît facile d'application. Il ne s'agit pas seulement d'identifier des éléments isomorphiques, il faut savoir créer le contexte d'aide, reconnaître le temps propice pour émettre telle ou telle phrase, tels mots, telles intonations qui permettront de recadrer une situation. Il faut de la patience dans l'apprentissage de cet art. Le conteur-thérapeute doit se remettre « cent fois sur le métier». Il doit maîtriser l'observation, il doit *savoir vivre avec*, c'est-à-dire *permettre* par une attitude aidante. Il doit se servir des résistances du client à travers les métaphores, qui deviennent en elles-mêmes un défi intéressant à relever pour tout clinicien.

On apprend difficilement à faire de l'humour en lisant des livres. L'humour s'apprend surtout par le vécu, par le partage et par le *vivre avec*. Il en va de même pour l'utilisation du conte thérapeutique.

La métaphore, tout comme le langage analogique et les jeux de mots, peut aussi bien s'adresser à l'adulte qu'à l'enfant. L'objectif caché de la métaphore thérapeutique est de faciliter le développement de la prise en charge d'une difficulté. Watzlawick (1978) rapporte comment Erickson aida une dame frigide par une métaphore. Il demanda à sa cliente de lui raconter, dans les moindres détails, comment elle s'y prenait pour dégivrer son réfrigérateur. À aucun moment il ne mentionna son problème sexuel.

Le monde imaginaire et l'émerveillement ne sont pas exclusivement réservés aux enfants. L'adulte peut trouver beaucoup de situations qui peuvent être, en elles-mêmes, métaphoriques. Le cinéma, le théâtre, certaines émissions de télévision sont des exemples parmi plusieurs autres qu'un conteur peut utiliser dans une stratégie d'aide. Les échecs, les cartes, la peinture, le billard, les quilles, le judo sont autant d'activités métaphoriques qui cachent, chez les adeptes, des outils déjà imprégnés au niveau inconscient. Il s'agit, pour le conteur, à partir des quatre boîtes (croyances, ressources, résistances et contexte de vie), de se laisser inspirer et d'inventer.

Les professionnels du marketing et de la publicité, cherchent des métaphores choc. Ils effectuent un recadrage de type transcendantal dans leurs stratégies, qui visent la communication au plus grand nombre de niveaux possible pour rejoindre le plus de gens possible.

En résumé, le secret pour raconter une métaphore, que ce soit à un adulte ou à un enfant, réside beaucoup plus dans l'art, dans la science de l'accompagnement que dans la technique même de la narration. C'est le bon coup de marteau, donné au bon endroit, au bon moment.

Voici quelques métaphores que j'utilise fréquemment dans des circonstances particulières. Ce sont des outils relationnels que j'ai éprouvés au cours de ma carrière de clinicien et qui se sont avérés très efficaces.

Parfois, afin d'établir le contact avec un client, il m'arrive d'utiliser une courte métaphore, la *métaphore des animaux*.

Je dis au client (ou aux clients) : « Imaginez-vous que la fin du monde survient demain et que vous n'ayez pas d'autre choix que de vous réincarner en un animal. Lequel choisiriez-vous ? » Le client doit nommer trois animaux, en commençant par son premier choix, et expliquer ses réponses. Le choix de l'être humain est interdit !

J'explique ensuite au client la signification de ses réponses. Le premier choix (et son explication) indique ce que le client aimerait que les autres pensent de lui. Le deuxième choix indique ce que les autres pensent du client. Finalement, le troisième choix indique ce qu'est le client.

Le tableau 14 présente un exemple de ce que pourrait répondre un client. Les explications du thérapeute sont données en regard.

Il ne faut pas voir dans cette métaphore un test projectif ayant un fondement scientifique. La métaphore des animaux me permet d'établir le contact avec les personnes présentes, relâchant ainsi l'atmosphère. Elle ouvre le client à une réflexion, l'amène à réfléchir, sans trop de résistances, sur la symbolique. Bien sûr, si le client connaît déjà l'explication de l'exercice, cela influencera ses réponses.

Les médecins me confient souvent des cas de douleurs physiques qui ont pour origine une cause psychologique, ou encore des cas de douleurs chroniques et demandent ma contribution par le biais de l'hypnose et des métaphores. Ces clients sont parfois réticents à la démarche. Il arrive qu'ils se plaignent de la lenteur

Tableau 14 : La métaphore des animaux

Réponse du client	Explication de la métaphore
« J'aimerais être un lion et ainsi être le roi. »	Ce que le client aimerait que les autres pensent de lui.
« J'aimerais être un oiseau et ainsi voler et être libre. »	Ce que les autres pensent du client.
« J'aimerais être une couleuvre et ainsi pouvoir me faufiler partout. »	Ce qu'est le client.

du processus, qu'ils aient l'impression de ne pas progresser. Pour expliquer la différence entre une approche symptomatique et une approche plus en profondeur, afin de préciser le contrat thérapeutique, j'explique aux clients que quatre-vingt pour cent de la douleur provient du système limbique et est donc liée aux émotions, comme rapporté par Melzac et Wall (1989). Je leur raconte ensuite la *métaphore de la cheminée* :

Si la cheminée de ma maison a une faille, j'ai plusieurs possibilités. Je peux installer des seaux pour éviter que l'eau qui fuit ne se répande. Mais je peux également colmater la brèche. Et, bien sûr, je peux installer des seaux, pour que l'eau ne se répande pas pendant que je colmate la brèche.

Le client peut réaliser ainsi le rôle du processus. Il s'agit alors d'un engagement qu'il peut prendre. Il a un choix à faire au niveau du contrat thérapeutique : amoindrir le symptôme, remonter jusqu'à la cause ou amoindrir le symptôme en remontant à sa cause.

J'utilise également une variante de cette métaphore. Si le client se compare à une automobile, je lui demande s'il désire un ouvrage de frein, un ouvrage de moteur ou les deux à la fois.

Il est parfois difficile pour un client de choisir une stratégie, un processus de résolution pour son problème. Pour stimuler sa décision, je lui suggère la *métaphore du rond-point*.

J'explique au client qu'il est arrivé à un rond-point. Plusieurs voies permettent d'en sortir (selon le nombre de stratégies mises au point). S'il ne veut pas tourner en rond, il doit au moins essayer de choisir une voie et s'y engager.

Dans les stratégies que je propose alors (les voies de sortie), j'en conçois une très difficile, peut-être même inabordable pour le client. Ainsi, il peut y concentrer ses résistances. La voie assurément « non carossable » rend les autres voies plus acceptables. Lorsque le client visualise qu'il pourrait tourner en rond encore longtemps, il détermine un objectif, un but, et peut alors choisir une issue. C'est son propre choix, son expérience de changement.

En situation clinique, il m'arrive d'utiliser les chaises pour produire une métaphore indiquant le changement dans une séance. Cela peut se faire en thérapie familiale, en thérapie de couple et même en thérapie individuelle, où l'utilisation des chaises peut situer le rapport client-thérapeute. La disposition, les distances, la

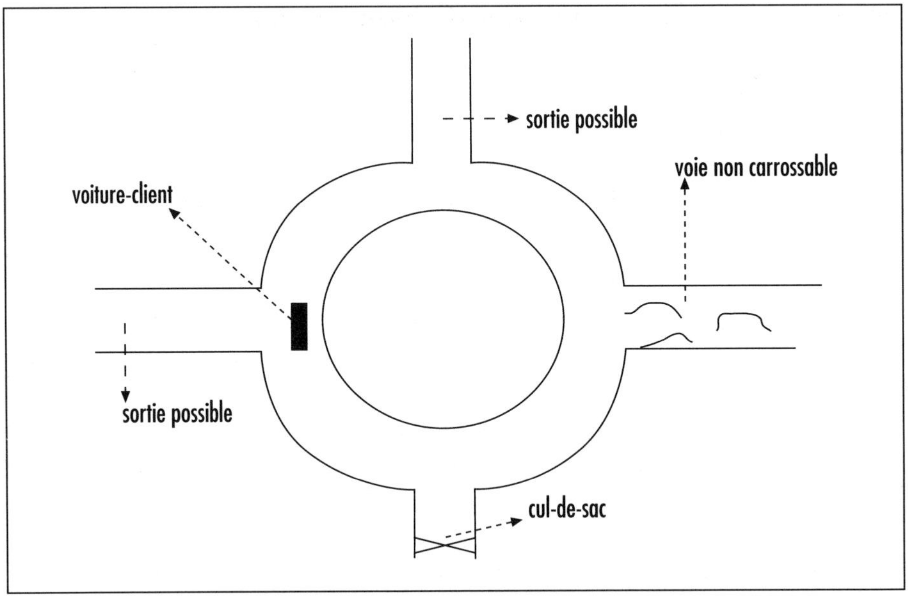

Figure 17 : La métaphore du rond-point

posture des corps sur les chaises livrent plusieurs indices non verbaux de la transaction qui existe entre les membres d'une famille, d'un couple ou entre le client et le thérapeute.

Agir sur les chaises, les déplacer, suggérer une autre disposition peut être très stratégique pour refléter les distances existant entre les personnes présentes. Le fait, pour un client, de pouvoir modifier la position des chaises, et donc métaphoriquement l'état des transactions entre lui et les autres, peut lui procurer un sentiment de puissance dans le changement, de confiance en soi. La métaphore des chaises permet donc d'illustrer la distance et le temps.

Le tableau 15 présente quelques dispositions révélatrices.

Voici une autre métaphore utilisant les chaises. Je peux demander au client de s'asseoir dans la chaise du thérapeute. Cela permet peut-être d'ancrer implicitement qu'il est son propre thérapeute, afin qu'il intègre son autorité intérieure plutôt que celle du thérapeute.

Dans certaines circonstances, pour aider à décontaminer des relations tendues entre parents et enfants, j'utilise le modèle des profils visuel et auditif, développé par Lafontaine depuis 1974,

Tableau 15 : Quelques positions révélatrices des chaises

Disposition des chaises	Signification possible
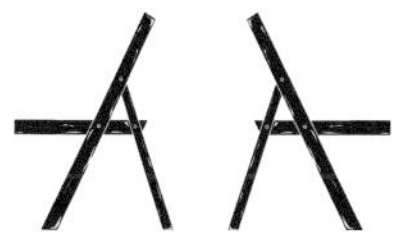	Les chaises dos à dos peuvent indiquer une certaine difficulté à échanger.
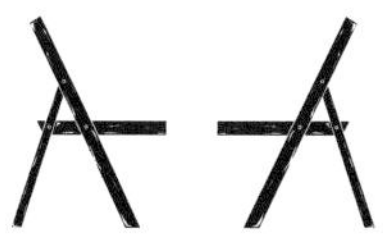	Les chaises face à face peuvent indiquer un signe d'affrontement.
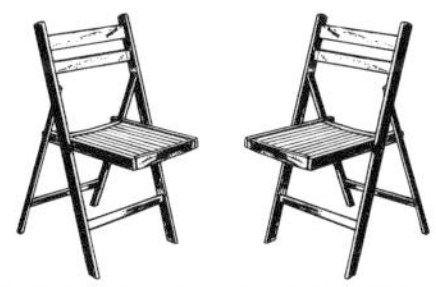	Les chaises de biais peuvent représenter une position plus stratégique pour l'échange avec l'autre.

dans le but d'expliquer différents styles d'apprentissage par les types de communication. Il est important de ne pas confondre les profils neuro-sensoriels de Lafontaine avec les modalités neuro-sensorielles utilisées lors de l'évaluation neuro-sensorielle d'une personne.

Ce modèle systémique aide également à trouver le parent le plus apte à devenir le guide de l'enfant en difficulté, selon son style d'apprentissage. C'est le parent ayant le même profil que l'enfant qui serait le plus apte à l'aider, par exemple, dans ses devoirs. L'autre parent deviendrait le *souteneur* du guide. J'ai démontré dans une recherche en 1985 que, dans une même famille, les correspondants, c'est-à-dire ceux et celles possédant le même profil, se choisissent de préférence pour le travail, tandis que les complémentaires, ceux et celles de profils différents, se choisissent davantage pour le jeu.

Ce modèle, basé sur la prédominance visuelle ou auditive, illustre de façon analogique les modes dichotomiques de perception, qui proviennent d'aussi loin que le modèle oriental du Yin et du Yang. Il laisse également une place intéressante à l'intervention métaphorique.

Le modèle développé par Lafontaine et Lessoil (1984) repose sur les postulats suivants :

– Une personne a un profil neuro-sensoriel préférentiel, quel que soit son sexe.

– Ce profil influence également la perception spatio-temporelle et le type de communication.

– Il ne peut exister deux profils identiques, mais nous trouvons deux groupes de profils avec des caractéristiques originales : l'un est axé davantage sur l'audition, l'autre sur la vision, tout en étant interreliés avec les autres sens, mais combinés différemment. La population est également répartie entre visuels et auditifs.

– Entre les membres d'une même famille, on retrouve des regroupements ou associations selon les mêmes profils (correspondants) et ceux qui ont des profils différents (complémentaires). Le père et la mère sont complémentaires.

– Le profil d'une personne évolue tout au long de sa vie. Elle adapte son développement aux interactions avec son milieu.

– En même temps que la personne intègre son profil de base, elle s'adapte et cherche à acquérir, à un degré plus ou moins grand, l'autre profil. Elle revient à son profil de base dans des situations stressantes. Cependant, les situations de grand stress ou de panique rendent impossible l'identification des profils.

Les métaphores thérapeutiques faites d'après ce modèle seront reçues différemment par un visuel et par un auditif. Le conteur se doit d'insister sur les deux profils lorsqu'il s'adresse à un groupe.

Dans certaines circonstances, j'utilise une métaphore combinant l'analyse transactionnelle, c'est-à-dire le modèle structural des états du Moi (Berne, 1985 ; James et Jongeward, 1971 ; Stewart, 1987), et l'inconscient d'Erickson. Le modèle structural des états du Moi constitue le concept central de l'analyse transactionnelle et se représente sous la forme de trois cercles portant les lettres P, A et E. Ainsi, chaque partie (ou dissociation) de la personne est représentée : le Parent, l'Adulte et l'Enfant (voir la figure 18a).

Ces trois états sont reliés entre eux. Chacun doit être bien séparé des autres pour que la personne puisse fonctionner de façon autonome. Il n'existe pas d'état du Moi plus souhaitable qu'un autre : les trois états ont leur importance.

Milton Erickson parle de l'inconscient comme d'un « réservoir de ressources ». En thérapie, j'utilise le modèle des états du Moi (PAE) en mettant chacun des états en relation avec l'inconscient, ou encore la partie sage de la personne.

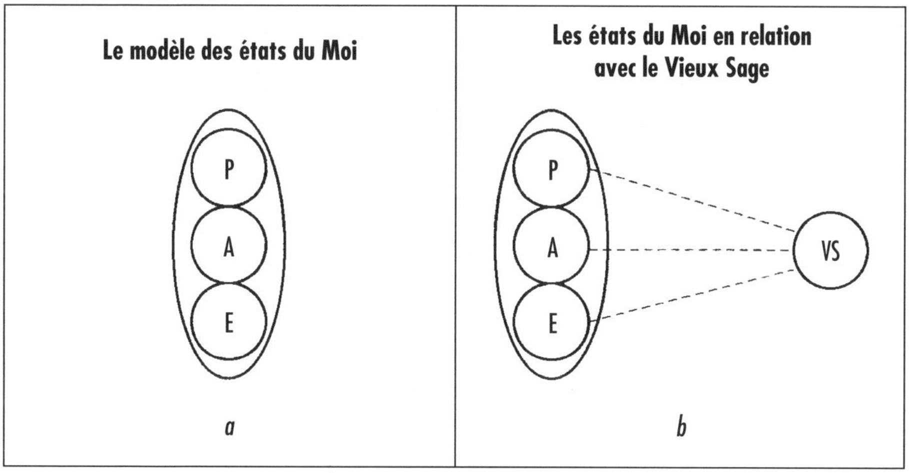

Figure 18 : Le modèle des états du Moi

Cette partie sage, certains l'appellent Vieux (ou Vieille[8]) Sage. C'est l'appellation que je retiens personnellement (dans la figure 18b, le Vieux Sage est indiqué par les lettres VS). D'autres la nomment « ange gardien », d'autres encore « Dieu », « le guide », « la lumière », etc. Il est primordial d'insister sur le génie d'Erickson, qui fut de présenter l'inconscient comme un ami. Si on le traite ainsi, il nous le rendra comme un ami peut le rendre.

Cette capacité d'échanger avec soi-même aide une personne à réfléchir, à se protéger, à se donner des permissions et ainsi devenir plus puissante. Elle est utile dans le processus de la prise en charge de l'autorité intérieure, de la réflexion, etc.

Pour mieux faire saisir cette analogie, il m'arrive d'avoir recours à la métaphore des chaises. Je dispose, que ce soit dans mon bureau ou plus simplement sur papier, trois chaises en une rangée et une autre chaise en face des trois premières. La rangée de chaises représentent les états Parent, Adulte et Enfant. L'autre chaise représente le Vieux Sage.

J'invite le client à s'asseoir sur les trois premières chaises et à voir, goûter, entendre ressentir et vivre les sensations de son état

8. Dans certaines situations, le terme « Vieux sage » est contre-indiqué ; par exemple, dans le cas où un modèle paternel aurait déjà blessé l'âme du client. J'utilise alors le féminin « vieille sage » ou tout autre terme convenable pour la personne.

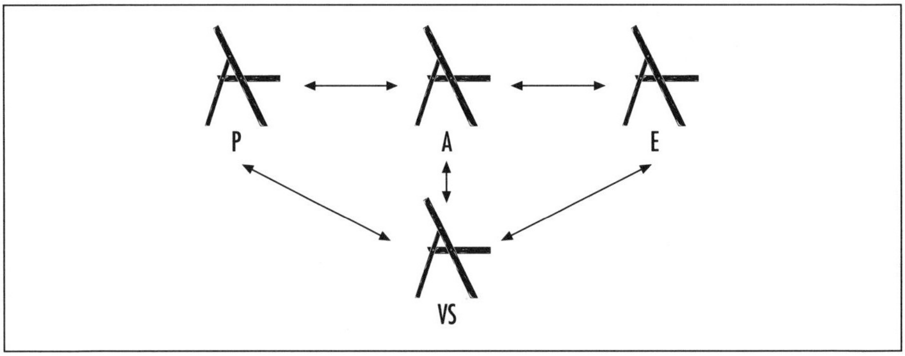

Figure 19 : L'utilisation des chaises avec les états du Moi

Parent, de son état Adulte et de son état Enfant. Le client ne peut pas s'asseoir dans la chaise du Vieux Sage, mais il peut communiquer avec ce dernier à partir de la chaise Adulte.

En poursuivant la réflexion, une personne peut se rendre compte qu'elle a une hypertrophie d'un de ses états. Par exemple, un Parent trop développé et qui étouffe l'Enfant intérieur (figure 20a) ou un enfant qui domine et ne laisse pas la place à la réflexion, vivant surtout de ses sentiments et de ses émotions (figure 20b).

L'apparition d'une crise est signe d'un pas de croissance, d'un « pas sage » vers un « apprenti sage ». Il y a donc place pour la créativité, selon les besoins de nos clients. Un peu comme la percée d'une première dent chez l'enfant : cela fait mal, mais c'est un pas vers l'avant, un signe de croissance. C'est une douleur nécessaire.

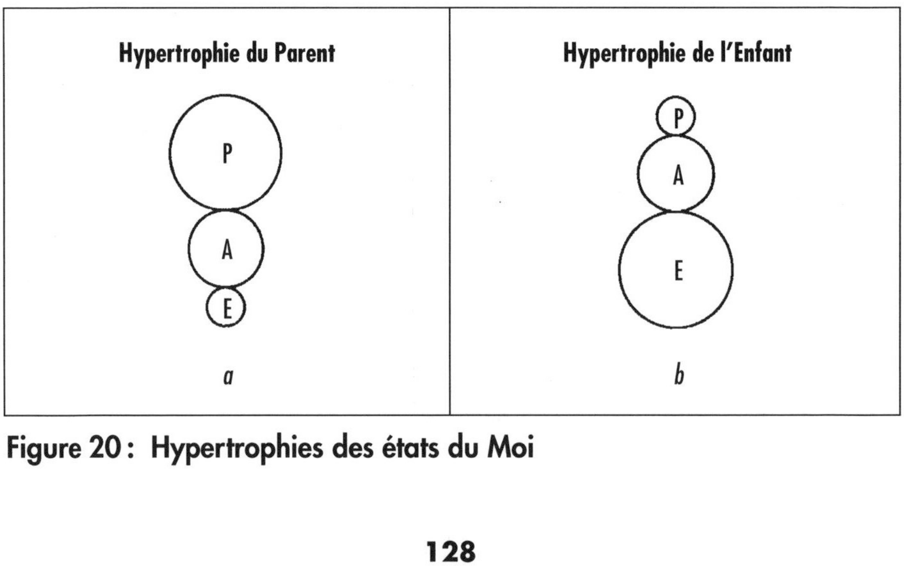

Figure 20 : Hypertrophies des états du Moi

En thérapie de couple, le modèle des états du Moi facilite la compréhension pour le couple de leurs transactions propres. Par exemple, il peuvent prendre conscience qu'ils vivent une transaction P↔E. Si tel est le cas, il doit y avoir une insatisfaction quelque part !

Pour qu'un couple fonctionne bien, les transactions P↔P, A↔A et E↔E sont préférables à des transactions de type P↔E ou A↔P.

Cette illustration, par le biais du modèle des états du Moi, permet de démontrer de façon simple une réalité complexe des transactions entre les êtres humains.

Je connais un couple de thérapeutes qui se nomment par le nom dont ils ont baptisé leur enfant intérieur. Cela leur permet de créer un climat relationnel de bienveillance et de compassion pour cet état du Moi.

La métaphore et le conte thérapeutique ne s'utilisent pas qu'en thérapie. Plusieurs autres disciplines y font appel. Pour clore la partie théorique de ce livre, voici quelques exemples, afin de donner un bref aperçu de l'universalité de l'outil métaphorique.

La métaphore peut facilement être utilisée pour induire un état de détente et de relaxation. Cette utilisation de la métaphore se révèle particulièrement efficace avec les enfants, comme le rapporte Jocelyne Clément (1991).

Mme Clément prône la pratique de la relaxation par l'imagerie mentale. Ce qu'elle nomme « imagerie mentale » est une évocation, une description d'environnement ou une petite histoire que le sujet est invité à s'imaginer, à visualiser, afin de lui permettre de se détendre et de relâcher ses tensions. Ces images mentales ne sont rien d'autres que des métaphores.

De même, les utilisateurs de la sophrologie et de la transe autogène utilise la métaphore afin de faciliter la détente et la relaxation. Les images du genre « Vous vous sentez léger comme une plume » sont des métaphores.

J'ai mis au point un protocole pour une étude pilote de dix sujets qui souffraient de fibromyalgie, diagnostic confirmé par un médecin. Dans ce protocole, les sujets ont utilisé des métaphores pour relaxer des zones de tensions. En plus de travailler au niveau du sommeil paradoxal, la plupart des participants ont diminué leur symptomatologie. Certains ont diminué leur médicamentation, quelques-uns n'en ont plus eu besoin.

Nous avons déjà vu comment la métaphore pédagogique peut être utile à l'enseignement. Mais elle se révèle aussi efficace pour aider des élèves en difficulté.

La psychologue Patricia McCulloch s'est penchée sur le problème de l'échec scolaire. Alors qu'elle menait une enquête dans une école spécialisée en formation pré-professionnelle pour adolescents en échec scolaire moyen, elle a utilisé une métaphore de dessins, afin d'aider un adolescent (McCulloch, 1994). Le jeune homme de quatorze ans, Sébastien, vivait des échecs répétitifs en mathématiques. En conversant avec lui, devant la classe, Mme McCulloch s'est rapidement aperçue qu'il « se braquait systématiquement face aux maths » et ce, depuis le début de sa scolarité.

Elle a alors proposé cette métaphore à Sébastien : « C'est comme si quand tu as des maths à faire, il y a un vilain monstre qui arrive et qui dit : "Tu vas rater". » Puis, elle a demandé aux camarades de Sébastien de dessiner « le vilain monstre de l'échec » de celui-ci, tel qu'ils l'imaginaient, et de lui apporter leurs dessins.

Après quelque temps, l'enseignante de Sébastien a souligné que « ce garçon s'était détendu par rapport aux maths et que ses résultats s'étaient sensiblement améliorés. » L'utilisation du dessin semble avoir permis à Sébastien de se dissocier de son monstre, de l'exorciser (le monstre est un symbole important de l'enfance).

Dans un atelier présenté en 1995 dans le cadre de l'Université d'été à Fribourg, en Suisse, Patricia McCulloch a donné un autre exemple de l'utilisation de la métaphore en milieu scolaire. Un élève turbulent, bruyant, affichant une image dure, vivait des échecs scolaires. Afin de l'aider, Mme McCulloch a travaillé avec sa classe. Elle a comparé métaphoriquement l'élève à un coffre-fort : son extérieur est dur, mais, à l'intérieur, il renferme un trésor.

Elle fit comprendre aux camarades de l'élève que ce dernier affichait cette dureté afin de se protéger d'échecs répétitifs. Après avoir changé la perception que les confrères et consœurs avaient de cet élève, elle a pu leur demander de l'aider en lui montrant qu'ils le comprenaient. Ce changement de perception des autres a permis à l'élève de changer sa perception de lui-même.

Par ailleurs, la métaphore peut très bien s'utiliser sans être reliée à l'échec scolaire. Une amie, enseignante d'une classe primaire, m'a rapporté comment, lors d'une rentrée scolaire, l'utilisation d'une métaphore l'avait aidée à créer un bon contexte d'accueil. Elle a raconté aux élèves l'histoire du « Chaud, Doux Doux » et du « Froid Piquant ». Ce conte, qui met en scène les personnages Chaud, Doux, Froid et Piquant, lui a permis de recueillir chez ses élèves des renseignements analogiques de chaleur et de froid affectifs. Cette enseignante a la conviction que, si elle avait abordé d'une façon formelle le sujet de la communication familiale, un bon nombre d'élèves seraient restés silencieux. Mais, par le biais de l'histoire, ils ont participé et se sont projetés spontanément dans l'histoire.

Comme je l'ai déjà mentionné, les textes sacrés des différentes religions utilisent abondamment la métaphore pour faire passer leur message. Mais la métaphorisation de la religion va beaucoup plus loin.

Miermont (1987) souligne, en citant plusieurs auteurs, que le sacré est une modalité universelle de communication entre les hommes. Les symboles sacralisés font apparaître une dimension spirituelle.

> *Le sacré assure une jonction entre réalités antinomiques et entretient un rapport complexe avec la violence, les origines, l'art et le lien social (religion). Le sacrifice est un rituel qui permet de circonscrire, par la prescription, la violence du sacré. Le rituel du sacrifice se métaphorise dans le sacrement.*

Il ajoute que la métaphore conduit à un symbole qui n'est plus seulement métaphorique ou fantasmatique, mais qui crée un lien réel entre les gens. Il cite Bateson (1979) en parlant du sacrement, qui est l'expression manifeste du sacré, « signe extérieur et visible d'une grâce intérieure et spirituelle ».

> *Il est la symbolisation performative du sacrifice, rituel balisant la spiritualité des cycles de la vie personnelle et familiale. La naissance, l'adolescence, le mariage, la mort sont ainsi sacralisés, de même que les rythmes temporels, quotidiens, hebdomadaires, annuels.*

Métaphoriquement, le sacrement permet, à un certain niveau, de donner un sens au rite de passage. Dans notre société occidentale, l'engouement de plusieurs personnes face à de nouvelles sectes montrent bien l'existence de cette soif de trouver un sens à sa vie. L'image de Dieu évolue au fur et à mesure de notre croissance. Elle peut être celle d'un enfant d'un an, de cinq ans, de dix ans, etc.

Nous aimons au niveau de l'évolution où nous sommes rendus. Pour certaines personnes, le piège est de penser que les gens nous aiment en fonction de nous qui sommes le centre de l'univers. Il est plus sage de comprendre que les gens nous aiment en fonction du niveau d'évolution où ils sont rendus.

CHAPITRE II

DEUX ILLUSTRATIONS DE CAS CLINIQUES

Je crois que la grande force des histoires de guérison d'Erickson était, au moins en partie, due à l'absolue conviction avec laquelle elles étaient présentées – ayant été réellement vécues d'une façon profonde et émouvante par Erickson lui-même.

Ernest L. Rossi.

J'ai réuni dans ce deuxième chapitre deux illustrations de l'utilisation des métaphores en thérapie : l'une en thérapie familiale, l'autre en thérapie individuelle. Ces séances, enregistrées sur vidéocassettes, devaient être présentées dans le cadre d'un congrès international. Ces cassettes servent actuellement d'outils didactiques. On peut se les procurer, au Québec, auprès de l'*Institut québécois de thérapie et d'hypnose éricksoniennes* et, en Europe, auprès de l'*Institut systémique* (Fribourg, Suisse) et de l'*Institut Milton H. Erickson* d'Avignon (France).

Dans ces deux illustrations cliniques, vous trouverez l'utilisation de plusieurs formes différentes de métaphores. J'ai aussi employé plusieurs techniques d'aide stratégiques à partir de suggestions directes et indirectes, telles que l'ancrage, la dissociation, la réassociation, la confusion, la ratification, le recadrage, l'humour, le paradoxe et la prescription. L'hypnotisme clinique m'a permis de travailler certains automatismes. Vous trouverez dans le cas de Jason et de Francine l'état de catalepsie, cette « forme de tonicité musculaire bien équilibrée », comme disait Erickson (1980).

Voici la transcription des deux séances thérapeutiques enregistrées sur vidéocassettes[1]. Les passages entre crochets sont commentés en bas de page.

CAS D'UNE FAMILLE MONOPARENTALE, FRANCINE ET JASON (PEUR DE L'ABANDON)

La première illustration présente la fin d'une démarche d'aide avec Jason, alors âgé de treize ans et demi. Ce dernier avait été confié à Francine dès l'âge de deux ans, par le Centre des services sociaux. Pour la rencontre, l'intervenante sociale responsable du placement était invitée à participer à la fermeture de la boucle rétroactive. Cette boucle rétroactive avait pour but de permettre au système familial de recevoir l'information. « L'information, comme l'écrit Bateson (1980), c'est la différence qui fait la différence. C'est l'information qui vient du système pour retourner au système. » Cette thérapie avait été demandée par le Centre des services sociaux. Depuis la fin de la démarche d'aide, Francine a adopté légalement

1. Afin de faciliter la compréhension des transcriptions par le lecteur européen, certaines élisions et omissions orales ont été corrigées. Certaines formulations (tournures de phrases) québécoises ont également été modifiées.

Jason. Aujourd'hui, Francine vit seule et Jason fait sa vie de jeune homme.

Deux aspects ont été travaillés surtout : le système (familial, scolaire, la relation avec son grand frère) et l'aspect individuel.

Il y avait deux problèmes, bien identifiés dès le début, que nous voulions régler. Pour atteindre nos objectifs, nous nous sommes donné des balises, des façons très spécifiques d'intervenir. Il y a eu plusieurs séances, avec, entre les rencontres, des devoirs à faire. Les devoirs étaient aussi une forme de stratégie.

À partir d'une forme de dissociation, l'hypnotisme est un outil que j'utilise à certains moments, pour travailler les ondes souffrantes de la personne, comme une analgésie peut diminuer le seuil de perception de la douleur d'une personne. Stratégiquement, nous pouvons, à l'aide de techniques éricksoniennes, par exemple, susciter des analgésies psychiques qui aideront le client à affronter son problème avec plus de courage.

Métaphore de la souris qui trouve un trésor de fromage

L'INTERVENANTE SOCIALE – As-tu aimé cela, Jason, ta thérapie ici ? Trouves-tu que ce fut enrichissant ? Tu as aimé cela...

JASON – Hum, hum *(L'expression de son visage montre son contentement).*

MICHEL – [Et même, il a fallu s'entendre sur un mode de fonctionnement, parce que Jason aurait continué longtemps. *(Ici, Francine le confirme avant même que Michel ne termine sa phrase. Michel mentionne qu'il va poursuivre avec Jason une relation, mais sous une autre forme. Francine s'informe si, au cours de la thérapie de Jason, il a été question de la façon de se faire des amis. Michel répond que Jason et lui ont travaillé cette question à travers des métaphores.)* Il y avait deux objectifs visés. Le contrat m'est parvenu du Centre des services sociaux ; c'était en fonction de deux problématiques : d'abord, son problème par rapport au vol.][2]

MICHEL *(à Jason)* – Comment te situes-tu par rapport au vol, depuis que tu as travaillé cela ?

JASON – Ah !

MICHEL – Je reprends ma question. As-tu encore le goût de voler ? Est-ce que c'est réglé, pour toi, cette question ?

2. Établissement du contact thérapeutique.

JASON – C'est réglé, je ne vole plus. *(Il regarde Francine, qui pousse un léger soupir.)* Tu ris, mais franchement, c'est vrai. *(Rire de Francine, que Michel relève)*

MICHEL *(à Francine)* – Pourquoi ris-tu ?

FRANCINE – Bien justement, si tu lui poses une question sous hypnose, est-ce qu'il va te répondre la vérité ?

MICHEL – [Son inconscient va dire vraiment ce qu'il sent. Mais il faut que son inconscient soit prêt à le dire.][3]

FRANCINE – O.K.

JASON – Je suis prêt.

FRANCINE – Donc, ce n'est pas sûr ?

JASON – Je suis prêt.

FRANCINE – Parce qu'il est arrivé une petite affaire...

JASON – Parce qu'en haut, il y a de la gomme qui a disparu.

FRANCINE – Où il va garder[4], parfois.

JASON – Puis là, je suis supposément coupable d'avoir volé.

MICHEL – La gomme ?

FRANCINE – Ce n'est pas grave, là... On pense que c'est toi qui l'as prise.

MICHEL – À part la gomme, est-ce qu'il y a eu d'autres situations où... ?

JASON – Non.

MICHEL – Puis, cela fait déjà six mois ?

FRANCINE – Oui.

MICHEL – Depuis six mois, à part la situation de la gomme, il n'y a pas eu de situation où... ? Non ? *(À Francine)* Qu'est-ce que ça te fait, toi ?

FRANCINE – Moi, j'ai l'impression que c'est quand même réglé, cette affaire-là.

MICHEL – [T'as l'impression que c'est réglé ?][5]

FRANCINE – J'ai l'impression que c'est moins présent, en tout cas.

MICHEL – [Moi, je le pense aussi, mais on a touché des choses. Le vol, c'est un symptôme de quelque chose d'autre. On est

3. J'ai déjà expliqué à Jason que son inconscient est son ami, en autant qu'il le traite comme un ami.
4. Terme québécois signifiant « faire du baby sitting ».
5. Reflet.

parti de cela, c'était un élément. Et à ce niveau-là, ça te fait quoi qu'il ne vole plus ?][6] *(Pendant ce temps, Jason met la main sur le bras du fauteuil de Francine.)*

FRANCINE – Ça me fait plaisir. *(Sourire de Jason.)*

MICHEL – Ça te fait plaisir ?

FRANCINE – Je ne sens pas que c'est encore présent, comme les fois où c'est arrivé... Les fois que c'était arrivé, je sentais que ça pouvait arriver.

MICHEL – Tu ne sens pas que c'est pas présent, que ça te fait plaisir ? *([À ce moment, Francine établit un contact avec Michel en lui touchant la main.][7] Pendant ce temps. Francine presse avec sa jambe, sans s'en rendre compte, un doigt de Jason. Celui-ci fait : « ouille ».)*

FRANCINE – Oui, oui, je sens que ça me fait plaisir... *(Elle regarde son fils, qui lui a donné une petite tape sur le genou.)*

MICHEL – Qu'est-ce que tu viens de faire là ?

JASON – Bien, elle m'a mis sa jambe sur le doigt.

MICHEL – Bon. Ça, c'était la première situation qu'on a regardée.

L'INTERVENANTE SOCIALE – C'est ce qui avait provoqué la demande un peu plus urgente, car les vols se multipliaient. On savait bien que ce n'était pas extrêmement grave, mais ça faisait partie, sans doute, des difficultés de Jason. Nous autres, notre demande initiale faisait suite à une évaluation psychologique que nous avions demandée et dans laquelle la psychologue disait que Jason aurait intérêt à suivre une thérapie, parce qu'étaient enfouies au fond de lui des peurs terribles d'abandons successifs et que... *(Interruption de Jason.)*

JASON – Elle ne me l'a pas dit.

L'INTERVENANTE SOCIALE – ... qu'il n'acceptait pas au fond. C'était dans sa vie inconsciente. Et elle disait que, pour l'aider à profiter au maximum de ce qu'il est comme petit bonhomme, il aurait intérêt à suivre une thérapie. Ça a commencé comme ça et ensuite est arrivée l'histoire des petits vols, qui nous apparaissaient réactionnels à des choses qui se passaient en lui. Et c'est comme cela qu'on s'est amené chez toi, pour demander une thérapie. Et on suggérait aussi un thérapeute masculin.

---

6. Ratification.
7. Francine ratifie la communication au niveau du non-verbal.

MICHEL – Et voilà les deux éléments que Jason travaille. [Jason peut se poser la question suivante : « Est-ce que je mérite d'être au monde ? Est-ce que je mérite d'être ? » Et on va toucher cela durant cette séance-ci, parce que c'est la dernière, et on va faire la boucle. Il s'est présenté beaucoup d'éléments qu'on va remettre tous ensemble aujourd'hui, pour faire une synthèse de tout cela. Et si jamais Jason ou sa mère ont besoin d'aide, à un moment donné, eh bien !, je suis disponible pour les rencontrer. Mais le gros du travail est amorcé et, au niveau de l'inconscient, on va travailler, durant cette thérapie, à boucler la boucle.][8] Est-ce que vous êtes prêts à travailler à ce niveau-là ? O.K. ?

JASON – [Elle en premier.][9]

MICHEL – [Non, ce que je vais faire...][10] Elle en premier, O.K.

FRANCINE – Pourquoi toujours moi en premier ?

JASON – Parce que...

MICHEL – [Je vais commencer la démarche. *(Le thérapeute approche sa chaise.)* Comme ça, tu voudrais que je commence par ta mère ?

JASON – Oui.

MICHEL – Je ne sais pas si tu serais prête à travailler ?][11] D'une façon ou d'une autre, ce que je veux vous proposer...

JASON – Fais cela pour la Suisse.

MICHEL – Qu'est-ce que tu dis ?

JASON – Fais cela pour la Suisse.

FRANCINE – Si je le fais pour quelqu'un, je vais le faire pour moi !

JASON – Fais cela pour la Suisse, parce que ma mère m'a dit que tu amènerais cela en Suisse ?

MICHEL – [Non, ce sera à Cannes, cet été.][12]

FRANCINE – [Au Festival du Film ? *(Elle touche à la fois son fils et Michel.)* On peut être découverts et faire un film avec quelqu'un après cela ! Ce serait bon !][13]

8. Recadrage de la dichotomie conscient – inconscient
9. Ici, Jason tente de contrôler la séance.
10. Refus du thérapeute d'accorder le contrôle à Jason.
11. Le thérapeute se place en position basse, afin de faire ressortir la position haute du client, Jason.
12. Utilisation de l'interdit de sens.
13. L'humour est une ressource pour Francine.

MICHEL – Tu pourrais être une vedette.

JASON – Non, j'aimerais que ce soit en Suisse ; c'est mon pays préféré...

MICHEL *(à Jason)* – Tu aimes la Suisse ? Je vais te demander quelque chose. [Es-tu prêt à commencer et à me serrer la main ? Et juste rester dans cet état-là *(Jason entre en catalepsie).*][14] Très, très, très bien... tu peux tout simplement rester dans cet état, et on va commencer la thérapie... C'est déjà commencé, et si tu veux prendre une position pour te détendre, si tu as mal à l'épaule... Tu peux prendre une bonne position et je vais tout simplement te parler. On va travailler ce qu'on a à travailler.

MICHEL *(à Francine)* – [C'est la première fois que tu vois ton fils dans cet état ? Oui, c'est un état qu'on appelle la catalepsie. C'est un état un peu drôle, un peu curieux. Est-ce que tu voudrais vivre cette expérience ?][15]

FRANCINE – Oui. *(Elle regarde son fils avec grand étonnement.)*

MICHEL – [Je vais te demander de me serrer la main et, ensuite, de la garder, tout simplement, dans cette position. C'est très très bien... Et tu vas vivre quelque chose de très très curieux, même surprenant, c'est cela, c'est bien. Tes paupières vont s'alourdir, s'alourdir, s'alourdir... *(Les yeux de Francine se ferment.)* C'est très, très bien. *(Michel lâche la main de Francine, qui reste suspendue dans les airs.)*][16] Ta main va rester un peu dans cette position et c'est un peu curieux. Tes mains sont dans cette position. Ta main va comme sortir... ou bien, tu vas avoir d'autres sensations. Remarque que tu peux prendre une position confortable, tu te mets dans une position confortable, pour ne pas avoir mal aux épaules *(Francine s'appuie sur le fauteuil.)* et tout le long, durant la rencontre, si vous voulez prendre une position confortable, vous pouvez prendre une position confortable. Très très bien... Et je vais m'adresser tantôt à votre conscient, tantôt aussi à votre inconscient et, au fur et à mesure que je vais parler, vous pourrez aussi parler entre vous. Je vais d'abord m'adresser à Jason.

---

14. Induction rapide de Jason en transe hypnotique.
15. Ratification de la transe.
16. Utilisation de la surprise pour induire Francine en transe par le contexte et son désir inconscient de vivre cette expérience.

MICHEL *(à Jason)* – [Veux-tu me dire comment tu te sens, Jason ? Cela fait drôle, hein ?

JASON – Je me sens bien.

MICHEL – Tu te sens bien ? Qu'est-ce qui te fait sourire comme ça ?

JASON – Ça fait drôle.

MICHEL – Qu'est-ce qui fait drôle ?

JASON – Bien, la main.

MICHEL – Qu'est-ce qu'elle a, la main ?

JASON – Je ne le sais pas. *(Sourire.)*

MICHEL – Tu ne le sais pas. *(Rires de Jason et de Michel)*. C'est drôle. Combien as-tu de mains ? *(Rires.)*

JASON *(riant)* – Je ne le sais pas.

MICHEL – Tu ne sais pas combien tu as de mains ? C'est drôle, hein ? Veux-tu, je vais demander à ta mère combien elle a de mains ?][17]

JASON – Oui.

MICHEL *(à Francine)* – [Combien as-tu de mains ? *(Rires.)*

FRANCINE *(riant)* – J'en ai deux.

MICHEL – Tu en as deux, ah !, c'est bon. Combien tu « sens » de mains ?

FRANCINE – J'en sens une.][18] *(Sourire)*.

MICHEL – T'en sens une, O.K., O.K. À quelle place est ta main ? Tu peux ouvrir les yeux. Tu peux les fermer ou les laisser ouverts.

FRANCINE – Laquelle tu me demandes ? *(Francine lève la main qui se trouve sur le bras du fauteuil.)* Tu dis : où elle est ma main ?

MICHEL – Elle est là ta main, c'est bien, c'est bien. Et toi, Jason, où est ta main ?

(Jason montre sa main sur le bras du fauteuil.)

MICHEL *(aux deux)* – [Ah, c'est bien... On va continuer, maintenant. Tu vas entendre une belle histoire et tu vas aussi la dire... C'est bien, une bonne respiration... Cette histoire, ce n'est

---

17. Ratification de la dissociation hypnotique entre la catalepsie et la sensation interne de non-association du bras et du corps.
18. La raison de Francine répond à une logique linéaire, son corps répond à une logique de transe. Il y a dissociation.

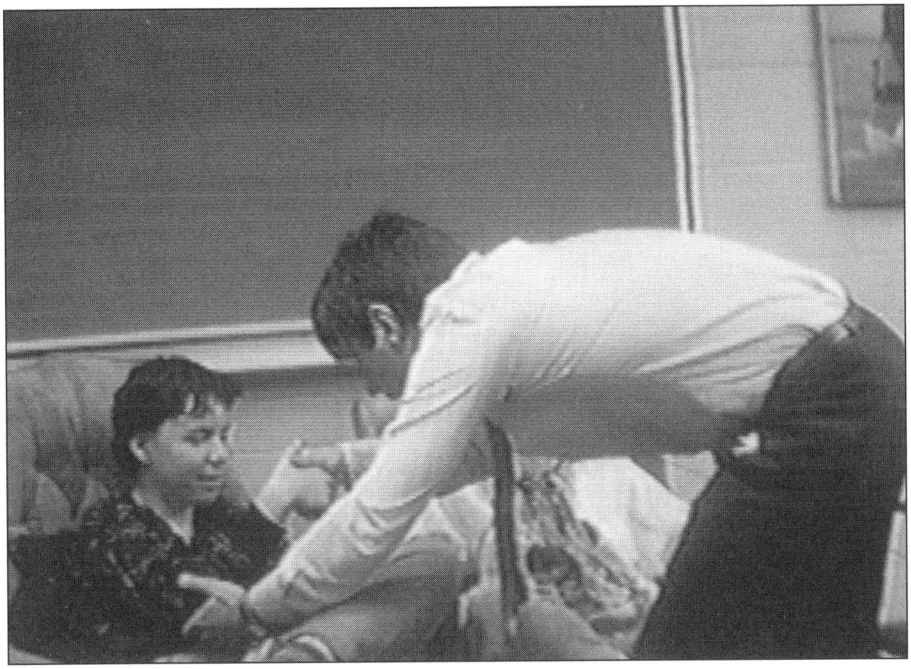

Photo 1 : Induction hypnotique de Jason

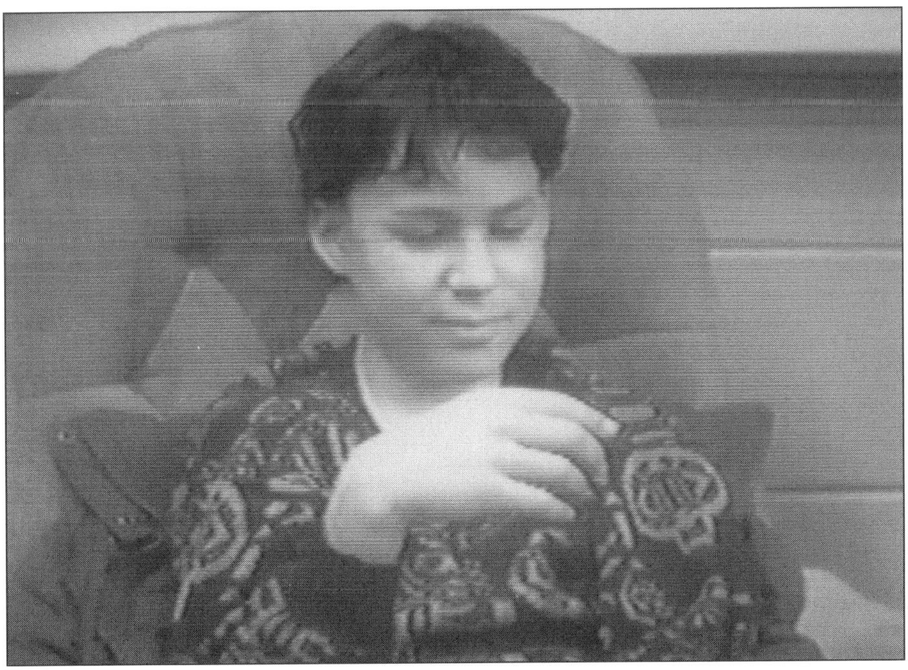

Photo 2 : Catalepsie du bras de Jason

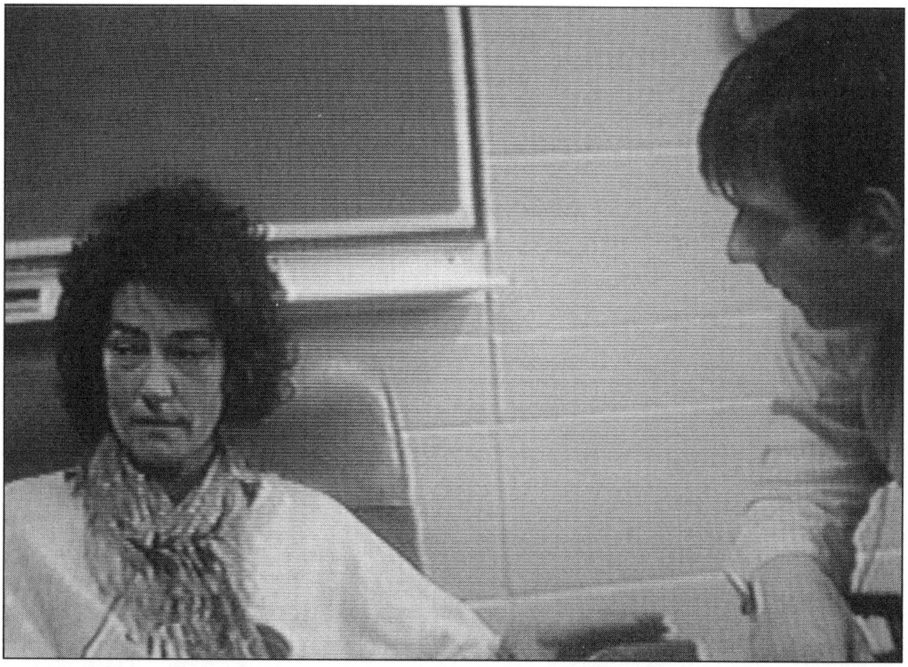

Photo 3 : Francine étonnée

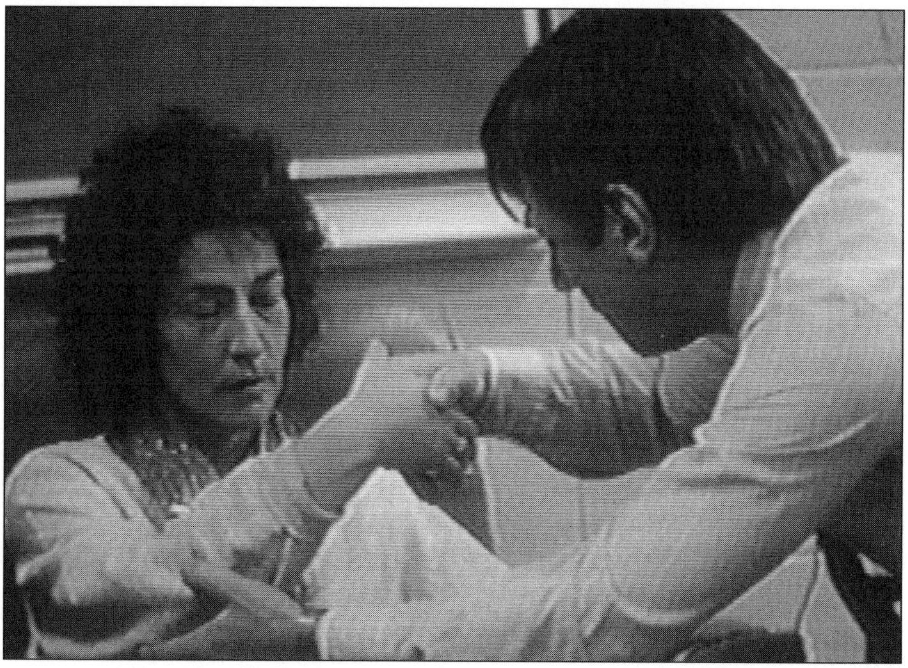

Photo 4 : Induction hypnotique de Francine

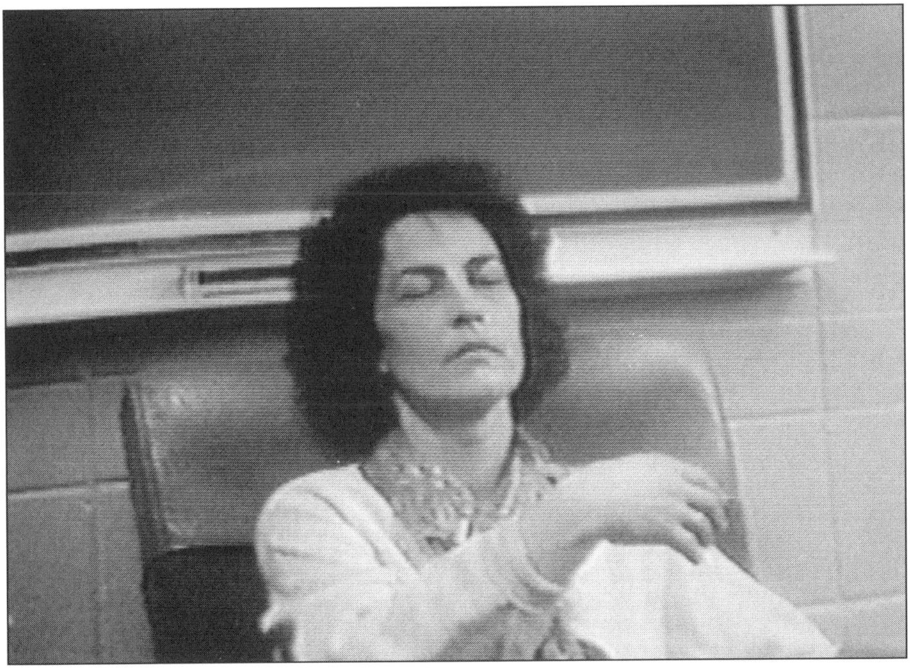

Photo 5 : Catalepsie du bras de Francine

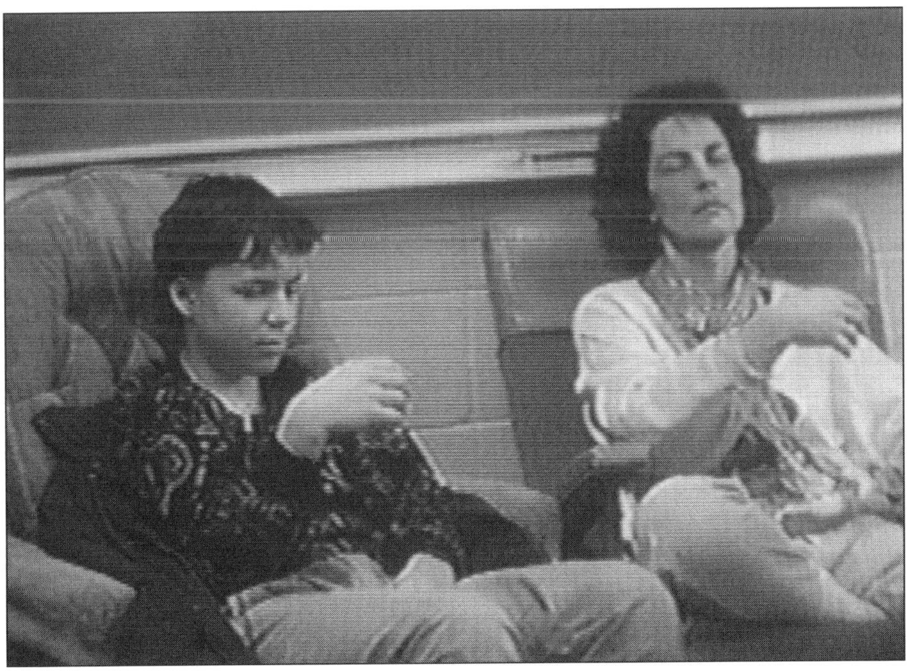

Photo 6 : Jason et Francine en catalepsie

pas moi qui vais la raconter, c'est ton fils, mais je vais demander tout simplement à ton fils de fermer les yeux... c'est très très bien... et de me raconter un rêve qui te vient à l'esprit Et tu peux prendre une bonne position de détente.][19] *(Jason s'installe confortablement.)*

(À Jason) [Tu vas me raconter un rêve qui te vient à l'esprit. Et imagine-toi, Jason, que dans ta tête, il y a des souvenirs qui sont tous, tous, tous emmagasinés... des rêves. Et tu vas prendre un rêve qui va dans tous, tous, tous tes souvenirs, dans tous les compartiments de ton cerveau. Il y a un rêve qui est très, très, très important pour toi, où il peut y avoir des personnes comme ta mère, comme ta sœur, comme toi. Tout ce que tu veux me dire dans le rêve, c'est des choses que tu peux raconter. S'il y a des choses que tu ne veux pas raconter, tu ne les racontes pas. Tu sais, ton inconscient, c'est ton meilleur ami.][20]

Il peut y avoir d'autres personnages dans ton rêve. *(Sous les paupières fermées, les yeux de Jason se mettent en mouvement.)* C'est bien, ton rythme respiratoire a beaucoup changé. Tes yeux me disent présentement que tu vois des choses. *(Jason sourit.)* Tu es tout surpris. Peux-tu me dire ce que tu vois ?

JASON – [Du noir.

MICHEL – Qu'est-ce qu'il y a au niveau du noir ?

JASON – Rien.

MICHEL – Rien. Est-ce qu'un rêve vient ?

JASON – Non.][21]

MICHEL – [Il n'y en a pas. C'est bien, c'est bien qu'il n'y en ait pas.][22] Tu vas laisser tout simplement travailler. [Il y a en dedans de toi un petit agent qui sélectionne les rêves. Laisse-le travailler : c'est comme un ordinateur.][23] Et je vais te laisser travailler... Je vais passer maintenant à ta mère et je vais revenir à toi. Es-tu d'accord ?

JASON – Oui.

MICHEL – C'est bien. *(Se tournant vers Francine.)* Tu as écouté ce qui se passe ?

---

19. Accompagnement (pacing).
20. Saupoudrage
21. Protection de Jason. Il n'est pas prêt à livrer son rêve.
22. Le thérapeute rassure Jason. Il sent ainsi que le thérapeute le protège.
23. Utilisation d'une courte métaphore. L'agent est isomorphe au contrôle interne. L'ordinateur est isomorphe aux automatismes inconscients.

FRANCINE – Hum, hum.

MICHEL – [Y a-t-il quelque chose que tu aimerais qu'on travaille, durant cette rencontre, en fonction de l'objectif de la rencontre ?] [24] [Tu te souviens quel était l'objectif de la rencontre ?

FRANCINE – D'aujourd'hui ?

MICHEL – Oui.

FRANCINE – Fermer la boucle ?

MICHEL – Fermer la boucle.

FRANCINE – Sur nos rencontres.

MICHEL – Ca veut dire quoi, fermer la boucle, pour toi ?][25]

FRANCINE – *(Soupir.)* Je ne sais pas trop, là.

MICHEL *(sur un ton très bas, à peine perceptible)* – [Bizarre.

FRANCINE – Je ne sais pas trop ce que cela veut dire.

MICHEL *(à voix basse)* – Tu le sais.][26]

FRANCINE – Pourtant, je n'ai pas l'impression que la boucle est fermée.

MICHEL – Tu n'as pas l'impression que la boucle est fermée. Est-ce que tu tiens à la laisser ouverte, la boucle ?

FRANCINE – Oui.

MICHEL – Tu tiens à laisser la boucle ouverte ? Pourquoi tu veux laisser la boucle ouverte ?

FRANCINE – Parce que j'ai l'impression qu'il y a encore des affaires à travailler... avec Jason. En tout cas, moi j'ai de la misère, ces temps-ci, avec cela.

MICHEL – Qu'est-ce qu'il y a à travailler ?

FRANCINE [*(elle renifle)*][27] – Au plan de son autonomie, de devenir... plus capable de se prendre en main, d'être capable de se passer un peu plus de moi.

MICHEL – [Tu sais qu'il a peur que tu l'abandonnes.][28]

FRANCINE – Oui, je sais... Je ne l'abandonnerai pas.

MICHEL – Tu ne l'abandonneras pas ? ([*La gorge de Francine se serre*][29], *lorsque Michel prononce ces mots.*)

---

24. L'objectif de la séance est d'éliminer toutes les tensions : mission impossible.
25. Précision du contrat thérapeutique.
26. Le thérapeute s'adresse ici à la partie adulte de Francine.
27. Automatisme.
28. Retour au processus, et non au contenu.
29. Automatisme. En serrant la gorge, Francine retient Jason, ne l'abandonne pas.

FRANCINE – Bien non.

MICHEL – Jason, as-tu entendu ce qu'a dit ta mère ?

JASON – Un peu...

MICHEL – Qu'est-ce que tu as entendu ?

JASON – L'autonomie.

MICHEL – [C'est quoi ça, l'autonomie, pour toi ? C'est un grand mot.

JASON – Savoir se débrouiller seul.

MICHEL – C'est bien, savoir se débrouiller seul. Après cela, qu'est-ce que ta mère a dit ?

JASON – Elle ne m'abandonnera pas.

MICHEL – Qu'est-ce que cela veut dire, pour toi ?

JASON – Elle ne me laisserait pas tout seul.][30]

MICHEL – O.K., pour toi, abandonner, c'est « laisser tout seul ». Veux-tu être tout seul, et ne pas être abandonné ?

JASON – Des fois.

MICHEL – Oui, explique-moi cela. Y a-t-il un exemple qui te vienne à l'esprit ?

JASON – Quand je suis dans ma chambre, je veux être tout seul, des fois.

MICHEL – Est-ce que tu te sens abandonné ?

JASON – Non.

MICHEL – Non. Des fois, tu peux être tout seul sans être abandonné.

JASON – Oui.

MICHEL – [O.K. Abandonner, pour toi, cela veut dire quoi ?

JASON – C'est quelque chose qu'on aime.][31] *(Francine demande un mouchoir de papier.)*

MICHEL – Quelque chose qu'on aime. Présentement... c'est bien... je vais revenir à ta mère. Veux-tu ouvrir les yeux, Jason, et regarder ta mère ? *(Francine pleure.)* Qu'est-ce qui se passe ?

JASON – Elle pleure.

MICHEL – Elle pleure, O.K. Veux-tu lui demander pourquoi elle pleure ?

JASON *(à Francine)* – Pourquoi tu pleures ?

30. Le thérapeute veut rendre conscient le processus inconscient.

31. Jason exprime de la peine face à la séparation.

FRANCINE – *(Soupir.)* [Parce que je me sens fatiguée *(Elle essuie une larme.)*, pas physiquement, mais... Parce que je me sens agressive, je trouve cela dur, les affaires, ces temps-ci.][32]

MICHEL – Tu trouves cela dur? Qu'est-ce que tu sens dur?

FRANCINE – Je trouve cela dur de travailler et d'avoir à m'occuper d'une maison et d'un enfant.

MICHEL – [C'est pas facile.][33]

FRANCINE – Non, puis j'ai l'impression, ces temps-ci, que... En tout cas, je m'attends tout le temps à ce que Jason me donne un coup de pouce... Comme à la maison, pour s'occuper de ses affaires.

MICHEL – Tu aimerais cela, qu'il te donne un coup de pouce.

FRANCINE – Oui.

MICHEL – O.K. Qu'est-ce que cela veut dire, pour toi, « un coup de pouce » ?

FRANCINE – Cela veut dire, disons, nous donner un petit coup de main dans la maison, pour les petites tâches qu'il y a à faire, comme entretenir sa chambre, faire la vaisselle le soir, que ce ne soit pas le bordel quand on revient et qu'ils sont tout seuls à la maison, les deux gars.[34]

MICHEL – Hum, hum.

FRANCINE – Ce serait cela.

MICHEL – [Qu'est-ce que tu en penses, Jason?

JASON – C'est vrai.

MICHEL – C'est vrai. Comment, concrètement, tu pourrais donner cette aide-là?

JASON – En faisant la vaisselle, ma chambre... puis que ce ne soit pas le bordel.

MICHEL – Que ce ne soit pas le bordel? Mais qu'est-ce qu'il faudrait que tu fasses pour que ce ne soit pas le bordel?

JASON – Ramasser après.

MICHEL – Si tu ramasses après, as-tu peur d'être abandonné?

JASON – Non.

MICHEL – Non? Tu n'as pas peur d'être abandonné?

32. Francine exprime sa colère.
33. Reflet.
34. À cette époque, Francine hébergeait sa sœur et le fils de celle-ci.

JASON – Non.][35]

MICHEL – O.K., si tu ramasses, est-ce que c'est cela, l'autonomie?

JASON – Une partie.

MICHEL – Une partie ; l'autre partie, c'est quoi?

JASON – Je ne le sais pas. *(Sourire.)*

MICHEL – Tu ne le sais pas, mais il y a une autre partie.

JASON – Oui.

MICHEL – Moi non plus, je ne le sais pas c'est quoi, l'autre partie, mais il y a une autre partie... [Tu sais, il y a deux parties en toi aussi. Il y a ton inconscient et ton conscient. Il y a peut-être une partie de ton inconscient que tu ne sais pas, au niveau de ton conscient... mais ton inconscient, tu le sais.][36] *(Jason regarde Francine.)* Ta mère, comment elle se sent présentement? Rassurée ou pas du tout rassurée?

JASON – Pas du tout.

MICHEL *(à Francine)* – Est-ce que tu te sens rassurée ou pas rassurée?

FRANCINE – Pas tellement rassurée. *(Elle pleure.)*

MICHEL – [Ton fils te sent bien.

FRANCINE – Il me sent comment?

MICHEL – Il te sent bien.

FRANCINE – Bien rassurée?

MICHEL – Non. Non rassurée.

FRANCINE – Il me sent non rassurée.

MICHEL – Oui.

FRANCINE – Moi aussi.

MICHEL – Donc, il te « sent ».][37]

FRANCINE – Oui, O.K. *(Elle pleure.)*

MICHEL – [Qu'est-ce qu'il faudrait que tu fasses, toi, comme parent, pour avoir de l'aide?][38]

FRANCINE – Je ne le sais pas.

MICHEL – [Tu ne le sais pas.][39]

35. Sous hypnose, le conscient de Jason comprend.
36. Utilisation de la confusion, pour dépotentialiser le conscient.
37. Le thérapeute force Francine à démêler ses côtés Parent, Adulte et Enfant.
38. Phrase adressée à la partie adulte de Francine.
39. Reflet.

FRANCINE – Je voudrais que cela vienne sans que j'aie quelque chose à faire.

MICHEL – O.K. Puis ton fils, il ne le sait pas non plus. Est-ce que je me trompe ?

JASON – Non.

MICHEL – Comment on va résoudre le problème ? Parce que moi non plus, je ne le sais pas. Il va falloir trouver quelque chose.

FRANCINE – [C'est toi le psychologue[40]... trouve !][41]

MICHEL – C'est moi qui dois trouver cela ? *(Rires de Jason et de Francine.)* Je suis un bien mauvais psychothérapeute, car je ne suis pas capable de le trouver. Je ne suis pas capable de le trouver.

FRANCINE – Hé ! Je voudrais me moucher. *(Elle veut utiliser ses deux mains.)*

MICHEL – Bien, mouche-toi. Bon. *(Lorsque Francine se mouche)* Veux-tu un autre mouchoir ? *(Son bras en état de catalepsie se déplie.)* Tu ne pensais pas pleurer ce matin, hein ?

FRANCINE – Remarque que cela ne me surprend pas.

MICHEL – Cela ne te surprend pas, O.K.

FRANCINE – Non.

MICHEL – Es-tu mieux ?

FRANCINE – Oui, mais j'ai encore le goût de pleurer.

MICHEL – T'as encore le goût de pleurer ? Bien, peut-être que ce serait bon que tu pleures. *(Francine pleure et ses lèvres tremblent.)* Qu'est-ce que tu pourrais faire ? As-tu le goût d'être consolée ?

FRANCINE – Oui.

MICHEL – Je vais demander à Jason. *(À Jason.)* Comment on pourrait consoler ta mère ? Qu'est-ce que tu pourrais faire pour consoler ta mère ?

JASON – Je ne sais pas.

MICHEL – Est-ce que je peux te proposer quelque chose ?

JASON – Oui.

MICHEL – Juste que ta mère sente que tu la touches, pas seulement physiquement, mais que tu la touches en dedans ; qu'elle se sente soutenue, qu'elle ait de l'aide. Est-ce que je peux te demander, Jason, de toucher une partie... *(À Francine)* Peut-être

40. L'auteur est psychothérapeute conjugal et familial, et psycho-éducateur.

41. Francine tente de remettre la responsabilité au thérapeute.

qu'on pourrait te demander quelle partie de ton corps tu voudrais que Jason touche ? *(Francine pleure.)*

FRANCINE – [Mon cou.][42]

MICHEL – Ton cou. *(Jason observe. Puis, à Jason.)* Je vais te demander de sortir de cet état, Jason, et d'aller tout simplement toucher le cou de ta mère. Et je vais continuer à parler avec elle, et, à un moment donné, tu vas rentrer dans cet état… lorsque je te le demanderai. Lorsque je te dirai « go », tu rentreras dans cet état qui nous permet de communiquer. Go. *(La main de Jason descend, [il s'étire et touche du bout du doigt le cou de Francine.)* Tu la taquines, c'est ta façon de taquiner ta mère. *(Jason rit.)* Où tu pourrais la toucher ?

JASON – Bien, au cou.

MICHEL – Et quand tu fais cela ?

JASON – Bien, je la touche.][43]

MICHEL – Tu la touches, présentement ?

JASON – Bien non… bien, avec le doigt.

MICHEL – [Es-tu sorti de l'état ?

JASON – Je ne le sais pas.

MICHEL – O.K. Je vais te demander de prendre une bonne respiration, O.K. « Go ». Prends une bonne respiration. Prends une bonne respiration. C'est bien, donne-moi la main. Ça va, O.K.][44] Tu veux toucher ta mère maintenant ? *(Jason touche, de toute sa main, le cou de Francine.)* [Pour toi, toucher ta mère, c'est cela… *(À Francine.)* Pour toi, toucher, ce serait quoi ?

FRANCINE – Pour moi, qu'il me prenne par le cou. *(Elle pleure.)*

MICHEL – Oh ! Toucher, pour toi, c'est prendre par le cou. *(À Jason.)* Et toucher pour toi, c'est faire cela. *(Michel pointe du doigt.)* Qu'est-ce que tu vas faire ?

JASON – Bien, je vais la prendre par le cou.

---

42. Francine passe du corps à l'affectif (règle de la CIA). Le cou devient une métaphore physique de changement.
43. Littéralisme de Jason. On lui a demandé de toucher sa mère au cou ; c'est ce qu'il fait.
44. Le thérapeute utilise une séparation entre sortir et entrer en transe pour accentuer la différence entre action volontaire et non volontaire dans sa prise en charge.

MICHEL – Bien, prends-la par le cou.][45] [*(Jason prend Francine par le cou, la ramène vers lui et lui appuie la tête sur son épaule. Il l'entoure de ses bras.)*

MICHEL – As-tu demandé à ta mère si elle est confortable comme cela ?

JASON *(à Francine)* – Es-tu bien ?

FRANCINE – Oui. *(Elle l'entoure elle aussi de son bras et lui caresse la nuque pendant que Jason lui tapote l'épaule. Ils restent un moment dans cette position.)*][46]

MICHEL – Oh, il y a quelque chose qui se passe là, qu'est-ce qui se passe là ? Le « ouf » qui sort là, c'est quoi ?

FRANCINE – Je ne sais pas.

MICHEL – Tu ne sais pas... mais ça sort.

FRANCINE – Est-ce que c'est à moi que tu demandes cela ? *(Elle ouvre les yeux.)*

MICHEL – Pardon, oui c'est à toi que je demande cela... ou à Jason aussi, mais le gros « ouf », je l'ai senti de toi, Francine.

FRANCINE – C'est « ouf ». Ça fait du bien. *(Sourire.)* Ça fait du bien.

MICHEL – Jason, est-ce que cela fait du bien ?

JASON – Oui.

MICHEL – Oui... *(Michel s'approche de Jason, lui donne la main et dit « Go ». Jason entre en état d'hypnose, avec son bras en catalepsie.)* Cela te fait du bien ?

JASON – Oui.

FRANCINE – Moi aussi.

MICHEL – Toi aussi.

FRANCINE – Oui.

MICHEL – T'es-tu senti touchée par ton garçon ?

FRANCINE – Oui.

MICHEL – Oui, on va laisser le temps aller, goûter à ce moment-là... prendre une bonne respiration... et je vais vous raconter une petite histoire.

FRANCINE – Une belle.

MICHEL – Une belle histoire ? *(Francine fait « oui » de la tête.)*

---

45. Démonstration de compréhension d'une transaction de commande.
46. Ici, Jason adopte une attitude de « grand ». En hypnose, il conserve plutôt une attitude de « petit ».

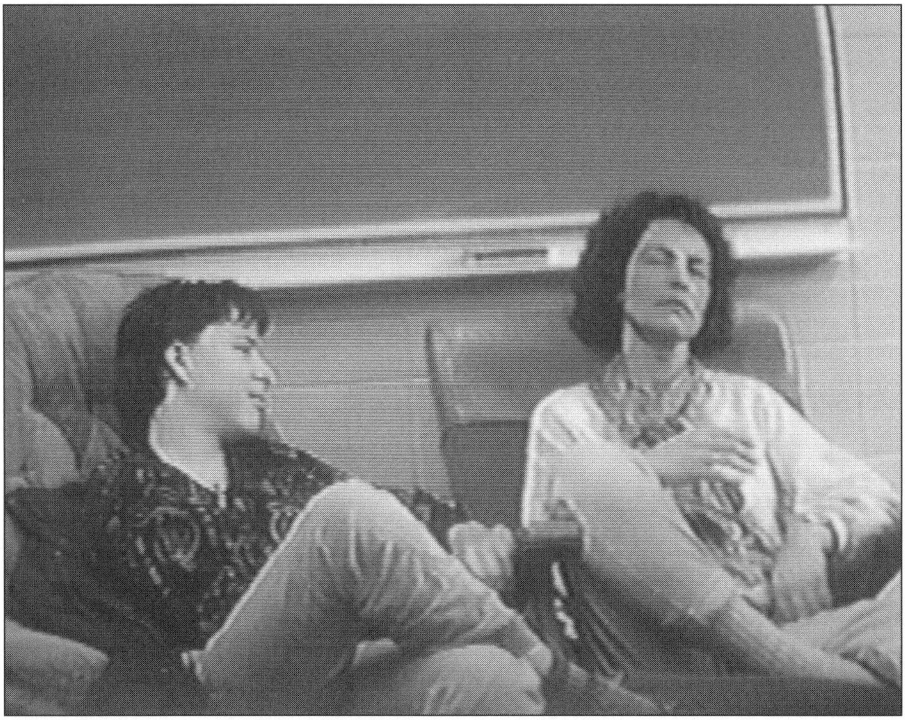

Photo 7 : Jason en état de conscience éveillée et sa mère en état de conscience modifiée

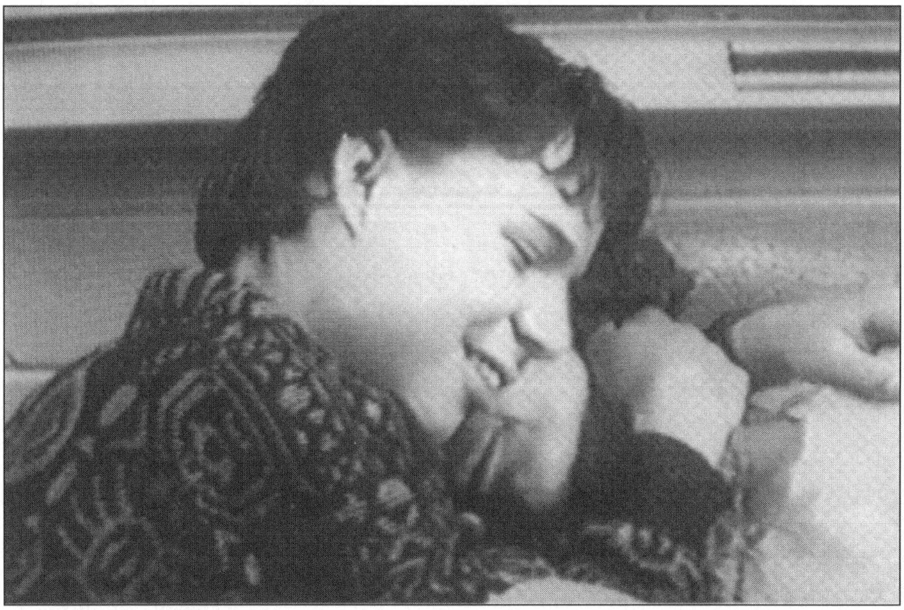

Photo 8 : Jason étreint sa mère

MICHEL – O.K., je vais avoir besoin de vous autres. Je vais commencer à raconter une histoire, [mais je vais vous demander de participer à cette histoire.][47] Elle va être encore beaucoup plus belle. *(Début de la métaphore.)* Il était une fois une maman souris et son bébé souris. Elles ont décidé de faire une petite randonnée et elles sont entrées dans une espèce d'automobile ; et dans l'automobile, à ce moment-là, la petite souris s'est mise à rêver et [je vais demander à la petite souris, à Jason, c'est quoi le rêve de la petite souris ?][48]

JASON – Le fromage.

MICHEL – Le fromage, O.K. Veux-tu continuer de me raconter l'histoire ?

JASON – Il y avait beaucoup de fromage.

MICHEL – Il y avait beaucoup de fromage. Et puis ?

JASON – C'est un trésor pour lui.

MICHEL – Excuse-moi, je n'ai pas entendu.

JASON – C'est un trésor pour le bébé souris.

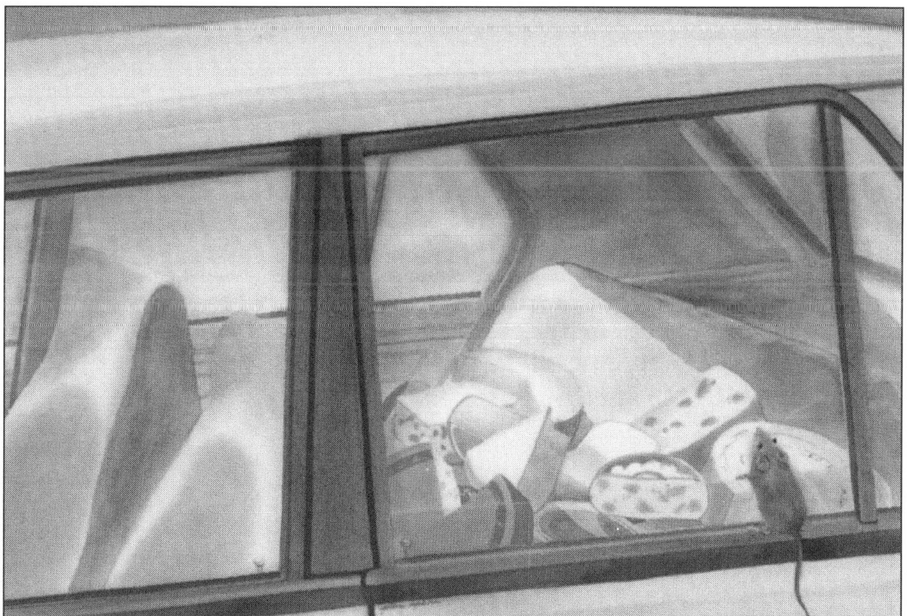

47. Le thérapeute annonce la métaphore ouverte.
48. Ouverture de la métaphore.

MICHEL – C'est un trésor, le fromage. Puis qu'est-ce qu'il fait ?

JASON – Il mangeait.

MICHEL – Il mangeait, O.K. [Comment il a mangé ?

JASON – Par la bouche.][49]

MICHEL – Par la bouche, oui. [Est-ce qu'il s'en est gardé une provision ?

JASON – Oui.

MICHEL – Est-ce qu'il avait peur d'en perdre ?

JASON – Non.

MICHEL – De ne pas en avoir assez ?

JASON – Non, il en avait trop.

MICHEL – Il en avait trop ?

JASON – Oui.][50]

MICHEL – [Comment s'est-il organisé ?

JASON – Il en a mis dans ses poches.

MICHEL – Dans ses poches ?

JASON – Oui.

MICHEL – Ah oui ? C'est important d'en mettre dans ses poches ?

JASON – Oui.

MICHEL – O.K.

JASON – Une réserve.

MICHEL – Pardon ?

JASON – Une réserve.

MICHEL – O.K. Et comment l'histoire continue ?

JASON – Il en a donné à sa mère.][51]

MICHEL – Il en a donné à sa mère ? O.K., c'est une belle histoire. Comment elle était, sa mère ? Veux-tu me la décrire, sa mère ?

JASON – Elle était contente...

MICHEL – Elle était contente.

JASON – De partager le trésor.

---

49. Littéralisme de Jason.
50. Changement de croyance : du manque à l'abondance. Il n'est plus nécessaire de voler. Jason est rassuré sur l'abondance de l'amour inconditionnel de sa mère.
51. Volait-il pour en donner à sa mère ?

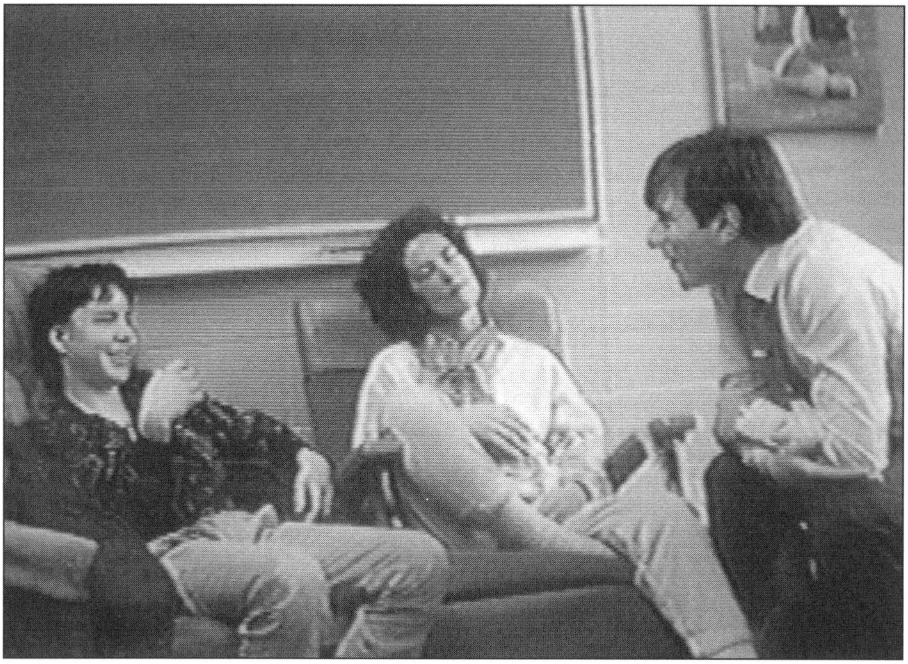

Photo 9 : Jason, au moment où il parle de « partager le trésor »

MICHEL – [De partager ce trésor, O.K., ça va. Et la maman était heureuse de recevoir ce trésor. Elle était très très touchée de partager ce trésor. Et la maman dit à la petite souris qu'elle a apprécié ce geste-là... Qu'elle va continuer à garder ce geste-là, tout le temps, tout le temps gravé dans sa petite mémoire de souris. Et cela l'a tellement touchée que pour elle, c'est très clair, peu importe ce qui arrivera, peu importe, parce que la petite souris va grandir, elle va partir, mais elle va toujours rester avec elle. Elle sera toujours son enfant qu'elle aimera toujours... elle sera toujours près d'elle, même si elle n'est pas avec elle. Elle ne l'abandonnera jamais, jamais la petite souris... jamais, jamais, jamais, jamais, jamais, jamais, jamais.

Les deux petites souris ont continué à goûter, à sentir, à voir, à toucher le fromage. Elles sont revenues chez elles, sont parties, ont continué de vieillir ; la petite souris, à être autonome ; la petite souris, à remercier son petit ami en dedans d'elle. Parce que la petite souris avait un ami en dedans d'elle. C'est bien, très bien. Et la maman souris a trouvé dans tout, tout, tout ce chemin *(Francine essuie une larme.)*, dans toute, toute, toute cette expérience, un sens, un sens profond qui l'a fait grandir, qui l'a fait grandir dans sa personnalité de souris, grandir et trouver des parties d'elle qu'elle n'avait pas trouvées. Et cela avait du sens pour elle. Tout cet accompagnement, tout ce sacrifice, elle a donné de la vie, elle a récupéré une situation très difficile.

Elle a été une grande, grande éducatrice. Elle a été, même, une grande rééducatrice parce qu'elle a donné un don total d'elle-même. Les deux souris ont continué à vivre, à affronter des obstacles... comme toutes les souris peuvent affronter des obstacles. C'est bien.][52]

C'était une histoire très simple, mais en même temps, une histoire belle pour les petites souris.

Je vais maintenant vous demander de revenir, parce que je ne sais pas si votre boucle est fermée, je ne sais pas si elle est encore ouverte. Mais il y a quelque chose que je sais, c'est que vous avez travaillé très très fort et c'est vous qui avez les outils qu'il faut, même si des fois vous hésitez. Vous avez les outils qu'il faut pour vous en sortir. C'est bien, c'est très très bien.

[Je vais maintenant vous demander de sortir de cet état, sortir, sortir de cet état et on va continuer la rencontre... sortir de cet état : go... Prenez une bonne respiration... Hé ! vous revenez de loin, vous autres.][53] *(Jason et Francine bougent.)* Hé ! *(Francine rit et pleure en même temps.)*

FRANCINE – On le sait, « calvas »[54], qu'on a tous les outils.

MICHEL – Comment cela, tu le sais, « calvas », que tu as tous les outils ?

FRANCINE – Mais on a les bras trop fatigués pour s'en servir.

MICHEL – Ah ! O.K. Qu'est-ce qu'il faut faire, lorsqu'on a les bras trop fatigués pour s'en servir ?

JASON – Je ne sais pas, c'est elle qui parle.

MICHEL – Non, un ou l'autre.

52. Reprise de la métaphore amorcée de façon ouverte, cette fois avec une fin donnant un sens de dépassement pour Francine. Aussi, la métaphore suggère que Jason accepte d'aller vers l'avenir, de laisser sa mère. Il n'est plus nécessaire de la protéger.

53. Déshypnotisation.

54. Patois québécois.

FRANCINE – On se repose les bras, on passe les outils à l'autre.

MICHEL – On passe les outils à l'autre. *(Rire de Francine. [Jason et Francine se touchent de leurs pieds.][55])*

MICHEL – C'est chouette de vous voir. Du cou aux pieds, maintenant. Vous avez fermé la boucle ? *(Jason et Francine se regardent d'un air complice.)* Est-ce que c'est cela, fermer la boucle ?

FRANCINE – Je pense que oui.

MICHEL – Ah ! O.K. [On a fini une démarche de combien de rencontres ?

JASON ET FRANCINE – Six, sept rencontres.

MICHEL – S'il y a quelque chose, ne vous gênez pas, vous pouvez m'appeler. Cela me fera plaisir de continuer à travailler avec vous. Mais, pour l'instant, vous avez ce qu'il faut. Je vais vous demander un devoir, un dernier devoir à tous les deux : m'appeler dans un mois et demi, juste pour me dire comment ça va, ensemble. Dire comment ça va, tout simplement.][56]

FRANCINE – O.K.

MICHEL – Est-ce que ça va ?

JASON- Dans quatre mois et demi aussi ? Et dans six mois ?

MICHEL – Si tu as le goût, tu m'appelleras. Je ne sais pas si j'ai répondu à vos attentes.

FRANCINE – Oui, oui, oui.

JASON – Moi, je n'avais pas tellement d'attentes... Bien ! Je voulais que cela se règle... je le sais bien.

MICHEL – Est-ce que cela s'est réglé ?

JASON – C'est cela qu'on va voir.

MICHEL – O.K. Tu n'es pas sûr ?

JASON – Bien, d'un côté, oui, dans le fond.

MICHEL – Moi non plus, je ne suis pas sûr... mais tu as les outils : c'est toi, O.K. *(Bâillement de Jason.)* Cela m'a fait plaisir de t'avoir accompagné dans toute cette démarche-là, j'ai trouvé cela... *(Il laisse la phrase en suspens.)*

FRANCINE – Tu es un magicien.

MICHEL – Un magicien. Ça va, c'est dur de se quitter, hein ?

FRANCINE – Bien oui.

55. Ratification. Interprétation de l'action de « fermer la boucle ».

56. Clôture du contrat thérapeutique.

MICHEL – [C'est dur de se quitter après un long cheminement de même. J'ai moi aussi de la misère à vous quitter.][57]

FRANCINE – Emmène-nous. *(Elle s'approche de Michel.)*

MICHEL – Je tiens à vous remercier, en tout cas, de votre participation.

JASON – Tu le présenteras aux Suisses, hein?

MICHEL – Je vais le présenter aux Suisses, O.K. Il y a sûrement des Suisses dans la salle qui vont... Je transmettrai le message aux Suisses. Aussi aux Suissesses? *(Jason fait « oui » de la tête.)*

MICHEL *(à Francine)* – Toi, veux-tu qu'on en fasse un film à Cannes? *(Regard et rire de Francine.)*

FRANCINE – Oui. *(Elle s'approche et touche Michel.)* Je vais trouver ma profession, moi, là.

MICHEL – Ça me fait plaisir. *(Il donne la main à Jason.)* O.K. Ça va? Pas plus d'énergie que cela?

JASON – Pas capable.

MICHEL – Pas capable. Es-tu réveillé?

JASON – Oui, oui.

MICHEL – Es-tu revenu avec nous autres?

JASON – Oui.

MICHEL – Oui?

JASON – Oui.

MICHEL *(à Francine)* – Ça va?

FRANCINE – Oui.

MICHEL – Bye, bye. *(Il embrasse Francine et sert la main de Jason.)*

FRANCINE – Merci beaucoup. En tout cas, c'était bien de travailler avec toi. *(Francine dirige son regard vers son fils et vers Michel. Jason regarde Francine et Michel. Lui, les regarde tous les deux.)*

---

57. Le thérapeute fait référence au contenu de la thérapie (abandon et autonomie).

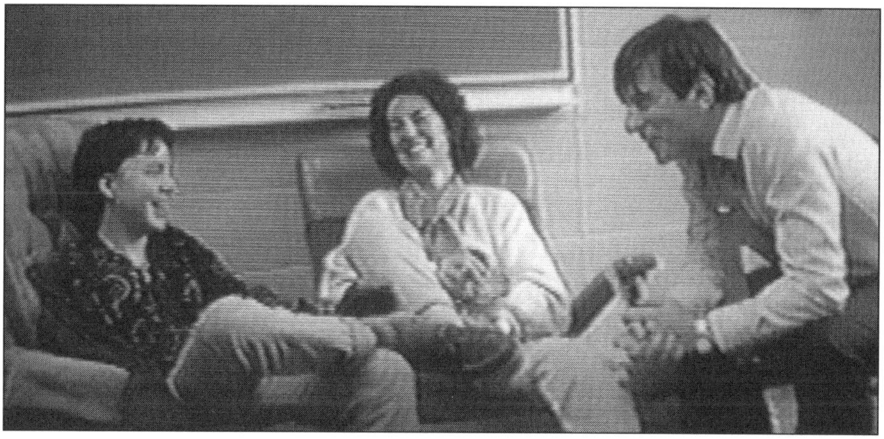

Photo 10 : Fin de la rencontre avec Francine et Jason

Isomorphismes de la métaphore des souris

Voici le tableau des isomorphismes de la métaphore utilisée avec Jason et Francine.

Tableau 16 : Isomorphismes de la métaphore des souris

Éléments de l'histoire personnelle	Éléments isomorphisés dans la métaphore
Francine	Maman souris
Jason	Bébé souris
Père manquant	Automobile
Recherche de l'abondance, protection	Fromage (qui devient un trésor)
Vol (peur du manque)	Bouche, poche (la réserve)
Partage, contact avec l'autre	Partage du trésor de fromage
Vision de croissance	La maman souris touchée de partager le trésor
Mémoire (niveaux corporel, émotif et existentiel)	Mémoire des souris
L'inconscient	Le petit ami en dedans de la souris
Accepter de se séparer (et tentation de ne pas le faire)	Acceptation par la maman du départ de l'enfant souris.
Sacrifice	Transcender son désir. En réalité, en se séparant, renoncer à l'enfance et accepter d'aller vers l'avenir.

CAS DE PIERRE, QUI SOUFFRE DE DÉVALORISATION

La deuxième illustration présente le cas de Pierre, dix-huit ans, qui terminait des études secondaires et commençait à travailler à temps partiel. Sa thérapie a touché plusieurs niveaux de sa personne. D'abord, avec l'aide de son médecin, nous avons travaillé à ce qu'il se prenne en main, en ce qui concerne sa santé physique. Nous l'avons également aidé à réorienter son régime de vie : nourriture, heures de sommeil, loisirs, etc. Dans son milieu scolaire, il a eu l'appui d'une équipe d'enseignants spécialisés. En psychothérapie, j'ai travaillé parfois de manière systémique, avec ses parents et avec d'autres personnes significatives pour lui.

Il avait de nombreuses peurs et suivait un rythme cyclique d'humeurs qui tendait vers la dépression. L'équipe psychomédicale penchait vers l'hypothèse d'une dépression bipolaire apprise, plutôt qu'une dépression physiologique ancrée. Nous préférions éviter le traitement au sel de lithium ; Pierre n'avait que dix-huit ans et le sel de lithium entraîne des effets secondaires. Nous lui avons donc proposé une stratégie pour régulariser ses humeurs et effectuer un travail de fond consistant à changer sa croyance de perdant chronique.

L'hypnotisme et les métaphores des rêves éveillés l'ont aidé à recadrer une partie de ce cycle de vie passé, dans lequel il se sentait *bon à rien*. Aujourd'hui, Pierre a un emploi stable et est père de famille. Il a réussi à désobéir à sa croyance qu'il n'était bon à rien et à obéir à la croyance qu'il peut réussir dans la vie.

Le recadrage des rêves

La stratégie du rêve éveillé dirigé, avec le support de l'hypnose, permet à Pierre de se rappeler ses rêves. Rossi (1994) rapporte comment les études de Dement (1965, 1972), Laberge (1985), Mindell (1985a, 1985b) et lui-même (1985) font du rêve un théâtre expérimental dans lequel de nombreux modèles de communication et de guérison esprit-corps peuvent être interreliés.

Pour ma part, j'utilise l'approche du rêve éveillé dirigé de Desoille (1971). Je traite les images apportées ou ressenties comme des métaphores ouvertes. Le sujet agit comme s'il rêvait. Physiologiquement parlant, il y apparition de mouvements oculaires rapides (MOR), comme ceux que l'on peut observer pendant la phase du sommeil paradoxal. De même, les muscles de la mâchoire sont habituellement relâchés.

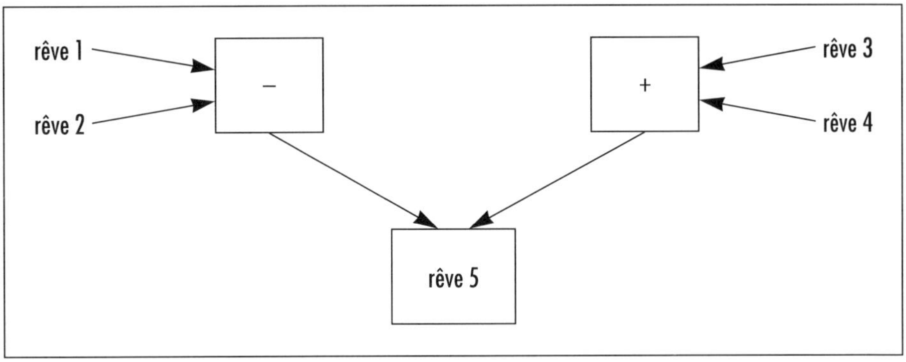

Figure 21 : Schéma d'obtention du cinquième rêve de Pierre

Dans le cas de Pierre, la stratégie est simple : l'aider à ce qu'il apprenne à désobéir à sa croyance d'origine (Je ne peux pas réussir) et à obéir à une nouvelle croyance (Je peux réussir).

La séance retranscrite ici s'est déroulée en trois temps. Dans un premier temps, Pierre a revu deux rêves négatifs. Dans un deuxième temps, je lui ai demandé d'aller chercher dans sa mémoire deux rêves positifs. Le troisième temps est plus complexe : je lui ai demandé de projeter ses deux rêves négatifs sur un même écran et ses deux rêves positifs sur un autre écran. Puis, par un chassé-croisé, de mélanger les rêves négatifs ensemble et les rêves positifs ensemble. Finalement, par une confusion, il a entremêlé

Tableau 17 : Les rêves de Pierre

Rêve	Description
1er rêve : négatif	Les compétitions en patins à roulettes. Il commence à réussir (il gagne un prix), mais il se blesse. Rêve de victime.
2e rêve : négatif (récurrent)	Les éboueurs le jette dans le camion à rebuts. Rêve de persécution.
3e rêve : positif	Il gagne un concours de chasse à l'orignal, alors que tous croient qu'il va perdre. Recherche de puissance.
4e rêve : positif	Course automobile. À la toute fin, il enlève la première place. Détermination à réussir.
5e rêve : positif et transcendant	Il est invité à une émission de télévision. Il est reconnu et apprécié.

ces deux amalgames (positif et négatif) pour en sortir un rêve thérapeutique transcendant.

La figure 21 illustre comment le cinquième rêve a été obtenu. Les cinq rêves de la séance sont présentés au tableau 17.

Métaphore des rêves éveillés dirigés

MICHEL – [Cela fait plusieurs fois qu'on se voit, hein ?][58]

PIERRE – Oui.

MICHEL – [Veux-tu expliquer comment tu as de la difficulté à te rappeler tes rêves comme tels ? Mais en état d'hypnose, tu peux me raconter tes rêves, c'est cela ?

PIERRE – Oui.

MICHEL – Est-ce qu'on peut ? Depuis qu'on s'est vu, cela fait déjà longtemps qu'on s'est vu. Cela fait combien de mois ?

PIERRE – Quatre mois, à peu près.

MICHEL – Quatre mois. C'est bien... et est-ce que tu t'es rappelé des rêves depuis quatre mois ?

PIERRE – Quelques-uns, mais pas tous.

MICHEL – Quelques-uns... ah ! C'est nouveau, cela ?][59]

PIERRE – Oui, juste quand je me réveillais, là, je savais que...

MICHEL – [Mais avant cela, tu te rappelais. *(Temps d'arrêt.)* Tu ne te rappelais pas tes rêves. Tu commences à te rappeler tes rêves.][60]

PIERRE – Oui.

MICHEL – O.K., c'est bien.

PIERRE – Pas tous, quelques-uns.

MICHEL – Quelques-uns, O.K. Est-ce que tu aimerais te rappeler le rêve que tu as fait ce matin ?

PIERRE – Oui.

MICHEL – Est-ce que tu te le rappelles ?

PIERRE – Non.

MICHEL – [O.K., je vais tout simplement t'aider à entrer dans cet état, et on va utiliser le crayon. Et lorsque le crayon sera tout simplement rendu en bas, tu entreras dans cet état. Complètement, complètement, complètement, complètement. *(En disant*

58. Établissement du contact.
59. Synchronisation (pacing) verbale, par le rythme de la voix, et non verbale, par le clignement des paupières et le rythme respiratoire.
60. Confusion.

ces mots, Michel abaisse doucement le crayon. Pierre suit des yeux la descente du crayon et entre immédiatement en état d'hypnose.)][61] Très, très, très bien... Et maintenant, tu es dans un état et c'est très très bien. Et tu vas tout simplement laisser ton inconscient agir, et lorsque ton inconscient, ton meilleur ami en fait, sera prêt à te livrer ton rêve... [Si tu veux, *(pause)* tu peux me le raconter. Si tu veux *(pause)* qu'on l'écoute, le rêve. Et des choses que tu peux livrer. S'il y a des choses que tu ne veux pas livrer, tu les laisses en dedans de toi, ou si tu veux livrer, tu...][62] Bien, il y a beaucoup d'images qui viennent présentement ; très, très bien, très, très bien. Est-ce que c'est un rêve que tu veux garder pour toi ?

PIERRE – Non.

MICHEL – [O.K. Quel genre de rêve as-tu fait ?

PIERRE – Sur patins à roulettes.

MICHEL – Sur des patins à roulettes. Peux-tu me décrire ce qui se passait sur les patins à roulettes ?

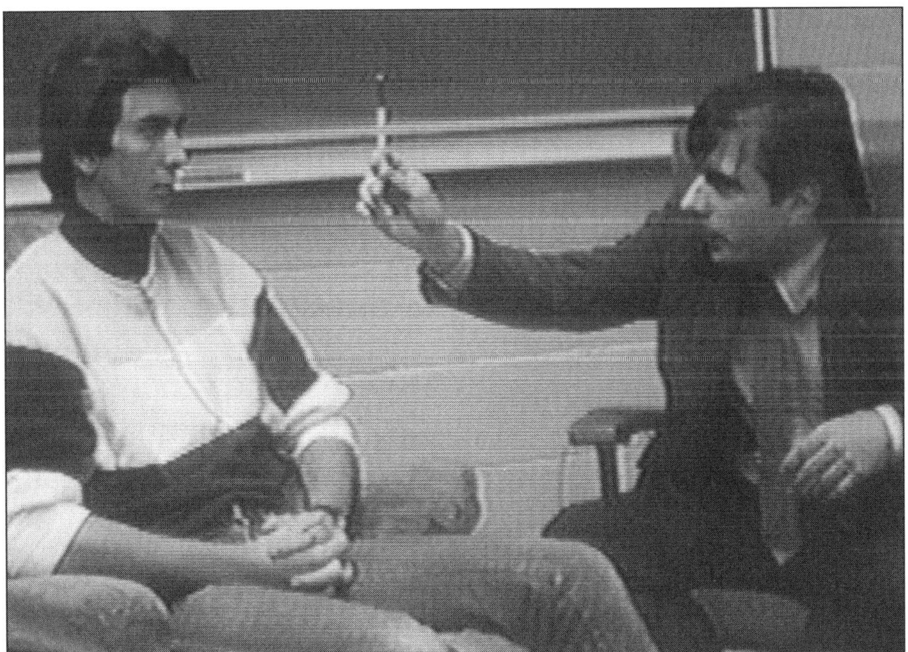

Photo 11 : Induction hypnotique de Pierre

61. Induction hypnotique rapide à l'aide d'un crayon.
62. Ratification.

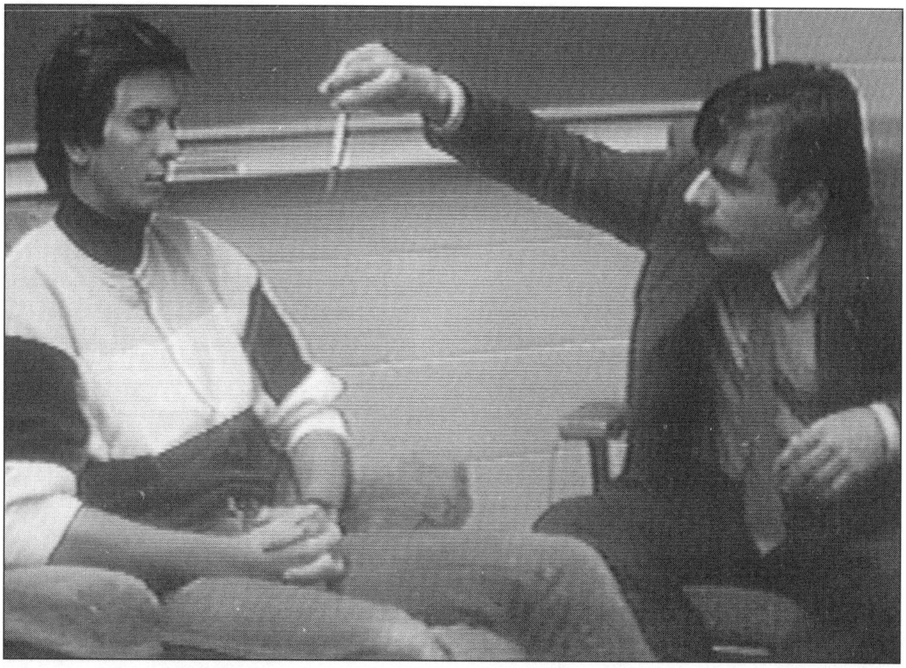

Photo 12: Pierre en état d'hypnose

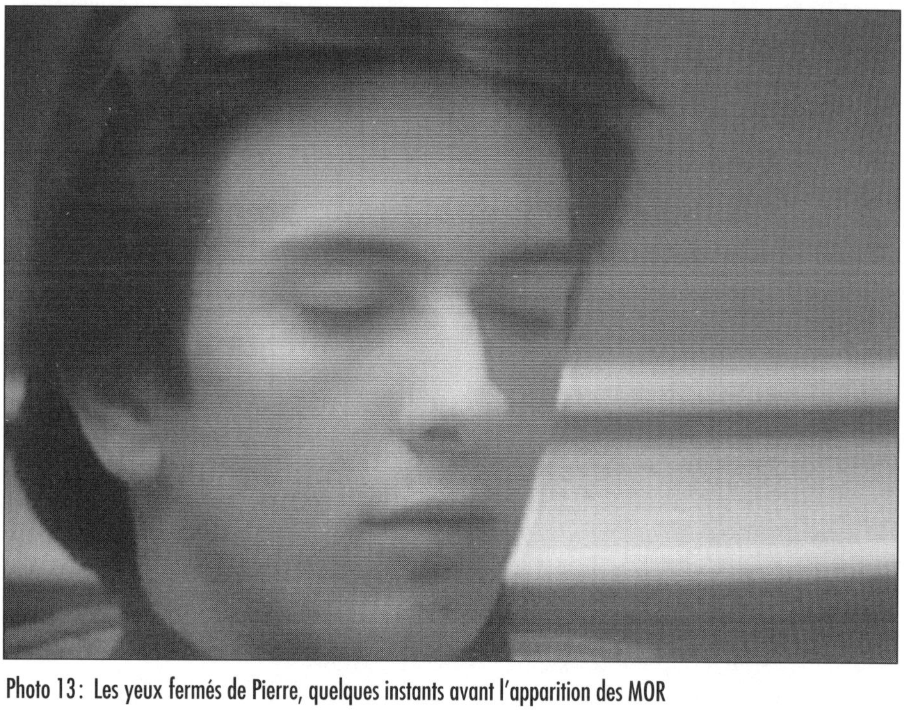

Photo 13: Les yeux fermés de Pierre, quelques instants avant l'apparition des MOR

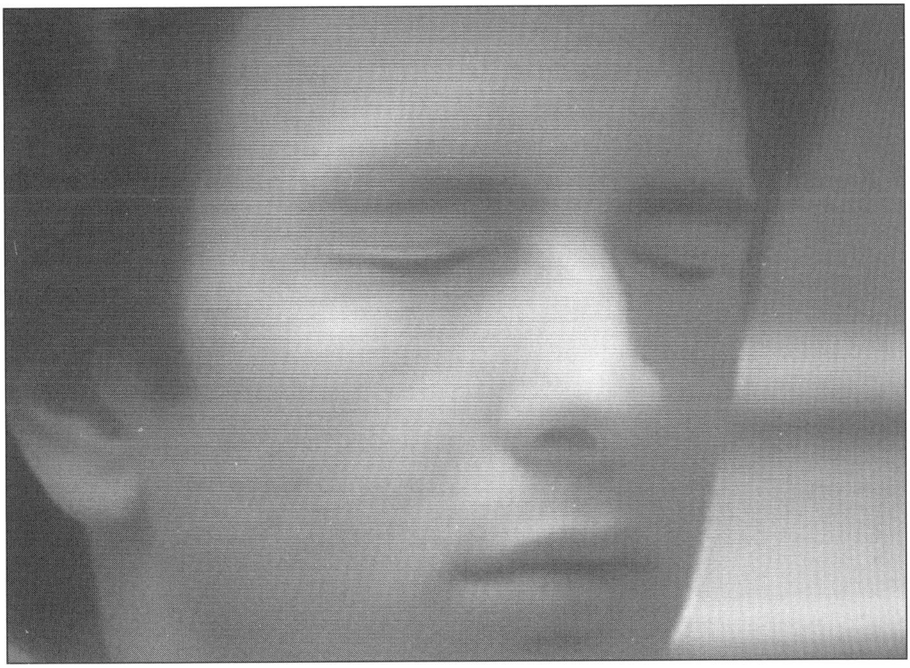

Photo 14 : Expression de Pierre, en rêve éveillé, au moment où se produisent les MOR

PIERRE – On avait des compétitions... de courses, de sauts.

MICHEL – Oui... et tu vois d'autres choses présentement ? Beaucoup de compétitions ?

PIERRE – Oui.

MICHEL – Qu'est-ce qui se passe dans ces compétitions ?

PIERRE – Des courses, des sauts, des courses à relais.

MICHEL – Est-ce que tu fais partie de ces compétitions ?

PIERRE – Oui.

MICHEL – Où es-tu dans ton rêve ?

PIERRE – Sur la piste.

MICHEL – Sur la piste. Comment es-tu habillé ?

PIERRE – En sport.

MICHEL – O.K., tu es habillé en sport ?

PIERRE – Oui.

MICHEL – Y a-t-il autre chose qui se passe ?

PIERRE – On patine, on s'amuse.

MICHEL – Plusieurs personnes ?

PIERRE – Oui.

MICHEL – Combien de personnncs ?

PIERRE – Sept.

MICHEL – Vous faites une course entre vous ?

PIERRE – Les courses à relais, on les fait ensemble. Les sauts, c'est individuel.

MICHEL – Oui. Comment es-tu, maintenant, dans cette course-là ? Es-tu bien ?

PIERRE – Oui.

MICHEL – Oui ?

PIERRE – Essoufflé.

MICHEL – Essoufflé ?

PIERRE – Oui.

MICHEL – C'est bien. Tu fais beaucoup de sport dans ce rêve ?

PIERRE – Oui.

MICHEL – Oui, bien. Tu rêves maintenant, tu es actif.

PIERRE – Oui.

MICHEL – Tu peux remercier ton inconscient de te donner ces beaux rêves-là. Formidable ! Qu'est-ce qui se passe maintenant dans ce rêve ?

PIERRE – Ils remettent des prix.

MICHEL – Ils remettent des prix. Est-ce que tu reçois un prix ?

PIERRE – Oui.

MICHEL – Quel prix tu reçois ?

PIERRE – La course en simple.

MICHEL – Oui. Quel genre de prix tu reçois ?

PIERRE – Un repas gratuit.

MICHEL – Un repas gratuit... à quel endroit, ce repas gratuit ?

PIERRE – « Au Ranch du Spaghetti ».

MICHEL – « Au Ranch du Spaghetti ». Cela se passe où, cette course en patins ?

PIERRE – À la « Récréothèque de Laval ».

MICHEL – Ah ! oui. Peux-tu me décrire ce qui se passe présentement ?

PIERRE – On patine.

MICHEL – Oui. Comment il finit ton rêve ?

PIERRE – Il y a d'autres compétitions. J'essayais des sauts de barils, mais je tombe sur un baril, le dernier.

MICHEL – Oui, puis ?

PIERRE – Ils sont obligés de m'amener sur une civière.

MICHEL – Tu es blessé ?

PIERRE – Oui.

MICHEL – Puis ?

PIERRE – Le rêve se termine là.][63]

MICHEL – C'est un rêve qui se termine mal.

PIERRE – Oui.

MICHEL – Est-ce que cela te fait penser à d'autres rêves ?

PIERRE – Oui.

MICHEL – À quels rêves cela te fait penser ? Hum, hum !

PIERRE – [Quand j'étais plus petit, je rêvais que j'étais un petit gars et que je regardais les vidangeurs[64] passer.

MICHEL – Hum, hum.

PIERRE – Puis, quand ils me voyaient, que j'étais avec mon tricycle, ils me prenaient et ils me mettaient dans le camion avec les déchets[65].

MICHEL – Hum, hum... Tu étais un déchet ?

PIERRE – Oui.][66]

MICHEL – Est-ce que tu as d'autres rêves comme cela ?

PIERRE – Non.

MICHEL – [Je vais t'amener maintenant à fouiller dans tout, tout ton grand, grand réservoir, comme un ordinateur, où tous tes rêves sont classés.][67] Tu vas me sortir deux beaux rêves : un rêve où tu n'as pas d'accident et un autre rêve où on te considère comme un gars formidable, un gars excellent dans quelque chose. Peux-tu me sortir ces deux rêves-là ? Je ne sais pas dans quel ordre ils vont sortir. Hum, hum... Es-tu au deuxième rêve ou au premier rêve, présentement ?

PIERRE – Au premier.

MICHEL – Au premier, O.K. C'est lequel qui est sorti le premier ?

PIERRE – [Celui où je suis à la campagne.

63. Premier rêve, négatif. Rêve ressource.
64. Terme québécois pour « éboueurs ».
65. Terme québécois pour « ordures ».
66. Deuxième rêve, négatif.
67. Courte métaphore.

MICHEL – Tu es à la campagne.

PIERRE – Oui.

MICHEL – Hum, hum...

PIERRE – Où on va sur un terrain de chasse.

MICHEL – Quel âge as-tu ?

PIERRE – Dix-huit.

MICHEL – Dix-huit ans. Qu'est-ce qui s'est passé ?

PIERRE – On était trois, sur le terrain de chasse d'une compétition. C'était celui qui ramenait le plus gros orignal.

MICHEL – Hum, hum... L'orignal, cet espèce d'élan ?

PIERRE – Oui.

MICHEL – Gros, gros animal. Puis, qu'est-ce qui se passe ?

PIERRE – On me disait que je n'avais aucune chance, qu'il vaudrait mieux que je ne participe pas. On était trois et on est parti ensemble. Puis, au début de la soirée, on est revenu et c'est moi qui avais le plus gros orignal.

MICHEL – Tu étais content ?

PIERRE – Oui.][68]

MICHEL – [O.K. Je vois maintenant ton premier rêve, ton second rêve maintenant. Tu étais fier de toi ?

PIERRE – Oui.

MICHEL – O.K. Qu'est-ce qui se passe dans ton second rêve ?

PIERRE – Dans des courses d'autos ?

MICHEL – Oui.

PIERRE – Ils donnent le départ. Je suis parti. Après cinq tours, j'étais rendu le troisième.

MICHEL – Hum, hum... Puis ?

PIERRE – Dans le dernier deuxième tour, j'étais rendu égal au premier.

MICHEL – Oui.

PIERRE – À peu près à cinq cents pieds, j'ai réussi.

MICHEL – Tu as réussi ?

PIERRE – J'ai réussi à le dépasser.

MICHEL – Hum...

PIERRE – Puis là, j'ai réussi à me faire apprécier du monde.

MICHEL – Les gens t'appréciaient ?

PIERRE – Oui.

68. Troisième rêve, positif.

MICHEL – Étais-tu en santé?

PIERRE – Oui.][69]

MICHEL – [Tu vas prendre maintenant ces deux rêves... ces deux rêves. Et tu vas les projeter sur deux écrans différents. Est-ce que tu les vois? Ces deux rêves, projetés sur des écrans différents, tu vas les prendre et tu vas les projeter sur les deux autres rêves que tu as... *(pause)* ...rêvés tantôt sur deux autres écrans et là, les rêves vont s'entremêler. Le rêve, les deux premiers rêves vont s'entremêler avec les deux rêves; les deux derniers rêves, tout entremêlés,... et il va sortir un beau rêve de tout cela.][70] Veux-tu m'expliquer le beau rêve qui va sortir de tout ce mélange de rêves?

PIERRE – [J'étais invité à une émission de télévision.

MICHEL – Qu'est-ce qui se passait à cette émission de télévision?

PIERRE – On me demandait pourquoi j'étais bon dans tous les sports.

MICHEL – Hum, hum... Hum, hum...

PIERRE – On disait que j'ai toujours aimé les sports.

MICHEL – Hum, hum...

PIERRE – J'avais l'intention de faire une carrière là-dedans.

MICHEL – Est-ce que ton rêve se termine comme cela?

PIERRE – Après cela, j'ai... en restant dans les sports, j'ai été très connu.

MICHEL – Tu as été connu?

PIERRE – Oui.

MICHEL – O.K., hum, très très bien.

PIERRE – Ça finit comme cela.][71]

MICHEL – Tu vas maintenant revenir avec nous autres... À moins que tu veuilles qu'on travaille dans cet état. As-tu des choses que tu voudrais qu'on travaille?

PIERRE – Non.

MICHEL – [Je vais te demander de revenir dans cet état où tu étais avant la rencontre. Pour ce faire, je vais compter jusqu'à dix et, à dix, tu sortiras tout simplement de cet état en prenant une

69. Quatrième rêve, positif.

70. Confusion et recadrage. C'est de ce recadrage que provient le cinquième rêve.

71. Cinquième rêve, positif et transcendant.

bonne respiration : un, deux, trois, quatre, cinq, six, sept, huit, neuf, dix. *(Pierre prend une bonne respiration et sourit.)*][72] Allô !

PIERRE – Allô.

MICHEL – Ça va ?

PIERRE – Oui.

MICHEL – Tu reviens de loin ?

PIERRE – Pas mal.

MICHEL – Pas mal loin, oui, oui. Te souviens-tu de ce que tu as rêvé ?

PIERRE – Oui, je me souviens surtout d'un rêve que...

MICHEL – Oui, lequel des rêves ?

PIERRE – C'est quand j'étais un petit gars... j'ai toujours rêvé cela, jusqu'à l'âge de dix ans... À partir, à peu près, mettons de trois ans, j'ai toujours rêvé le même rêve, ça fait que...

MICHEL – Oui. C'était lequel des rêves ?

PIERRE – C'était celui où je me faisais ramasser par les vidangeurs.

MICHEL – Vidangeurs... C'était un rêve terrible.

PIERRE – Oui, c'est le rêve dont je me souviendrai toujours, je ne peux pas l'oublier.

MICHEL – C'est dur de se rappeler ce rêve-là ?

PIERRE – C'est juste le rêve des vidangeurs que je me rappelle n'importe quand, les autres...

MICHEL – C'était juste celui-là.

PIERRE – On dirait que c'est lui qui m'a marqué le plus.

MICHEL – Il t'a marqué beaucoup, je comprends.

PIERRE – Oui.

MICHEL – Mais tu sais qu'on peut mener des vies d'anges aussi ?

PIERRE – Oui.

MICHEL – Aussi. Des vies d'anges (« vidanges »). Tu la connaissais, celle-là ?

PIERRE – Oui.

MICHEL – On te l'a déjà racontée ?

PIERRE – Oui.

MICHEL – Quel est le jeu de mots que tu pourrais faire avec les vidanges aussi ?

72. Déshypnotisation de Pierre.

PIERRE – Des anges de vie.

MICHEL – Des anges de vie, O.K., ouais.

PIERRE – C'est à peu près tout.

MICHEL – C'est tout, O.K. Aimerais-tu cela qu'on travaille ce rêve-là ?

PIERRE – Bonne question.

MICHEL – Pour t'aider à étudier toutes tes forces en dedans de toi, pour savoir qu'est-ce que ça t'a apporté, ce rêve-là... Ça t'a apporté des choses difficiles, mais ça t'a apporté aussi des choses intéressantes à voir.

PIERRE – Oui, mais... *(hésitation)* Disons que, depuis l'âge de dix ans, je ne l'ai plus jamais refait.

MICHEL – Tu ne l'as jamais refait, ce rêve-là ?

PIERRE – Non, on dirait que cela s'est arrêté...

MICHEL – Cela s'est arrêté à l'âge de dix ans... mais là, tout à l'heure, tu l'as refait.

PIERRE – Oui, parce que je suis allé le chercher pas mal loin.

MICHEL – Mais depuis l'âge de dix ans, tu ne l'as pas rêvé ?

PIERRE – Non, je ne l'ai jamais rêvé.

MICHEL – Oh ! tu en as fait du chemin depuis l'âge de dix ans. Ah ! bon, je suis content de savoir cela... C'est un vieux, vieux rêve que tu es allé chercher.

PIERRE – Oui.

MICHEL – O.K. Bon je te remercie beaucoup de ta participation. Bye.

PIERRE – Bye.

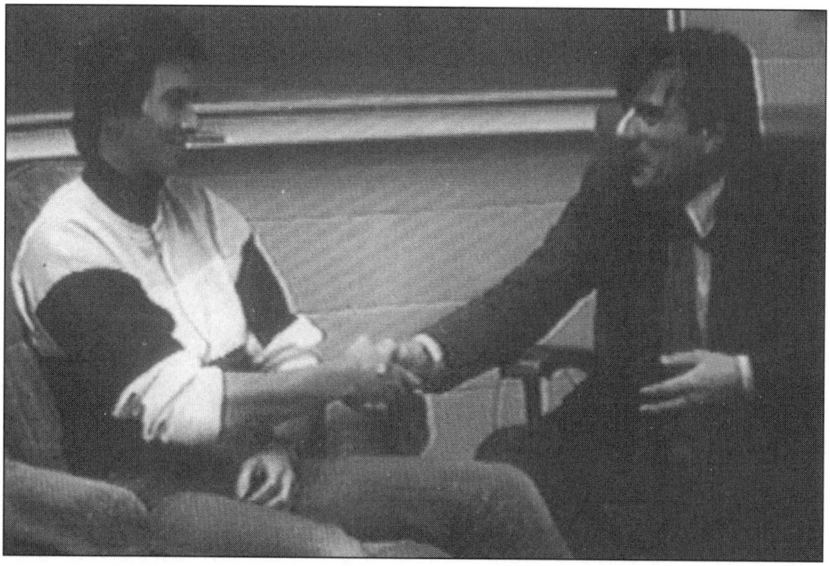

Photo 15 : Michel et Pierre, à la fin de l'entretien

CHAPITRE III

QUELQUES CONTES THÉRAPEUTIQUES

On commence à mourir
à partir du moment où l'on naît.
Certaines personnes le font
plus lentement que d'autres.
Tout ce que nous pouvons faire,
c'est de profiter de notre vie.

Milton H. Erickson.

J'ai réuni dans ce chapitre divers contes thérapeutiques écrits par des parents, des enfants, des thérapeutes et des enseignants. Les contes sont regroupés par tranches d'âge : enfance, pré-adolescence, adolescence, âge adulte et vieillesse. La plupart des auteurs ont fourni une description de la problématique qui a engendré le conte et de l'objectif que visait le thérapeute en l'utilisant.

Pour le lecteur qui désirerait plus de contes, il existe quelques recueils. Entre autres, ceux de D. Gordon (1978), C. Hammond (1990a), M. Dufour (1993) et J. Salomé (1993).

ENFANCE

FILLETTE DE CINQ ANS SOUFFRANT D'ENCOPRÉSIE EN RÉACTION AU CONTRÔLE DE SON MILIEU

Marie-Claude a une sœur de sept ans. Ses parents sont demeurés très proches de leur propre famille. Marie-Claude est donc souvent confrontée aux mille et une interventions de son oncle, de sa tante et de sa grand-mère. Tous ont à redire sur son attitude, sur son comportement, sur son humeur et même... sur son « caca ».

Toutes ces personnes contrôlent, à leur façon, Marie-Claude. Celle-ci déteste être contrôlée et être la *tête de Turc* de tout ce beau monde.

À cinq ans, Marie-Claude régresse et le « caca » quotidien devient une source d'insécurité pour tout le monde. Marie-Claude refuse d'aller à la selle. Alors, tout le monde s'en mêle et les parents paniquent. Mais Marie-Claude tient son bout, elle veut s'affirmer, se démarquer, faire ce qu'elle veut avec ce qu'elle a, avec ce qu'elle est.

« La fourmi plus qu'atomique[1] »

Tu connais Fourmilou ? Moi, je connais bien Fourmilou.

Elle vient d'une grande famille de fourmis. Souvent, cette grande famille de fourmis se réunit dans une même fourmilière. Quand elles se réunissent là-bas, je les vois arriver... le grand-papa, la grand-maman, les frères, les sœurs, les oncles, les tantes. Elles descendent de l'auto et marchent vers la butte de terre qui devient leur maison.

Hier, je me promenais dans ce champ où est leur maison. Je me suis approché, tout près. J'entendais du bruit, un gros ronronnement de fourmis qui parlent en même temps. Des fourmis chantaient, d'autres dansaient ou jouaient de la musique.

À travers tout ce bruit, j'ai entendu un petit « la – la – la – la ! » Une petite fourmi venait vers moi, elle se baladait en chantant « la – la – la – la... oups ! »

– Qui es-tu, toi ? me demanda-t-elle.

Elle prenait une si petite voix que j'avais l'impression de la voir encore plus petite qu'elle ne l'était en réalité.

– Je suis... Je suis... Je suis moi ! lui répondis-je.

– Tu n'as pas de nom ? me dit Fourmilou.

– Si, si... moi.

Je l'entendis alors ricaner. Je la vis trottiner sur une patte, puis sur l'autre. Soudain, je l'entendis crier :

– MOI AUSSI, JE SUIS MOI ! Hum ! C'est un petit peu difficile de crier comme ça. A-t-on besoin de parler fort et de crier pour devenir grande ? me demanda Fourmilou.

– Non. Tu sais, la voix n'a rien à voir avec qui on est et, surtout, ça ne veut rien dire sur notre grandeur. Tu sais, on peut se fâcher, crier souvent et, au fond, être tout petit... ou parler doucement tout en se sentant très grand.

Je sentis tout à coup la petite Fourmilou devenir calme, souriante, taquine.

J'aurais aimé que tu sois là, toi aussi, pour la voir avec ses beaux yeux, ses grands cheveux et son petit sourire parfois moqueur.

1. Atomas, la fourmi atomique, était le personnage principal d'une série de dessins animés américains populaire au Québec pendant les années 70 et au début des années 80.

– Psst... Psst... J'ai un secret, vint-elle me dire.

– Un secret à garder pour toi... ou un secret pour partager avec moi ?

– Hum ! Les deux ! Oui, les deux. Je veux te le dire.

– Vas-y petite fourmi, j'adore les secrets, les longs secrets, les... les plusieurs secrets.

C'est alors que la petite Fourmilou me dit qu'elle était la gardienne d'or de la fourmilière Ororo. Je ne savais pas comment c'était une fourmilière, je n'y étais jamais entré.

La petite Fourmilou m'expliqua donc qu'une fourmilière, c'est fait un peu comme moi, comme une personne.

– Il y a une entrée, me dit Fourmilou.

– Comme ma bouche ?

Fourmilou éclata de rire.

– Mais oui, ça peut être comme une sorte de bouche, l'entrée.

– Et, après l'entrée ou la bouche, qu'est-ce qu'il y a ?

– C'est plein de tunnels avec de petites chambres, de longs tunnels qui se rejoignent tous. On peut entrer les pièces d'or par la porte avant et les voir sortir par la porte arrière. Chaque matin, chaque midi et chaque soir, j'apporte de belles pièces d'or brillantes à l'entrée de ma fourmilière. Je les pousse tranquillement et elles glissent dans le tunnel pour finalement tomber dans une chambre.

J'étais content pour la petite fourmi, content qu'elle puisse apporter de l'or à Ororo trois fois par jour.

Je la sentis cependant devenir toute triste... Elle avait envie de pleurer, elle approchait ses petites pattes près de ses yeux et les frottait, tout en sanglotant.

– Pourquoi pleures-tu après m'avoir raconté un si beau secret ?

– Le secret, il est beau au début, dit Fourmilou. Moi aussi je suis toujours contente d'apporter des pièces d'or trois fois par jour à Ororo, mais quand je les laisse tomber dans la fourmilière, il se passe toutes sortes de choses que je n'aime pas. Mon papa et ma maman me disent toujours que je ne peux pas garder toutes mes pièces d'or dans ma fourmilière, parce qu'elle va devenir trop grosse et éclater. Mon grand-papa, ma grand-maman, tout le monde dans ma grande famille me dit que je suis trop petite pour garder autant de pièces d'or dans ma fourmilière. Et quand ils me disent que je suis trop petite, ça me fâche, j'ai encore plus envie de les garder toutes et de les faire attendre. Tu sais, me dit-elle, tout le monde vient voir, chaque soir, à la porte arrière d'Ororo, si j'ai laissé échapper des pièces.

– Tu pleures encore, petite fourmi ? lui demandai-je.

– Oui, je suis encore un peu triste. Tu sais, parfois, j'aurais envie de faire cadeau de mes pièces d'or à mon papa, à ma maman, à mes grands-parents. Mais j'ai toujours l'impression qu'ils veulent me les voler, car ils veulent toujours en avoir... beu ! Ça me fâche et alors, je n'ai plus le goût de faire de cadeaux.

– Tu sais, Fourmilou, tu n'es pas la seule à être fâchée comme ça. J'ai rencontré, l'autre jour, une fourmi de ton âge qui vivait la même chose.

– Oh ! Qu'a-t-elle fait ? Est-ce qu'elle est triste et embêtée, elle aussi ?

– Non, maintenant, elle ne l'est plus. Maintenant, elle est heureuse, libre, souriante et moqueuse.

– Est-ce qu'elle a un papa et une maman, elle aussi ?

– Oui, Fourmilou, et un grand-papa, une grand-maman, des oncles, des tantes, des frères et des sœurs. Elle aussi, elle les aime beaucoup, tout en se fâchant contre eux parfois.

– Raconte-moi, dis-moi pourquoi elle n'est plus triste, s'empressa de me demander Fourmilou.

– D'accord, répondis-je. Fourmili, c'est son nom, apportait elle aussi des pièces d'or à sa fourmilière plusieurs fois par jour. Elle aussi avait envie de les garder toutes, de punir les autres en les gardant toutes et en faisant gonfler sa fourmilière. D'autres fois, elle avait envie de leur en donner en cadeau, mais elle changeait d'idée.

Un bon matin, Fourmili comprit qu'elle apportait des pièces d'or à sa fourmilière à chaque jour et que, donc, elle n'en manquerait jamais. L'idée de garder ses pièces d'or, qu'elle avait depuis longtemps dans sa fourmilière gonflée, lui parut tout à coup moins importante. Elle se mit donc à en donner aux autres, parce que cela lui faisait plaisir d'en donner et que, surtout, cela laissait de la place pour en mettre des neuves chaque fois.

Elle a découvert que, depuis qu'elle donne des pièces d'or chaque jour et les remplace par des nouvelles, les autres fourmis la saluent, comme on salue d'habitude les grandes fourmis dans toutes les fourmilières du monde.

Depuis ce temps, Fourmili est légère et active. Elle fait ce qu'elle veut de ses pièces d'or.

Par Jacques Dubé, intervenant social.

ENFANT AYANT DE LA DIFFICULTÉ À QUITTER SA MÈRE POUR ALLER À LA MATERNELLE

Un enfant d'âge pré-scolaire éprouve certaines difficultés à quitter la cellule familiale. On veut créer une diminution de la dépendance à la mère.

« Sam Hélico »

Voici l'histoire de Sam Hélico, qui vivait avec sa maman dans la grande forêt du Nord.

Sa maman était un arbre qu'on appelle l'érable. À chaque année, elle donnait naissance à un million d'hélicoptères comme Sam.

À tous les automnes, Sam voyait partir ses frères et sœurs vers le sol, afin d'y vivre leur vie et de devenir, à leur tour, des arbres. Mais, pour Sam, il n'était pas question de laisser maman, car s'il partait avec ses frères et sœurs, il ne reverrait plus maman et ne goûterait plus ses caresses.

Un jour, sa mère se secoua tellement fort que Sam fut emporté par le vent. Au cours de son voyage jusqu'au sol, il rencontra des amis et s'amusa à pirouetter dans les airs avec eux. Plusieurs fois, des vents froids le firent frissonner de toutes ses fibres et lui donnèrent la trouille, mais Sam fut courageux.

Lorsqu'il arriva au sol, Sam fut très fier de lui, car il avait réussi à faire quelque chose sans sa maman et que, même s'il n'était plus accroché à sa branche, Sam et sa maman s'aimaient toujours.

Sam est maintenant devenu grand et il fait ses propres racines dans la terre. Peu à peu, il devient un petit érable qui grandit à côté de sa maman.

Par Caroline Letellier, éducatrice spécialisée.

ENFANT DE HUIT ANS, CANCÉREUX, SOUFFRANT DES EFFETS SECONDAIRES DE LA CHIMIOTHÉRAPIE

Charles a huit ans. Il est atteint d'un cancer et doit commencer des traitements de chimiothérapie qui provoqueront la chute de ses cheveux. Charles ne craint pas le traitement, mais le fait de se retrouver « chauve » et de se faire ridiculiser par les autres.

« Bêê Beau »

Il y avait, un jour d'été, un troupeau de moutons qui passaient beaucoup de temps à s'amuser ensemble, à rire et à courir dans les prés. Parmi eux se trouvait un mouton nommé Bêê Beau.

Bêê Beau aimait bien jouer et sauter avec ses amis, mais il devait s'arrêter souvent et prendre du repos, car il avait souvent très chaud... et cela l'ennuyait.

Les bergers voyaient Bêê Beau qui avait toujours trop chaud et ils désiraient l'aider : « Qu'est-ce que nous pourrions faire, afin que Bêê Beau puisse jouer encore plus avec ses amis, sans trop souffrir ? »

Ils eurent une idée ! Laquelle ? Je vais te la dire.

Bêê Beau, le petit mouton, pourrait se faire tondre. Ainsi, il serait soulagé de la chaleur qui l'incommode.

Bêê Beau était content d'apprendre qu'il existait une façon de s'en tirer, qu'il y avait une solution à son problème. Il se posait cependant des questions : « Est-ce que mes amis vont me reconnaître ? Qu'est-ce qu'ils vont penser de moi ? Tous les moutons de mon groupe sont pareils. Si je me fais tondre, je vais devenir différent, peut-être même vais-je être le « mouton noir » du groupe.

Après y avoir longtemps réfléchi, Bêê Beau décida de se faire tondre. Il se disait : « Cela en vaut la peine ». Il réalisa que, en plus de ne plus avoir chaud et de pouvoir passer plus de temps avec ses amis, il aurait une chance unique : sa laine servirait à tricoter des tuques pour les enfants qui ont froid. C'était un cadeau que Bêê Beau pouvait leur faire.

Bêê Beau se fit tondre.

Lorsqu'il rejoignit son troupeau, ses amis l'attendaient et étaient heureux de le revoir. Enfin, ils pouvaient jouer plus longtemps ensemble.

Bêê Beau était admiré par ses amis, car il avait beaucoup de courage. Il fut nommé le « chef » du troupeau et certains, en plus de le suivre comme des moutons, voulurent se faire raser pour devenir comme leur chef, Bêê Beau.

Par Danielle Morin, psycho-éducatrice.

ENFANT DE HUIT ANS QUI N'AIME PAS ALLER À L'ÉCOLE

Martin, un petit garçon de huit ans, n'aime pas aller à l'école. Même la maternelle était pour lui un fardeau. Il ne voit pas à quoi l'école peut lui servir et s'y sent malheureux.

« Le schtroumpf astronaute »

Tu connais le Pays des Schtroumpfs ? C'est un pays peuplé de plusieurs schtroumpfs. Il y a le Grand Schtroumpf, la Schtroumpfette, le Schtroumpf Bricoleur, le Schtroumpf Farceur, encore beaucoup d'autres Schtroumpfs... et aussi un enfant schtroumpf qui se nommait Schtroumpfon. Ils vivaient tous heureux dans leur village.

Petit à petit, Schtroumpfon grandissait. Un jour, le Grand Schtroumpf lui dit : « Petit schtroumpf, je te vois grandir. Qu'aimerais-tu schtroumpfer plus tard ? »

– Hum... J'aimerais bien devenir astronaute et voyager à travers les étoiles dans une belle fusée, lui répondit Schtroumpfon.

Grand Schtroumpf était fier de lui. Il lui expliqua que devenir astronaute demandait des efforts, beaucoup d'efforts. Il lui dit aussi qu'il possédait un grand livre savant dans lequel était écrit tout ce qu'il fallait savoir pour devenir astronaute.

– Viens Schtroumpfon, je vais te montrer ce grand livre, lui dit-il.

– Non, plus tard, répliqua Schtroumpfon, j'ai autre chose à faire.

Quelques jours plus tard, le Grand Schtroumpf l'invita de nouveau à venir le rencontrer.

– Non, je préfère aller jouer dans la forêt, dit Schtroumpfon, car il avait déjà entendu dire que les livres étaient ennuyeux.

Tout en se promenant, Schtroumpfon rencontra le Génie de la forêt. Le Génie était bon et connaissait tout. Il lui dit : « Petit schtroumpf, je te connais bien ; je sais que tu es bon. Je sais aussi que tu veux apprendre beaucoup de choses. Tu apprends en jouant, certes. Mais sais-tu que tu peux apprendre aussi d'une autre façon, tout aussi agréable ? Va voir le Grand Schtroumpf. Il possède un immense savoir. Il sera très heureux de te guider.

Schtroumpfon prit le chemin du retour, un peu triste, mais aussi avec le désir d'en savoir davantage. Il alla voir le Grand Schtroumpf et lui dit : « Grand Schtroumpf, je suis décidé. Apprenez-moi votre savoir, apprenez-moi à devenir un Schtroumpf Astronaute. Et le Grand Schtroumpf lui apprit à lire dans son grand livre, à écrire, à compléter des formules mathématiques et plusieurs autres choses utiles.

Schtroumpfon était très heureux. Il ignorait qu'il pouvait avoir du plaisir à apprendre. Cela exigeait des efforts, mais il aimait se surpasser. Schtroumpfon était en train de devenir le Schtroumpf Astronaute.

Par Jocelyn Letendre, orthopédagogue.

ENFANT AYANT DE LA DIFFICULTÉ À SE CONTRÔLER LA NUIT (ÉNURÉSIE)

« Oubitouk, le petit kangourou »

Voici l'histoire d'Oubitouk, le petit kangourou distrait. Il était très gentil, mais tellement distrait que ses amis l'appellaient « Oublie-tout », ce qui attristait beaucoup Oubitouk, car il n'aimait pas du tout être aussi distrait.

Un jour que sa mère et lui étaient en voyage très loin de leur maison, ils entrèrent dans un magasin de jouets pour acheter un souvenir à Oubitouk.

En faisant le tour du magasin, Oubitouk remarqua une drôle de montre. Oubitouk ne voyait ni chiffres ni aiguilles sur la montre. Lorsqu'il la prit pour l'examiner, il s'aperçut qu'en approchant la montre de ses yeux, les chiffres et les aiguilles s'illuminaient, comme des lumières de toutes sortes de couleurs. Quand il éloignait la montre, les chiffres et les aiguilles s'éteignaient et disparaissaient. Quand il la rapprochait, ils se rallumaient, comme par magie.

Fasciné, Oubitouk demanda à sa mère de lui acheter cette montre, mais sa mère lui répondit : « Non, Oubitouk, car je sais que tu vas la perdre très vite ou la briser par mégarde. Je préfère attendre que tu sois moins distrait avant de t'acheter une montre aussi coûteuse. »

Très déçu, Oubitouk se mit à pleurer. Un vendeur, qui avait entendu la conversation, leur expliqua qu'il était magicien et qu'il pouvait donner à Oubitouk une formule magique qui le rendrait capable de faire attention à tout.

Alors, sa mère lui acheta la montre et le vendeur-magicien lui remit une enveloppe qui contenait la formule magique et lui donna ses instructions. Il devait ouvrir l'enveloppe le soir, avant de se coucher, apprendre la formule par cœur et la jeter. Puis, il devait prononcer la formule trois fois avant de s'endormir.

Ce soir-là, Oubitouk fit exactement ce que le magicien lui avait dit, sans rien oublier. En ouvrant l'enveloppe, il fut surpris de lire simplement : « Oubitouk pense à tout ».

Le lendemain, il rentra chez lui avec sa mère et sa belle montre. Il était très impatient de la montrer à tous ses amis.

Depuis, le temps a passé, Oubitouk a grandi et il a presque oublié cette rencontre avec le magicien, ainsi que la formule magique.

Mais il porte toujours sa belle montre et il est très heureux, car ses amis l'appellent maintenant : « Pense-à-tout ».

Par Francine Pellerin, mère d'accueil.

ENFANT INHIBÉE, ANGOISSÉE PAR LA MALADIE ET LE DÉPART DE SON PÈRE POUR L'HÔPITAL

Vanessa vit le départ de son père. Ce départ est entouré de beaucoup de mystère : il s'agit d'une situation très particulière. L'enfant sait que son père est dans un hôpital et qu'il ne peut pas communiquer avec sa famille. Son frère et elle ne peuvent pas le visiter. La mère et les deux enfants ont été suivis en thérapie familiale. Vanessa n'a été suivie que deux mois ; on a interrompu le traitement, parce qu'elle ne voulait pas collaborer.

Vanessa est très inhibée. Elle pleure fréquemment, mais ne veut pas dire pourquoi. Elle aime, dans ces moments-là, à être serrée dans nos bras. C'est ainsi que, peu à peu, j'ai appris qu'elle craignait que son père ait le cancer ou une autre maladie qui le fasse souffrir beaucoup. Elle rêve d'avoir de ses nouvelles et de connaître le moment de son retour. Un grand chagrin l'habite. J'observe chez elle une difficulté à vivre tous les petits changements, les départs...

Vanessa doit se sentir capable de verbaliser ses émotions par le langage ou par le dessin. Elle doit arriver à établir des rapports stables avec un adulte de son entourage. Elle doit pouvoir (et vouloir) bénéficier du soutien du psychiatre de façon continue, mais seule.

« Le rêve de Vanessa »

« Chut ! dit maman à Alexandre, Vanessa s'est finalement endormie ! » Maman retourne au salon sur la pointe des pieds. Elle paraît soulagée. Elle est très inquiète pour sa fille : tous ces sanglots avant de s'endormir, tous ces longs silences impossibles à percer, cette voix avec un drôle d'accent et ces yeux toujours embués... Maman sait que Vanessa ne peut pas parler parce qu'elle a trop de larmes au fond de sa gorge. Maman voudrait échanger avec sa petite fille, parler, cela ferait tellement de bien. Pour le moment, maman respecte le silence de sa fille.

Vanessa, comme tous les soirs, a trouvé le sommeil en serrant très fort sur elle son oreiller de rêves. Elle aime bien aussi la chaleur et le ronron de son chat Bouboule, étendu à ses pieds.

« En ce temps-là, les familles vivaient ensemble, très heureuses ! Les enfants ne changeaient pas de parents. Non ! Non ! Non ! Aujourd'hui, en ce temps-ci, oui ! Mais jadis, en ce temps-là, non ! En ce temps-là, les papas ne disparaissaient pas, les mamans savaient les aimer et les enfants aussi. Les papas n'abandonnaient pas les enfants. En ce temps-là, non ! Non ! Non !

Dans son sommeil, Vanessa, de plus en plus confuse, devient agitée. Trop de problèmes habitent sa petite tête et s'entassent lourdement dans son cœur. Vanessa, à la maison, à l'école, avec ses amies, se voit de plus en plus seule, seule avec son chagrin. Plus personne ne peut l'atteindre. On s'éloigne d'elle, elle s'éloigne des autres. Elle s'isole, se laisse habiter par son chagrin.

Elle est seule et elle pleure tant et tant que ses larmes font, à ses pieds, une flaque de plus en plus grande et de plus en plus profonde.

Flic ! Flac ! dans la flaque, font ses larmes de tristesse.

« Si je pleure encore, se dit Vanessa, je vais mourir noyée. Noyée dans mes larmes de tristesse. Ce serait trop bête ! »

Mais elle pleure toujours et encore... et flic ! et flac ! dans la flaque, font ses larmes de tristesse.

« Qu'est-ce que je pourrais bien faire pour ne plus pleurer ? » se demande-t-elle. Ses larmes forment un gros nuage de bruine autour d'elle. Ses yeux ne voient plus tous les signes d'amour et de tendresse que les siens lui font désespérément.

Flic ! Flac ! dans la flaque, font ses larmes de tristesse ! Flic ! Flac ! Flic ! Flac ! plus fort et plus fort !

Ce bruit l'empêche même d'entendre les voix gentilles qui l'invitent à partager son profond chagrin.

Maman, impuissante, appelle le médecin de famille : « Au secours ! dit-elle, venez m'aider, ma fille va se noyer dans son chagrin ! »

Le médecin arrive très vite. Il interroge la petite Vanessa, lui offre son aide et lui dit qu'il a déjà été champion de natation, qu'il peut la sauver à une seule condition : elle doit demander elle-même de l'aide.

Flic ! Flac ! dans sa solitude, chagrine, Vanessa se laisse emporter par le courant. Mais, à force de pleurer, son corps se dessèche et devient de plus en plus dur. Elle se sent sèche et dure comme un caillou oublié sur la plage. Comme les cailloux qu'elle et Alexandre lançaient dans la mer et que plus jamais ils ne revoyaient.

Vanessa tremble de tous ses membres : elle a peur. Que va-t-il lui arriver ?

« AU SECOURS ! AU SECOURS ! AU SECOURS ! » se met-elle à crier. Son cœur, trop longtemps replié sur lui-même, a mal ; il veut fendre. « AU SECOURS ! AU SECOURS ! Venez à mon aide, je vais me noyer ! »

Flic ! Flac ! Flic ! Flac ! Flic ! Flac ! Vanessa entend le bruit que font les nombreux nageurs qui se dirigent vers elle. Ses yeux, maintenant secs, aperçoivent de nombreux bras tendus vers elle pour la secourir. Flic ! Flac ! Elle voit ceux de maman ! Flic ! Flac !

Elle reconnaît les bras accueillants de grand-papa et grand-maman ! Flic ! Flac ! Voici ceux de parrain et marraine ! Flic ! Flac ! Vanessa regarde les jolies petites mains de tous les amis de sa classe et celles de son professeur. Flic ! Flac ! Flic ! Flac ! voici les bras de son frère qui arrive enfin à la toucher et à lui apporter du secours.

Flic ! Flac ! Flic ! Flac ! voilà tous ces bras, enlacés autour de Vanessa, qui ramènent celle-ci bien au chaud dans sa maison. On la conduit jusqu'à son lit où Bouboule, heureux, l'attend pour réchauffer ses pieds.

Quel bien-être de se sentir entourée ! Quelle joie de pouvoir, à nouveau, identifier les signes d'affection des siens : un « bonne nuit » de maman qui borde sa petite fille, un regard plein de tendresse de grand-maman et grand-papa, un « au revoir et à demain » de son professeur et de ses amis, un beau bec à la volée de parrain et marraine, un clin d'œil taquin de son frère Alexandre, un « à plus tard, ma grande » de son bon médecin.

Vanessa, rassurée, s'endort profondément.

Dans son sommeil, son oreiller de rêves lui fait revivre l'arrivée des sauveteurs, retrouver les mots pour confier aux autres sa tristesse, sa joie et ses autres émotions. Vanessa sait maintenant qu'on n'est jamais vraiment seul et qu'il faut demander si l'on veut recevoir, qu'il faut regarder pour bien voir.

Puis, Vanessa laisse reposer son corps. Elle veut qu'il soit radieux, avec des yeux brillants, des petites jambes heureuses de sauter à la corde et de rouler à bicyclette, des cheveux légers dans le vent, des mains capables de serrer celles de maman, des joues toutes roses quand son frère la taquine et un cœur nouveau, capable d'exprimer ses émotions.

Miaou ! Miaou ! Le visage de Vanessa est humide. Elle sort d'un profond sommeil ! Non, ce ne sont pas des larmes qui mouillent ses joues, c'est la langue de Bouboule, son chat, qui lui dit : « Lève-toi, c'est l'heure ! »

À la fin de cette histoire, j'invite l'enfant à me faire part de ses impressions :

Pourquoi crois-tu que Vanessa était si triste ?

Que ressentait Vanessa quand elle se retirait seule avec sa tristesse ?

Pourquoi crois-tu qu'elle se sentait si seule, malgré tout le monde qui l'entourait ?

Comment crois-tu que Vanessa va vivre maintenant à la maison, avec son frère et sa mère? À qui crois-tu qu'elle va d'abord raconter sa peine?

Que ferais-tu, toi, à sa place?

Est-ce que Vanessa va encore ressentir de la peine et de la solitude?

Dessine-moi ce que Vanessa va faire quand elle va se sentir très peinée.

Par Luce Baril, enseignante.

ENFANT SOUFFRANT D'INSOMNIE

Le conte thérapeutique qui suit pourra être raconté à un enfant de deux à sept ans qui manifeste de la résistance à s'endormir. Ce conte a été expérimenté auprès d'une petite fille de trois ans qui, chaque soir, refusait d'aller au lit ou retardait ce moment. De plus, une fois au lit, il s'écoulait une ou deux heures avant qu'elle ne s'endorme. Aussi, l'enfant se réveillait au moins deux fois par nuit.

Nous avons alors pensé que l'enfant avait besoin d'être sécurisée. Nous avons compris qu'elle avait peur de se retrouver seule dans une pièce, dans le noir, loin de ses parents.

« Gros Nounours Tatou »

Il était une fois Petit Nounours Noir, qui vivait dans la forêt avec son papa et sa maman. Un jour, comme les provisions diminuaient dans la caverne, la maman proposa d'aller ramasser des bleuets. Ils partirent donc très tôt. C'était une journée pleine de soleil et le champ de bleuets sentait bon.

Comme Petit Nounours Noir était encouragé à ramasser des bleuets, il s'éloigna de ses parents pour aller cueillir ses bleuets dans un endroit plus ombragé. Après quelque temps, quand son contenant fut rempli de beaux bleuets bien mûrs, Petit Nounours Noir se rendit compte qu'il ne voyait plus son papa et sa maman. Il se mit donc à crier et à courir dans tous les sens.

Mais, malheureusement, il n'eut pas de réponse. Il pleura, pleura, pleura. Bien entendu, le papa et la maman de Petit Nounours Noir l'avaient longtemps cherché. Ils étaient retournés à la caverne pour chercher de l'aide.

Petit Nounours Noir était bien triste et continuait à pleurer. Un petit oiseau bleu, volant par là, se demanda qui pleurait de la sorte. Il s'approcha de Petit Nounours Noir et lui dit :

– Pourquoi pleures-tu comme ça ?

– J'ai perdu mon papa et ma maman et je ne connais pas le chemin pour retourner à ma caverne, répondit Petit Nounours Noir.

– Ne t'inquiète pas, on les retrouvera, tes parents. En attendant, comme il va bientôt faire noir, je t'invite à me suivre chez un ami qui demeure juste là, en haut de la montagne, et qui sera heureux de s'occuper de toi. Suis-moi.

Petit Nounours Noir, consolé, grimpa la montagne jusqu'à la maison de Gros Nounours Tatou. Gros Nounours Tatou habitait une belle grande maison creusée dans la montagne et décorée de fleurs jaunes et rouges.

Le petit oiseau bleu lui dit :

– Bonjour Gros Nounours Tatou, je t'amène Petit Nounours Noir qui s'est égaré dans la forêt et qui ne retrouve plus ses parents.

– Bonjour, Petit Nounours Noir, dit Gros Nounours Tatou à ce dernier. Viens, entre dans ma maison. Tu dois avoir faim ! Que voudrais-tu manger ?

Petit Nounours Noir répliqua :

– Je n'ai pas faim, je veux retrouver mon papa et ma maman.

Gros Nounours Tatou, qui était vieux et sage, proposa à Petit Nounours Noir de passer la nuit dans sa maison et promit que le lendemain matin, il l'aiderait à chercher son papa et sa maman.

Petit Nounours Noir accepta et se mit à manger du miel et des bleuets, et but un grand bol d'eau. Ensuite, Gros Nounours Tatou lui prépara un beau lit bien douillet. Petit Nounours Noir se coucha et s'endormit très vite, en regardant les étoiles à travers la fenêtre, près de son lit.

Le lendemain matin, Petit Nounours Noir se réveilla très tard. Gros Nounours Tatou était allé pêcher au ruisseau tout près de sa maison et avait préparé du poisson frais pour le petit déjeuner. Petit Nounours Noir mangea avec appétit. Il avait retrouvé sa bonne humeur. Il alla dehors. Comme il s'amusait à se rouler dans l'herbe, il entendit une voix qui venait de loin et qui disait : « Petit Nounours Noir, Petit Nounours Noir ! Où es-tu ? »

Il se redressa aussitôt et pensa que cette voix pouvait être celle de son papa. Il se mit à courir dans la direction de la voix.

Mais Gros Nounours Tatou lui conseilla d'attendre d'être certain que c'était bien son papa et sa maman. Petit Nounours Noir attendit. Quelques minutes plus tard, le papa et la maman de Petit Nounours Noir, guidés par le petit oiseau bleu, sortirent de la forêt et leur enfant les aperçut enfin.

Petit Nounours Noir était très content et il sauta dans les bras de son papa et de sa maman.

Avant de repartir vers leur caverne, le papa et la maman de Petit Nounours Noir remercièrent Gros Nounours Tatou et le petit oiseau bleu de s'être si bien occupé de leur enfant.

Petit Nounours Noir avait le cœur gros de laisser ses amis. Mais la maman de Petit Nounours Noir lui promit qu'il pourrait revenir les voir aussi souvent qu'il le voudrait. Bien sûr, elle lui montrerait le chemin !

Par Hélène Pouliot, infirmière en santé communautaire
et une formation en service social.

ENFANT DE HUIT ANS AYANT DE LA DIFFICULTÉ À SE SOCIALISER

Le jeune Érick est âgé de huit ans. Il fréquente une classe de troisième année. Il présente un problème d'adaptation à ses pairs. Il se plaint régulièrement, auprès de son titulaire et des autres enseignants de l'école, du comportement des autres enfants à son égard. Il prétend que les autres enfants refusent de l'inclure dans leurs jeux et dans leurs travaux d'équipe. Il demande parfois la protection des adultes, lors de ses déplacements entre l'école et la maison familiale.

En regardant de plus près les fréquentes situations problématiques auxquelles Érick est mêlé, on note que ce dernier ne tient pas compte des autres ; il s'impose dans les jeux, modifie parfois les règles établies, se fâche et menace verbalement et physiquement les autres enfants lorsqu'ils refusent de suivre ses ordres. Cela occasionne habituellement une altercation menant à une demande de protection de la part d'Érick auprès des adultes.

Érick vit seul avec sa mère. Il demande régulièrement à cette dernière de le protéger. Elle est intervenue à plusieurs reprises auprès du titulaire d'Érick et de la direction de l'école, demandant que son fils soit davantage protégé par les adultes. Elle parle de son fils en termes de victime des autres élèves de la classe et même des élèves plus vieux de l'école.

Érick et sa mère doivent prendre conscience des comportements non adaptés de l'enfant, qui le conduisent à demander la protection des adultes. Susciter, chez Érick, le goût et la volonté de négocier sa participation aux activités d'équipe et de respecter les règles des jeux de groupe.

Il est donc décidé, après étude de la situation, que, lors d'une prochaine rencontre avec Érick et sa mère, le titulaire de la classe procéderait à un conte thérapeutique. L'occasion s'est présentée la semaine suivante, lors d'une visite de la mère qui réclamait, une fois de plus, une protection accrue pour son fils *persécuté*.

Après s'être montré compréhensif envers la mère et après avoir écouté attentivement les détails fournis par Érick, le titulaire rappela que cette situation se produisait régulièrement. Il leur dit que cela lui faisait penser à une histoire.

« L'ourson Kirou »

Il était une fois, un petit ourson qui s'appelait Kirou. Il habitait dans une belle forêt avec ses parents.

Il n'avait pas de petit frère ni de petite sœur. Quand il sortait de sa maison, construite dans un gros arbre, il se cherchait des amis avec qui jouer.

Un jour où il voulait jouer à grimper aux arbres, il vit, dans un petit sentier, un jeune loup. Kirou s'approcha du loup, le bouscula un peu, puis courut grimper à un arbre. Le jeune loup le regarda, mais ne le suivit pas. Kirou descendit alors de l'arbre et revint vers le petit loup, le bouscula encore une fois, l'amena près de l'arbre et le poussa, comme pour l'inviter à monter avec lui.

Le petit loup, qui ne savait pas grimper aux arbres, se fâcha, mordit l'oreille droite de Kirou et se sauva. Kirou se mit à crier et retourna chez lui. Sa mère sortit à sa rencontre et lui demanda pourquoi il criait de la sorte. Kirou lui raconta ce qui s'était passé. Sa mère lui dit alors qu'il ne fallait pas jouer avec les loups parce qu'ils mordent les petits oursons. Il vaut mieux jouer près de la maison.

Mais Kirou voulait jouer avec des amis. Il s'éloigna de la maison et grimpa à un arbre. Il découvrit un beau rayon de miel et décida d'y goûter. Au moment où, avec sa patte, il essayait de rejoindre le miel, une grosse abeille vint lui tourner autour du nez. Elle lui dit de ne pas toucher à son miel. Kirou y goûta tout de même. L'abeille s'élança alors et lui piqua le bout du nez.

Kirou avait maintenant mal au nez. Il retourna donc chez lui en courant et en criant. Sa mère sortit au-devant de lui, écouta le récit de sa mésaventure et lui dit que les abeilles ne voulaient jamais partager leur miel. Il vaut mieux jouer autour de la maison. Kirou promit de ne plus aller voir l'abeille.

Kirou voulait tout de même se trouver des amis et manger du bon miel sucré.

Un matin, il pleurait tout seul derrière la maison, lorsqu'arriva le grand hibou. Kirou le connaissait parce que ce dernier parlait souvent avec son papa. Le grand hibou était un sage. Il connaissait les mésaventures de Kirou. Il lui demanda pourquoi il pleurait.

Le grand hibou sage fit alors comprendre à Kirou que s'il n'avait pas d'ami, c'était parce qu'il décidait tout lui-même. Il suggéra à Kirou de demander à l'abeille la permission de goûter à son miel et d'inviter les autres animaux à jouer avec lui.

Kirou promit d'essayer. Le lendemain, il décida d'aller revoir l'abeille, afin de manger du miel.

À la fin de la métaphore, le titulaire fait participer l'enfant :

– Selon toi, comment Kirou va-t-il s'y prendre pour goûter au miel de l'abeille ?

(Le titulaire renforcera tout commentaire socialisant de la part d'Érick.)

– Et s'il rencontre le petit loup, comment pourrait-il s'y prendre pour jouer avec lui ?

Le titulaire propose ensuite à Érick de faire un dessin de lui-même, en train de jouer avec ses amis. Pendant ce temps, il discute avec la mère.

Cette rencontre se termine par un court moment où Érick explique le contenu de son dessin, ce qui permet à la mère et au titulaire d'évaluer ce qu'il a compris de l'histoire de Kirou.

Par André Noël, conseiller pédagogique.

ENFANT DE HUIT ANS AYANT DE LA DIFFICULTÉ À S'INDIVIDUALISER DANS SA FAMILLE

Je m'appelle Vincent. J'ai aujourd'hui 14 ans et je me souviens d'une histoire fort à propos que papa me donna ; j'avais 8 ans et mon grand frère âgé de 12 ans me repoussait à l'époque pour mieux marquer la différence et son droit d'aînesse. Un soir alors que pour la nième fois mon frère venait de me rabrouer j'étais très blessé.

Papa me conta une belle histoire et je me souviens encore et surtout aujourd'hui du bien être que j'ai ressenti et de l'aide que cela m'apporta pour m'individualiser et cesser de courir après une sorte de désir d'identification aveuglante à mon grand frère qui ne pouvait pas le supporter.

« L'exploit de Willy »

C'est une famille d'ourson constituée des parents oursons et de plusieurs frères et sœurs oursons et bien sûr du petit dernier ourson (je suis le petit frère) qui se fait toujours exclure par les autres – « tu es trop petit, tu ne peux pas comprendre, tu ne fais pas partie de la bande »... et le pauvre Willy (je m'appelle Willy) se retrouve bien trop souvent seul, rejeté, triste et malheureux.

Un jour, alors que les grands sont ensemble à faire semblant d'être grand, Willy observe les environs, regarde, pense et s'ouvre à lui-même et au monde environnant. Car il faut s'ouvrir à soi pour pouvoir bien voir l'extérieur.

Il aperçoit en haut dans la colline une ruche pleine de miel. Immédiatement sa décision est prise, il part à la recherche de cette ruche, escalade, se hisse, peine, souffre mais il est décidé. Enfin il atteint la ruche.

De retour dans le groupe familial il est acclamé, reconnu. Les frères et sœurs le regardent avec une certaine admiration.

Willy a trouvé sa place et surtout il a découvert que sa place ne dépendait que de lui et de la manière dont il se vit.

En temps que narrateur et observateur, cette métaphore si simple et si claire a eu plusieurs effets dans le temps :

1. *Immédiat :* de revalorisation narcissique – Vincent a été très heureux et rassuré d'être considéré et reconnu dans ce qu'il vivait au moment présent.

2. *À moyen terme :* Il a cessé de chercher dans son frère un modèle trop massif. Il a commencé à considérer qu'il pouvait trouver lui-même son propre modèle. Cela a eu pour effet d'améliorer la relation avec son frère – qui n'était pas catastrophique mais houleuse – ce désir d'identification au grand frère devait être trop lourde pour ce dernier.

3. *À plus long terme :* Il me paraît bien difficile d'analyser clairement les effets d'un conte sur de longues années. La vie est bien trop complexe et les événements si multiples qu'il est impossible d'en tirer des conclusions. Le conte a fait parti d'un événement pertinent – ou d'une information telle que Bateson la définissait – à un moment donné et s'est intégré dans les multiples événements qui appartiennent aux expériences constructives et instructives de chacun.

Vincent et son père,
Jean-Philippe Lenoir, psychiatre.

ENFANT SE SENTANT COUPABLE DU DIVORCE DE SES PARENTS

Les parents de Félix sont divorcés et partagent sa garde. Félix, qui a sept ans, vit beaucoup d'insécurité, d'abandon et de rejet de la part de ses amis. Il n'a pas le sentiment d'avoir une place à lui. Il ne peut pas établir son domaine chez l'un ou l'autre de ses parents, car il est constamment en mouvement. Il se sent coupable, car il croit être la cause de leur divorce.

Cette perception sélective se traduit par du découragement, de la tristesse, de la fermeture et de la solitude (manque d'amis).

La métaphore doit susciter, chez Félix, une réflexion. Elle devrait l'aider à ne pas s'enfermer dans sa propre conception des événements et ce, de deux façons. Tout d'abord, en lui permettant de s'identifier à un personnage qui vit la même situation que lui et qui peut comprendre ses souffrances, sans toutefois les lui enlever. Puis, en lui permettant de puiser, dans ses ressources, l'énergie nécessaire pour mieux s'adapter aux différentes situations.

« La maison abandonnée »

Tout près d'une forêt, une maison est inhabitée et tombe en ruine. Cette maison semble, aux petits animaux des bois, un paradis fait tout exprès pour eux.

Mais, un jour, le corbeau, qui était allé se promener au village, revint en annonçant une terrible nouvelle :

– Savez-vous la nouvelle ? Notre maison a été achetée et un nouveau propriétaire va y emménager. Il va réparer la maison, l'habiter, labourer le jardin et on ne pourra plus y venir.

Les petits animaux étaient consternés.

– Partons donc tout de suite, avant d'être chassés ! dit le mulot. Mais emportons chacun un souvenir de notre maison.

Les oiseaux emportèrent beaucoup de graines. Le lièvre prit un gros chou du jardin. Le corbeau emporta la dernière pomme du pommier. Chacun prit quelque chose, sauf Porképik, le hérisson, qui avait trop de chagrin pour cela.

La maison était maintenant vide et Porképik n'avait plus rien à emporter. Il était seul, mais ne pouvait pas se décider à s'en aller.

Soudain, le propriétaire arriva. Porképik se cacha derrière la rhubarbe, à l'arrière de la maison.

De sa cachette, il regarda travailler le propriétaire. Celui-ci sarcla le jardin, reconstruisit un mur de la maison, la repeintura. Il préparait son domaine.

Porképik dut se faire à l'idée d'abandonner, lui aussi, la maison. Il emporta tout de même un souvenir. C'était une brindille de bois de rien du tout que le propriétaire avait coupée et jetée.

Les petits animaux dirent : « Savez-vous que Porképik est finalement parti de la maison ? Et il a planté, devant sa porte, une vieille brindille de bois mort. Il paraît qu'il l'arrose tous les jours, en souvenir de la maison.

Ils allèrent donc tous devant la maison de Porképik, dans l'intention de se moquer de lui. Mais ils furent tous émerveillés.

En effet, quelle ne fut pas leur surprise ! La brindille de bois était devenue une petite branche de rosier, qui n'avait besoin que d'eau et d'amour pour pousser et refleurir.

Par Danielle Couture, orthopédagogue.

ENFANT DE NEUF ANS SOUFFRANT D'ÉNURÉSIE

« Le petit ami »

Il était une fois l'histoire d'un petit garçon, il y a de cela très longtemps, qui s'inquiétait, car, à l'âge 9 ans, il faisait encore « pipi » au lit.

Avant, cela ne l'inquiétait pas, car sa maman avait eu le même problème jusqu'à l'âge de 7 ans. Mais lui avait 9 ans. Cela l'ennuyait, car, parfois, il aurait aimé aller coucher chez des amis. Mais, parce qu'il craignait de faire « pipi » au lit, il n'y allait pas. Quand cet incident se produisait, cela le rendait de mauvaise humeur.

Il se disait : « Qu'est-ce que je pourrais faire ? »

Il partit un jour, avec son petit chien, à la recherche de quelqu'un qui pourrait l'aider. Sur son chemin, il rencontra Grand-papa Bi[2] et il lui demanda conseil. Celui-ci le rassura en lui disant que la même chose lui était arrivé lorsqu'il était petit et que ce problème n'était pas de sa faute.

Il lui dit encore : « Tu sais, en dedans de nous, on a un petit ami qui s'occupe de nous réveiller quand on a envie de faire pipi. Mais, chez toi, ton petit ami est encore un bébé, il n'a pas grandi, ce qui fait qu'il ne peut pas faire son travail et te réveiller.

Veux-tu qu'il grandisse ton petit ami ? Alors, tous les soirs, avant de vous coucher, ton chien et toi, vous lui direz que vous l'aimez beaucoup, que vous comprenez qu'il a oublié son rôle, étant donné qu'il est petit. Dites-lui que vous l'encouragez à grandir et que vous l'aimerez davantage quand il sera plus grand et pourra vous suivre partout. Nous allons, petit ami, respecter la vitesse à laquelle tu voudras grandir, mais d'ici quelques semaines (deux à cinq semaines), nous aimerions bien que tu nous rejoignes. Nous t'aimons beaucoup, beaucoup, petit ami ! »

Par Pierrette Lanciaux-Chailler, infirmière clinicienne.

2. Grand-papa Bi est un personnage de la série éducative québécoise *Passe-Partout*, destinée aux jeunes enfants (4 à 10 ans). Grand-papa Bi symbolise la sagesse de la vieillesse. On peut substituer ici tout personnage représentant la même chose et se rattachant à l'univers référentiel de l'enfant.

PRÉ-ADOLESCENCE

GARÇON SE SENTANT COUPABLE, À LA SUITE DU DIVORCE DE SES PARENTS, D'ÉTABLIR DES RELATIONS AVEC DES HOMMES AUTRES QUE SON PÈRE

Un jeune adolescent dont les parents ne vivent plus ensemble. Il demeure avec sa mère et ne voit son père que de façon irrégulière, par hasard, dans la rue. Ce dernier ne communique que très rarement avec son fils.

Par contre, lorsqu'ils se rencontrent dans la rue, son père lui témoigne beaucoup d'affection et d'attachement, ce qui met le pré-adolescent dans une situation d'ambivalence très inconfortable. Il ne sait pas à quoi s'attendre et éprouve une certaine forme de culpabilité, lorsqu'il s'attache à un autre homme. Cela se manifeste par un grand besoin d'attention.

Le jeune adolescent doit pouvoir mieux vivre cette situation. Il doit pouvoir établir des relations avec d'autres hommes, sans se sentir coupable.

« Tipit[3] dans la forêt merveilleuse »

Voici l'histoire d'une famille d'oiseaux qui vivait dans une grande forêt. Ils étaient bien ensemble. Il y avait la mère Mapit, le père Papit et leur fils Tipit.

Un jour, des hommes vinrent dans le bois avec de grands filets et des cages. Ils se mirent à capturer les oiseaux pour les mettre en cage. Malheureusement, Papit fut pris et mis en cage, lui aussi.

Après cinq jours, les hommes partirent avec les oiseaux, y compris Papit. Il se produisit quelque chose de bizarre dans la famille d'oiseaux. Il n'y avait plus de papa. Et Tipit n'aurait plus son Papit pour lui apprendre comment être un papa-oiseau.

3. « Tipit » est le diminutif de « pit », une forme populaire québécoise pour désigner un oiseau.

Bien sûr, Mapit était là, elle pouvait lui montrer des choses, mais pas comment devenir un papa-oiseau. Alors Tipit se mit à pleurer, à penser que c'était lui qui avait attiré, par ses cris, les hommes qui avaient pris son papa. Il pensait aussi que son papa n'aurait pas dû être là, lorsque les hommes sont venus et que les hommes sont des êtres méchants. « Comme c'était bien d'être avec Papit, d'être au chaud, collé sur lui... »

Cela faisait plusieurs jours que Tipit n'était pas sorti de son nid. Il avait beaucoup changé, ses amis ne le reconnaissaient plus. Sa mère avait essayé de l'aider mais il n'y avait rien à faire : Tipit ne faisait que penser à Papit.

C'est alors que la vieille marmotte, connue de tous les habitants de la forêt, vint près du nid de la famille oiseau et se mit à parler avec Tipit. Elle avait la réputation de connaître beaucoup de choses et de pouvoir aider les animaux qui avaient des problèmes. Elle lui raconta son histoire.

Un jour, lorsqu'elle était beaucoup plus jeune, des hommes étaient venus et avaient capturé sa maman. Elle était très triste et très en colère contre ces hommes. Elle avait alors suivi leurs pistes et s'était retrouvée près d'une grande maison étrange. Elle avait vu alors sa mère, prise et ne pouvant se libérer.

Elles s'étaient parlé un peu et sa mère lui avait demandé d'aller voir son amie, la maman-marmotte voisine de leur terrier, et de lui demander comment devenir une maman-marmotte, car elle ne pourrait pas le lui montrer. Tout ce qu'elle pourrait faire, ce serait de lui parler comme cela, au travers de la barrière.

La marmotte était donc allée voir l'amie de sa maman et lui avait demandé de lui apprendre à être une maman-marmotte. Ce qu'elle avait accepté aussitôt. Et elles étaient devenues de grandes amies.

Sur ces mots, la vieille marmotte salua Tipit et partit. Notre ami réfléchit à tout cela pendant quelques jours. Puis, un bon matin, il se leva, étendit ses ailes et s'envola dans la direction que les hommes avaient pris en quittant la forêt. Il trouva un endroit où il y avait une étrange maison et il aperçut son papa Papit.

Ils se virent et furent bien contents, mais, en même temps, Papit dit à Tipit qu'il ne pourrait pas lui montrer à être un papa-oiseau. Tipit lui dit qu'il avait une idée là-dessus. Il partit et revint à plusieurs occasions voir son papa Papit. Un jour, alors qu'il allait voir son Papit, la vieille marmotte l'aperçut en compagnie d'un autre papa-oiseau.

Eh oui ! Tipit allait présenter à Papit son ami papa-oiseau qui lui apprendrait à être un papa-oiseau.

Par Guy Bazin, éducateur spécialisé.

UN PRÉ-ADOLESCENT MÉSADAPTÉ

Un jeune de douze ans, mésadapté mais intelligent, d'apprentissage moyen à l'école, présente un retard scolaire dû à des perturbations d'ordre émotif. De belle apparence, issu d'un milieu plutôt pauvre, il est grassouillet et très fort physiquement. Son habileté motrice est moyenne.

Il est incapable de se faire des amis. Très agressif intérieurement, hypocrite, il a de bonnes relations avec les adultes, seul à seul, mais il est incapable de fonctionner en groupe. Il ne peut pas partager et n'a aucune constance dans ses relations avec ses pairs. Il n'a aucune autonomie sociale ou comportementale. Il recherche constamment l'affection, tant physique que verbale. Il est très émotif.

C'est un enfant qui ne sait pas se faire aimer. Il n'est jamais à la bonne place, au bon moment. Il utilise tous les moyens possibles pour se faire remarquer. Son image est négative : personne ne l'aime.

Sa mère, en dernier recours, s'est engagée dans la religion, en espérant être sauvée par Dieu. Dernièrement, le jeune adolescent a vu son père pour la première fois. Il l'idéalise beaucoup et est très frustré de ne pas le voir plus souvent.

Son comportement se détériore de plus en plus. Il souffre d'un manque évident d'identification. La situation est presque désespérée pour sa mère, son titulaire et tous les autres intervenants qui travaillent avec lui.

Étant donné cette situation émotive critique, qui se manifeste par beaucoup d'agressivité intérieure, il faudrait que la métaphore crée un choc à son inconscient. Cette allégorie devrait le forcer à trouver de meilleurs moyens pour entrer en relation avec les autres, afin qu'il soit mieux apprécié, ce qui, par le fait même, aiderait à améliorer son image.

« Un louveteau solitaire et agressif »

Il était une fois un louveteau qui n'était pas aimé de sa bande. À sa naissance, il perdit son père et, depuis toujours, il lui manquait.

Il était bien avec sa mère, mais il voyait toujours les autres louveteaux s'amuser, se balader, se mordiller, jouer dans l'eau avec leur père. Cela l'attristait beaucoup et de cette tristesse naissait l'envie, la jalousie de s'amuser comme eux.

Mais, étant toujours retiré, il devint gras et moins en forme, donc moins rapide que ses voisins. Lorsque quelqu'un l'approchait, il entrait toujours en conflit avec lui. Il ne voulait que faire du mal aux autres. Finalement, plus personne ne voulut jouer avec lui.

Un jour, en chassant le gibier avec sa mère, il rencontra un loup qui lui fit une grande impression. Sa mère lui dévoila que c'était son père. D'un élan, il traversa le ruisseau pour aller à sa rencontre. Son père le serra affectueusement. Tout comme sa mère, il le trouva beau et fort pour son âge, mais il devait repartir pour accomplir une mission importante. Par la suite, le louveteau déprima davantage.

Il passa des jours et des semaines à pleurer dans son terrier, même pendant la nuit, il criait son désespoir, mais personne ne venait plus à lui.

Mais voilà qu'une nuit comme les autres, dans un ciel étoilé, une lumière jaillit, accompagnée d'une mélodie saisissante, au sommet de la montagne. Il s'approcha et vit un ange bleu avec, à la main, une baguette magique. Celui-ci lui dévoila un message : « Tu détiens la clé pour ouvrir ton cœur aux autres, pour aider les autres loups, pour te faire aimer d'eux. Mais le temps passe et, un jour, tu auras besoin de l'un d'eux.

Les jours passaient et notre loup agressif s'accrochait à sa vie de solitaire.

Un bon matin, dans sa course pour attraper sa nourriture, il tomba du haut d'une falaise. À mi-chemin entre ciel et terre, il s'agrippa à une mince branche. Incapable de remonter, il hurla son désespoir. Aucun loup ne vint le secourir. Il resta seul et, finalement, la fatigue le gagnant, il lâcha prise. Dans un grand fracas, il heurta le fond du précipice.

Par Alain Girard, éducateur physique.

ADOLESCENCE

ADOLESCENT AYANT PEUR DE SA SENSIBILITÉ

Un adolescent de seize ans, bientôt dix-sept, est grassouillet, mais n'est pas mal dans son corps. De plus, il possède une apparence agréable.

Il est le tampon de sa classe ; il ne peut accepter la tension des autres. Il essaie toujours de l'éliminer en faisant des blagues. Il tente de liquider sa perturbation par beaucoup de bouffonneries. Cet état l'entraîne toujours à se mettre en évidence en classe et à être très nerveux.

Il n'a aucune agressivité et il est très facile, pour un adulte, d'entrer en relation avec lui. Sa grande sensibilité le rend démonstratif à l'extrême et très social.

Il suit des cours de cuisine. Selon son professeur, il réussit bien et a de grandes possibilités dans ce domaine. Il travaille les week-ends et possède une voiture. Il est suivi de près par ses parents, qu'il aime d'ailleurs beaucoup.

L'adolescent doit apprendre à contrôler ses tensions en ne prenant pas tout sur ses épaules. Il doit aussi comprendre qu'il dérange beaucoup de gens autour de lui. Il doit finalement améliorer son image, car il finira par se faire détester, même de ses meilleurs amis.

« Le lapin exubérant »

Il était une fois un beau lapin, avec une grande capacité d'aimer. Mais il démontrait tellement de joie, lorsqu'il rencontrait ses amis, qu'il pouvait, par exemple, tout saccager les plants de carottes de son oncle, sauter sur son ami l'ourson et le faire trébucher, cacher les cacahuètes de ses voisins les écureuils, voler les captures du rusé renard et plus encore...

Ses amis, se sentant incommodés par son exubérance, inventèrent un plan pour le perdre en forêt. Mais c'était sans compter sur la finesse de son odorat, sa vue exceptionnelle et sa grande acuité auditive. Leur stratégie échoua. Ils se contentèrent donc de s'éloigner un peu de lui.

Un jour, notre dévoué lapin, se prenant pour un koala, monta au sommet d'un arbre géant, afin d'aider un écureuil et pour faire rire tout le monde. Mais il ne put trouver le courage de redescendre. Ses amis, voyant là une bonne occasion pour lui donner une leçon, lui promirent de l'aider, à la condition qu'il cesse de faire des bonds. L'accord fut conclu et notre ami se retrouva sur le sol.

Plus les jours passaient, plus notre lapin déprimait. Il ne pouvait plus être lui-même et ses amis, malgré leur désir de le faire changer, s'attristaient de son état.

Finalement, après une longue réunion, ils annulèrent sa promesse et lui permirent de reprendre sa vraie nature.

L'histoire dit qu'ils ne regrettèrent pas leur décision.

Par Françoise Roy, enseignante spécialisée.

ADOLESCENT REFUSANT DE REGARDER LA CAUSE DE SES PROBLÈMES

Ce jeune homme ne s'arrête pas à la vraie nature de ses problèmes de comportement. Il ne s'attache qu'aux symptômes.

Il doit comprendre que, s'il ne travaille pas sur la vraie nature de son problème, il n'arrivera à aucun changement positif.

« Freddy le champion »

Freddy est un jeune homme de quinze ans, champion coureur sur longue distance de son école. Tous ses amis lui trouvent un côté fonceur, car il parvient toujours à ses fins.

Freddy a travaillé fort pour se doter d'une telle renommée. Ses parents se sont séparés alors qu'il n'avait que huit ans. Ces moments furent pénibles pour lui. La seule chose qui lui permettait d'oublier ses préoccupations était la course à pied, qu'il pratiquait dans les bois qui se trouvaient tout à côté de chez lui.

Freddy adorait le sentiment de liberté que lui procurait la course. Le vent chaud sur sa figure lui rappelait les douces caresses de sa mère, lorsqu'il était encore enfant.

Pendant ces moments, il était fier de voir ses muscles travailler, devenir de plus en plus durs et puissants. C'est de cette façon que Freddy devint un excellent coureur sur longue distance.

Un jour, le destin tourna. Lors d'une course de préparation en vue d'un championnat, Freddy s'est blessé à une jambe. Pour lui, tout est devenu noir, rien ne pouvait plus aller. Il ne voulait pas arrêter. Pour soigner sa blessure, il se contentait d'appliquer une pommade, afin de diminuer le mal. Sa jambe devenait bleue, mais il ne se préoccupait de rien. Il voulait continuer à courir après le plaisir que lui offrait la course à pied et son image de champion, qui lui procurait un sentiment de puissance.

Un jour qu'il voulut aller encore plus loin, plus vite, il se fractura sa jambe déjà endolorie. Il croyait que le simple fait d'ingurgiter des médicaments lui suffirait pour ne plus sentir le mal et qu'avec une prothèse, il pourrait poursuivre l'entraînement.

Finalement, il dut s'arrêter et comprendre la nature de son problème. L'os de sa jambe était fracturé. Il dut donc l'accepter et arrêter de vouloir toujours courir. Une fois cela fait, il put corriger sa jambe. Bien sûr, ce fut long et douloureux. Freddy a dû accepter de porter un plâtre. Cependant, il comprit également qu'il pouvait, par différents exercices, garder tous les autres membres de son corps en forme et alertes.

Après un certain temps, il enleva son plâtre et, avec l'aide d'un physiothérapeute, il redonna à sa jambe la vigueur d'autrefois. Puis, il retourna à la course. Il n'a pas remporté le championnat pour lequel il travaillait, mais il a compris que, lorsqu'on a un problème, on doit prendre le temps de s'y arrêter et de regarder sa vraie nature.

Lorsqu'il comprit cela, Freddy devint vraiment un champion !

Par Pierre Piché, éducateur spécialisé.

ADOLESCENT QUI A DE LA DIFFICULTÉ À ASSUMER DES RESPONSABILITÉS

L'adolescent démissionne devant ses responsabilités, parce qu'il est démuni devant les difficultés d'une situation donnée. Il ne croit pas en ses capacités, en ses ressources internes et en son potentiel à surmonter l'obstacle. Il abandonne, sans chercher à découvrir les possibilités de solutions au problème.

L'adolescent doit s'ouvrir à la recherche et à l'utilisation de moyens qui lui permettent de surmonter ses difficultés. Il doit prendre conscience qu'il y a toujours des ressources disponibles et, surtout, qu'il peut se référer à ses propres connaissances et se servir de son potentiel pour remédier aux agressions extérieures. Il doit apprendre à se centrer sur le problème à régler, sans cesser de croire à son projet ou au but qu'il s'est fixé au départ. L'adolescent doit être capable d'utiliser son énergie pour produire, plutôt que de se laisser mourir.

« Quel pépin »

Lobo et Granny Smith[4] sont de jeunes pommiers ; ils doivent affronter leur premier hiver. La saison se veut rude : la neige est abondante, le vent, transperçant et nordique. Ils se maintiennent au chaud, se couvrent de leur mince écorce. Ils réussissent ainsi à surpasser ces pénibles embûches de la saison hivernale, pour enfin sentir sur eux les chauds et pénétrants rayons de soleil tant convoités.

Enfin, c'est le printemps ! Ils emmagasinent cette douce chaleur et se laissent caresser par la délicate pluie saisonnière. Les pommiers sont en transition, en repos, avant de poursuivre leur grand projet estival. Lobo et Granny Smith veulent devenir les plus beaux arbres de toute la terre. Ils veulent, avec hâte, afficher leurs multiples fleurs et produire des fruits savoureux. Nos amis sont remplis d'émotion, de bonheur, à la pensée de réaliser ce projet. Ils se sentent bien dans leur écorce. Ils se souviennent aussi que leurs parents ont dit qu'ils seraient des arbres exemplaires.

Tranquillement, ils étirent, fortifient, ramifient leurs fines branches, afin de supporter et d'exposer la future floraison avec fierté.

Ils travaillent maintenant avec ardeur, ces pommiers. Rien ne semble arrêter Lobo et Granny Smith dans leur croissance. La nature suit son cours : de beaux bourgeons apparaissent rapidement sur leurs branches protectrices.

4. Lobo et Granny Smith sont deux variétés de pommes populaires au Québec. Toute variété de pommes connue du client peut être substituée.

C'est alors qu'une épidémie de chenilles s'abat sur le verger! Quel pépin... et quelle panique pour nos pommiers pris au dépourvu! Ils anticipent la catastrophe avec beaucoup de frayeur. Ils sont agressés par ces insectes dévastateurs qui dévorent sans pitié les bourgeons qu'ils ont produits avec tant d'efforts. Lobo et Granny Smith sont malheureux, ils ont mal jusqu'au bout des branches. Ils sont déchirés de voir tout le travail du début du printemps se détériorer de façon si atroce. Ils souffrent!

Lobo voit sa mort proche. Il s'imagine déjà rongé jusqu'aux racines par ces bestioles sans pitié. Il n'entrevoit aucune porte de sortie. Lobo s'apitoie sur son sort, pleure sans cesse, se disant incapable de supporter ces chenilles sur ses longs bras tendus, qui devaient se parer d'une riche floraison. Il s'atrophie à vue d'œil. Lobo a choisi de ne plus faire de fleurs. Il ne produira pas de belles pommes rouges et juteuses cet automne; il n'en produira d'ailleurs jamais plus. Le pommier démissionne. Il veut en finir avec cette inlassable lutte. Lobo n'a plus de force pour surmonter sa difficulté; il panique! Les nombreuses chenilles sur son corps l'obsèdent sans cesse; quelle torture! Il subit... Il trouve la nature ingrate à son égard. Quelle triste vie! Lobo meurt peu de temps après.

Granny Smith est très effrayé par la fatalité de la nature, mais encore plus bouleversé par la mort de son ami de jeunesse, Lobo. Son rêve de produire des pommes croquantes pour la terre entière revient sans cesse à ses pensées. Granny Smith est hanté par sa mort possible et le désir de réaliser son but: celui de devenir le plus beau, le plus grand, produire une multitude de fruits et avoir des racines qui parcourent toute la terre. Il se souvient aussi de ce que ses parents lui ont dit.

Que doit faire Granny Smith dans cette situation? Granny Smith cherche la solution possible pour expulser ces bestioles qui dévorent maintenant ses petits bourgeons. Il continue à croire de toutes ses forces au projet initial, au lieu d'abandonner, comme l'a fait Lobo. Il cherche au plus profond de lui les moyens possibles pour s'en sortir, en se disant que «tant qu'il a de la vie, il y a de l'espoir». Il reprend un deuxième souffle. Il pense à toutes les ressources environnantes que Mère Nature met à sa disposition. Il mord à la vie.

Il anticipe un orage. Il utiliserait alors la pluie pour faire glisser les chenilles sur ses bras mouillés et profiterait du vent pour se mouvoir et secouer fortement ses branches afin d'éliminer davantage ces insectes indésirables. Il se souvient soudainement que ses parents lui ont enseigné que les chenilles, après un certain temps, vivent une période de mutation, pour devenir papillons. Elles deviennent alors inoffensives pour les arbres. Granny Smith lutte donc contre le temps. Il s'acharne à travailler davantage à sa production de floraison, pensant que les nombreux insectes, bien que gourmands et affamés, ne réussiraient pas à ingurgiter entièrement son étalage. L'épuisement de Lobo se transforme, chez Granny Smith, en une surdose d'énergie et de volonté de vivre, de se réaliser comme pommier. Il est conscient qu'il n'y a pas de solution magique. Il espère toujours une forte pluie.

Son souhait se réalise, un orage se fait voir à l'horizon. Le pommier déploie toute son énergie pour exploiter les ressources de la pluie et du vent. Il travaille de toutes ses forces, il fournit le sublime effort. Les chenilles se détachent de ses branches par dizaines, elles tombent sur le sol pour y mourir. Granny Smith s'alimente durant toute la tempête. Il voit que ses efforts constants ne sont pas de l'énergie perdue. Il constate le résultat, maintenant. Chenilles en moins, il se sent plus léger et, surtout, délivré.

Le beau temps est de retour, notre pommier demeure conscient de son cheminement en cours, sauf qu'il doit attendre encore quelques jours la période de mutation de ses ennemis. Il s'en réjouit déjà.

Un matin, très tôt, Granny Smith, en se réveillant, a soudainement la sensation d'être plus agile, plus souple que la veille en s'endormant.

Enfin, les chenilles, ces intruses, se sont métamorphosées en magnifiques papillons. Granny Smith peut maintenant accueillir, sur ses bras, ces papillons, sans se sentir agressé.

Granny Smith est fier de lui et valorisé d'avoir traversé cette épreuve, pour en sortir vainqueur.

La nature suit son cours. Granny Smith produit, comme il l'avait tant désiré, les meilleures pommes de la terre entière. Son expérience lui a donné confiance en lui. Il sait qu'il peut toujours puiser dans ses ressources. Il croit en lui, parce qu'il a expérimenté et a réussi à résister aux agressions extérieures. Le pommier, confiant, ne craint pas la réapparition possible des chenilles au prochain printemps, parce qu'il connaît des solutions. Il est victorieux, il a tenu bon jusqu'au bout !

Granny Smith en aura long à raconter à ses enfants, à ses petits enfants.

Le cycle des saisons s'enchaîne. De printemps en printemps, Granny Smith devient de plus en plus beau, de plus en plus fort. Il enfonce ses racines renforcées de plus en plus profondément dans la terre. Ses pommes sont de plus en plus belles. Il traverse de plus en plus d'embûches et aspire à de plus grands buts. Bref, il se réalise de plus en plus. Granny Smith préfère être vainqueur, plutôt que vaincu comme Lobo !

Par Lise Francoeur, éducatrice spécialisée.

ADOLESCENT BATTU ET MALTRAITÉ

Un enfant battu. Son père et sa mère le traitent en vaurien. Il quitte le foyer familial à l'âge de quinze ans. C'est un hyperactif : arrêter, pour lui, c'est mourir. Il ne peut rien accepter gratuitement des autres et doit constamment faire quelque chose pour eux. Lorsqu'il ressent un besoin affectif, il se sent prêt à tout donner à l'autre, même à son propre détriment.

L'adolescent devrait pouvoir reconnaître ses propres valeurs, ses forces, ses succès et ses réussites personnelles. Il devrait également modifier ses relations avec les femmes, de façon à ce qu'il puisse accepter, en retour, leur affection.

« La femme du président »

Une lumière bleue, phosphorescente, éclaire l'atmosphère de la planète RENNOD. Puis, la pluie commence à tomber doucement. Un étranger, venu d'un ailleurs inconnu, assis à la table d'un café, sur les bords du fleuve RIOVECER, est absorbé par la lecture des journaux de la planète RENNOD. Tous les journaux ont pour manchette l'enlèvement de la femme du président.

Un journaliste, dans son article, trace une biographie du président.

Issu d'une famille nombreuse, l'affection et la valorisation ne firent pas partie de l'éducation reçue de ses parents. Vers seize ans, il fuit le milieu familial pour fréquenter l'école de la vie. Il gravit tous les échelons de la société, par sa volonté et son travail acharné. On sait que, pour obtenir la reconnaissance des autres, il peut tout donner et il l'a prouvé avec son peuple.

Un autre article parle de la femme du président comme étant une femme choyée. Assurément, les ravisseurs demanderont une rançon fabuleuse pour sa libération.

La pluie continue de tomber. L'inconnu se lève et quitte le café. Il remonte la rive du fleuve RIOVECER, perdu dans ses pensées au sujet de cet enlèvement. Il marche dans le soir brumeux, lorsque son attention est attirée par un son, venant de la nuit, qui le touche au cœur. Il remarque une forme dans la pénombre, sous un arbre, dans le parc. Il s'approche et aperçoit une femme assise, qui pleure.

– Puis-je vous être d'un quelconque secours ?

Elle lui répond qu'elle n'en sait rien, qu'elle est désespérée.

– Je suis la femme du président. Je ne sais que faire pour avoir affection, tendresse, et échange avec le président, qui ne me fait que des présents et ne m'accorde que peu de temps. Il est trop pris par ses fonctions, c'est pourquoi je suis partie.

Alors, l'inconnu s'exclame :

– Il n'y a pas de rançon d'enlèvement, comme le raconte les journaux ?

– Non, répond-elle, mais vous pourriez être mon messager auprès du président, et lui expliquer pourquoi je souffre, ainsi que les raisons pour lesquelles je suis partie.

– Je vous ai offert mon aide. Donc, il va de soi que j'accepte d'être votre messager.

L'inconnu, n'écoutant que sa voix intérieure, se met alors en route pour la maison présidentielle, comme s'il connaissait le chemin depuis toujours. Étrangement, les gens, sur son passage, remarquent :

– Cet étranger a fière allure.

– Regardez sa démarche assurée.

– Il s'en va sûrement voir le président.

Suivant le rythme de ses pas, il arrive donc devant la résidence du président. Il y flotte une atmosphère d'inquiétude, due au va-et-vient silencieux et au désarroi qui se lit sur le visage du personnel. Un majordome s'approche, jette un regard de surprise sur le visage de l'étranger, qui rayonne de quiétude.

– Le président vous attend dans le grand salon. Veuillez me suivre, lui dit-il, ne sachant trop pourquoi cette réponse s'était imposée à lui.

Les portes du grand salon s'ouvrent. Le président est assis à son bureau. Il se lève et s'avance vers l'homme. Son visage exprime de l'inquiétude, mais il va droit au but.

– Que puis-je faire pour vous ? C'était sa formule perpétuelle de bon président, au service de son peuple.

– Rien, lui répondit l'homme, je ne suis qu'un messager.

L'interrompant sur-le-champ, le président enchaîne :

– Je sais, vous êtes venu pour exiger une rançon pour mon épouse. Demandez, je suis prêt à payer une fortune pour la retrouver.

L'inconnu s'assoit lentement et invite le président à faire de même.

– Monsieur le président, votre épouse n'est pas de la marchandise. Elle n'est pas à vendre.

– Mais qu'est-ce que vous attendez de moi ? répond-il.

– Rien qui ne puisse vous être impossible, puisque vous êtes connu pour votre générosité, laquelle, d'ailleurs, a malheureusement fait de votre épouse une femme entretenue au lieu d'une femme heureuse et épanouie.

– Mais que veut-elle donc que je ne puisse lui donner ?

– Rien que vous n'ayez pas, Monsieur le président, tout simplement découvrir votre richesse et la partager avec votre épouse.

– Mais quelle est donc cette richesse et comment la découvrir, s'enquiert-il.

– Monsieur le président, si votre peuple refusait tout ce que vous lui donniez, comment vous sentiriez-vous ?

– Incompris, dit-il.

– C'est ce que votre épouse ressent, elle aussi, rétorque son visiteur, lorsque vous refusez d'elle affection, tendresse et amour.

– Mais le président n'est pas là pour partager avec elle, il vaque à ses fonctions et, surtout, craint de l'ennuyer, s'il lui parle de ses responsabilités de président.

– Donc, votre épouse se sent comme un objet de luxe. Elle refuse ce statut social. C'est pourquoi, ressentant la mort l'envahir, elle est partie.

La discussion se poursuit toute la nuit. Le président dit à son invité :

– Je sais maintenant quels sont les besoins de ma compagne. Je vais essayer de partager plus de temps avec elle, afin d'être un compagnon de vie plus intentionné et aimant.

Le président regardait, par la fenêtre de son bureau, l'aube se lever. Après un long silence, d'une voix assurée, mais laissant poindre l'étonnement, il dit :

– Lorsque vous êtes arrivé, je pensais que vous vouliez une rançon astronomique, mais je sais maintenant que vous m'avez montré un trésor à découvrir.

Puis, se retournant, il se retrouve seul, avec l'impression d'avoir fusionné en lui une ancienne et une nouvelle richesse.

Le jour suivant, le peuple célébra le retour de la femme du président. Ce matin-là, pour la deuxième fois, un phénomène inexplicable se produisit. À l'aube, une lumière bleue, phosphorescente, éclaira brusquement l'atmosphère. Les nuages se dissipèrent subitement, laissant place à un soleil éclatant.

Le président, assis avec sa compagne, feuilletait un livre de la planète RENNOD et des villes construites le long du fleuve RIOVECER, mais, fait inexplicable, les noms de la planète et du fleuve apparaissaient inversés. Ceux-ci se lisaient : DONNER et RECEVOIR.

Par Paul-André Boulianne, intervenant social.

ÂGE ADULTE

JEUNE FEMME DE VINGT ET UN ANS AYANT DES PROBLÈMES MULTIPLES

Il s'agit d'une jeune femme de vingt et un ans, née dans une famille défavorisée, tant financièrement qu'intellectuellement. Elle a vécu dans un milieu comportant de multiples problèmes : un père alcoolique, une mère violente et méchante avec ses filles. Huitième d'une famille de dix enfants, la cliente a subi les agressions sexuelles de plusieurs de ses frères aînés. Battue par sa mère et par son père, elle porte de nombreuses séquelles physiques qui continuent à lui occasionner des problèmes multiples.

C'est à l'âge de dix-sept ans, lors d'une tentative de suicide et d'une hospitalisation de quelques mois en psychiatrie, que l'adolescente a été prise en charge par la *Direction de la protection de la jeunesse*, qui l'a sortie de son milieu.

Suivie en thérapie depuis sa tentative de suicide, elle a fait des pas de géant. Présentement, elle travaille sur son incapacité d'expression et sur sa confiance en soi. La symbolique du perce-neige m'apparaît indiquée pour sa situation actuelle.

« Le perce-neige »

Voici l'histoire d'une petite fleur fragile, qui naît avec les premiers rayons du soleil du printemps et qui, malgré sa délicatesse, arrive à percer la neige pour exprimer sa beauté et sa blancheur à tous ceux qui désirent l'observer et l'écouter. Cette fleur raconte aux autres fleurs les derniers remous de l'hiver.

« J'ai préparé, dit-elle, sous cette neige glaciale, une menue tige que je pris soin de protéger avec mon vert éclatant. Ensuite, j'ai soigneusement enroulé chacun de mes pétales blancs et je me suis servi d'un tout petit tunnel pour me diriger vers le soleil, si attirant à l'extérieur de ma cachette. J'ai connu le plus beau moment de ma vie le jour où, du bout du nez, j'ai pu respirer le premier rayon de soleil. Les yeux à demi ouverts sous mes paupières lourdes, j'ai entrevu l'éblouissement de la lumière sous la neige. Humer la fraîcheur de l'hiver, sentir le frémissement du printemps, imaginer l'éclosion de l'été et m'apercevoir que tout cela est contenu dans un seul mot, ***vivre***, me donnaient le goût d'exprimer la moindre petite parcelle de ma fleur encore toute frêle. »

Maintenant, cette petite fleur est fière de divulguer son exploit. Elle se trouve riche d'une expérience que les fleurs d'été ne connaîtront jamais. Elle a vu et senti le froid de l'hiver, mais elle peut dorénavant respirer, la première, les doux rayons du soleil au printemps. Parce qu'elle a su traverser l'hiver, elle est une fleur forte et l'on ne devinerait jamais que sa petite taille renferme autant de volonté et de force.

Cela lui donne le goût de partager son expérience, car elle peut apprendre beaucoup de choses aux autres fleurs.

Par Valérie Servant, psychologue.

FEMME DE VINGT-HUIT ANS AYANT DES PROBLÈMES MULTIPLES

Une femme de vingt-huit ans est venue me consulter parce que rien n'allait plus. Elle se disait déprimée, anorexique, insomniaque, hypernerveuse, malade. L'histoire de sa vie aurait pu inspirer Zola.

D'abord rejetée par ses parents et recueillie par sa grand-mère maternelle, elle avait été ensuite rachetée par son père et sa mère pour élever ses frères et sœurs. Elle subit alors les violences et tentatives d'abus sexuels de son père. Puis, elle retourna chez sa grand-mère et la quitta pour se marier avec un homme qui se montra brutal dès le lendemain des noces. Elle devint enceinte, mais fit une fausse couche. Elle divorça, puis entra alors dans le circuit psychiatrique. Ni les neuroleptiques, ni les hospitalisations ne vinrent à bout de ses symptômes, pas plus que l'aide attentionnée d'un nouveau compagnon, une sorte « d'ange gardien ».

C'est en compagnie de cet « ange gardien » qu'elle vint au premier entretien. Elle était maigre, figée, lugubre, silencieuse, souffrante. Son problème le plus important, à cette époque, était son incapacité à se séparer de sa grand-mère : elles habitaient la même rue et la jeune femme se soumettait aux exigences de sa grand-mère, qui lui imposait d'aller passer plusieurs heures avec elle tous les jours. La patiente souhaitait vivement être délivrée de cette contrainte morale.

Les premiers entretiens, au cours desquels un certain nombre de stratégies ont été mises en place, se sont déroulés sur le mode de la conversation. Pendant la séance initiale, je me suis limité à recadrer les problèmes de la cliente, en explorant les capacités et les ressources qu'elle avait utilisées dans toutes les situations dramatiques de sa vie.

Très rapidement, je me suis rendu compte, par ses rétroactions verbales et non verbales, qu'elle était très sensible aux métaphores.

L'exploration de ses ressources créait chez elle un état de transe légère qui la rendait plus réceptive. Elle déclarait voir tout en noir et une longue métaphore, sur toutes les nuances subtiles du noir, avait déclenché chez elle des réponses associatives et avait changé son comportement.

L'entretien se déroulait dans un bureau dont les larges fenêtres donnaient sur un petit jardin, contigu aux jardins des maisons voisines. Certains voisins avaient l'habitude de traverser notre propriété pour rejoindre leur demeure, afin d'éviter un long détour.

En cours de séance, une femme est passée dans le jardin pour rejoindre son domicile. L'entretien s'est interrompu quelques secondes, pendant lesquelles nous avons observé cette apparition inattendue. C'est alors que je me suis « lancé » dans une métaphore sur les jardins.

Esquisse du conte thérapeutique « Les jardins »

Autour de nous, on peut voir des jardins de tous genres. Chaque propriétaire délimite son terrain à sa manière. Certains s'entourent de clôtures hautes et solides, pour que personne ne puisse y pénétrer. D'autres plantent des haies touffues, afin de se préserver de tout regard. D'autres encore n'y accordent aucune importance. Quelques-uns ne marquent leur territoire que de manière symbolique ou même permettent la libre circulation d'un terrain à l'autre. J'en connais aussi qui ne souhaitent aucune délimitation, si bien que l'on peut indifféremment être chez soi ou chez le voisin.

Notre jardin est bien caractéristique : il possède des haies et des clôtures qui le délimitent sans ambiguïté. C'est notre territoire et nous entendons l'affirmer et l'aménager selon nos goûts, nos désirs, notre manière de vivre. Mais nous ne souhaitons pas nous isoler pour autant.

Nous pouvons voir ce qui se passe dans le voisinage, discuter avec les voisins. Nous trouvons même sympathique que certaines fleurs ou branches d'un arbre voisin débordent sur notre terrain. Nous acceptons aussi qu'un enfant vienne récupérer son ballon, qu'une personne le traverse momentanément : la barrière n'est pas cadenassée et des passages, des accès, existent entre les jardins. Il est donc possible d'affirmer son identité sans être obligé de construire des murs infranchissables ou de se couper de toute la vie qui nous entoure.

Dans notre jardin, on peut se sentir bien chez soi sans être exclu et sans s'exclure de l'environnement.

J'avais donc profité d'un événement, survenu dans le *hic et nunc*, pour introduire une métaphore qui visait directement le conflit de loyauté que vivait la cliente envers sa grand-mère. Elle constituait l'expression actuelle de son problème fondamental de séparation-individualisation (parentification-infantilisation) qui avait jalonné sa vie.

La prescription de tâches est venu renforcer, en fin de séance, cet objectif.

Dans les entretiens suivants, la cliente manifesta des améliorations spectaculaires de ses symptômes et de son bien-être. Elle ne se sentait plus obligée d'obéir au chantage de sa grand-mère, bien qu'elle continuât à l'aider et à lui rendre visite de temps à autre.

Quelques séances d'hypnose consolidèrent les changements. Mais ce qui fut particulièrement remarquable, en rapport avec cette métaphore, et me montra qu'elle avait modifié sa vision du monde, fut une réflexion que fit la cliente quelques mois après cette séance.

Alors que je la provoquais, au sujet de son conflit de dépendance et d'autonomie, elle affirma, d'une manière péremptoire, qu'elle avait bien le droit d'avoir son jardin à elle, de l'aménager à sa façon sans s'isoler du monde. Elle pouvait regarder chez sa grand-mère et chez ses parents, tout en se sentant bien chez elle et ce, sans être automatiquement envahie et torturée par leurs avis et leurs opinions.

Par P. H. Mambourg, psychiatre.

HOMME AYANT UN PROBLÈME D'ÉJACULATION PRÉCOCE

« Marc, Alain et Billy »

Éric, je vais te raconter une histoire qui pourrait t'être très utile. Il s'agit d'une histoire très spéciale qui va peut-être t'intéresser.

Je voudrais te parler de Marc. Marc est un homme très particulier car il rêvait de voler. Afin de réaliser son rêve, il s'est inscrit à des cours de pilotage. Depuis qu'il était tout petit, Marc regardait en haut, vers le ciel, la tête complètement renversée en arrière. Et il pouvait, comme ça, rester très très longtemps à rêver qu'il pourrait prendre son envol, comme les oiseaux, pour ensuite contrôler sa trajectoire et aller où il voudrait, puis redescendre lorsqu'il l'aurait décidé. Et surtout pas avant!

Marc a aujourd'hui grandi, il est devenu un homme, mais il a toujours gardé sa passion au fond de lui. Il a cependant grand besoin de comprendre les choses, de les analyser, de les disséquer et c'est ce que Marc a fait avant de prendre le risque de s'envoyer en l'air! Il s'est donc astreint à étudier de façon consciencieuse tout ce que comporte l'aviation: la mécanique, la théorie, les techniques... Vois-tu, Marc croyait que toutes ces précautions réussiraient à le sécuriser. Car tout au fond de lui, malgré sa bonne volonté, il ressentait une insécurité qui le faisait douter de lui et le rongeait de l'intérieur. Il avait peur, peur de ne pas être à la hauteur, de ne pas réussir à contrôler son engin comme il le rêvait. Le moment approchait de plus en plus où il aurait à s'installer dans l'avion et à prendre enfin le contrôle. Bien sûr, il avait déjà vu son professeur piloter et lui enseigner, mais ce n'est pas la même chose lorsqu'il s'agit de soi et qu'on est entièrement responsable des gestes à poser. Marc pouvait déjà ressentir dans son corps une tension très forte qui contractait chacun de ses membres, son cœur battre de plus en plus vite, son excitation se mêler à sa peur... à un point tel qu'il croyait défaillir.

Éric, tout le monde sait ce que c'est que de vouloir prendre le temps de bien faire, d'apprécier... et d'être incapable de le faire. Cela me fait penser à un homme dont m'a parlé une amie, Alain. Alain est une personne assez remarquable, ayant la capacité de faire les choses très rapidement. Cette capacité lui est très utile dans la vie, car c'est un sportif. Étant surtout doué pour la course et la gymnastique, ayant de très bons réflexes, tous ses mouvements sont rapides, mais d'une précision extrême.

Un jour, Alain fit la rencontre d'une jeune femme très agréable qui lui parla de sa passion pour les arts. C'était quelque chose de nouveau pour lui, mais il prit tout de même le risque d'aller faire la visite d'un musée. Au moment de pénétrer dans l'immense musée, Alain s'est senti très mal à l'aise. Il voyait bien les tableaux et les sculptures, mais il n'y connaissait pas grand chose et il ne voulait surtout pas que cela paraisse. Il s'avança rapidement vers le premier tableau, puis vers le deuxième, le troisième... En un temps record, il fut à la sortie, ayant parcouru le trajet comme s'il s'agissait d'une course. Il regarda derrière lui et vit alors sa partenaire qui n'en était encore qu'au deuxième tableau. Alain ressentit alors une honte terrible. Il n'avait pas fait les choses de la bonne manière et sa partenaire serait sans doute très déçue de lui.

Je crois qu'il serait très utile que je te parle maintenant de Billy. Billy est un garçon extrêmement émotif, gardant tout à l'intérieur de lui, ayant toujours un peu peur de lui-même, de ses réactions parfois incontrôlées. Billy est comme une éponge, étant à l'écoute des autres, prenant le temps de les écouter, d'être présent, de comprendre. Cependant, Billy garde ses émotions à l'intérieur de lui, car il croit qu'il n'a rien à donner, qu'il ne vaut pas la peine qu'on prenne du temps pour lui. Cette croyance que Billy nourrit fait en sorte que, lorsqu'une autre personne cherche à mieux le connaître, à pénétrer son intimité, il devient de plus en plus nerveux. Ses émotions se bousculent à l'intérieur de lui et veulent toutes sortir en même temps, pour en finir le plus vite possible. Il lui arrive même d'être tellement maladroit qu'il brise des objets ou renverse le contenu de son verre sur son invité. Les mots ne sortent pas comme il le désirerait. Il n'arrive pas à exprimer lentement ce qu'il ressent. Et puis, Billy finit par s'isoler et pleurer en silence.

C'est épatant, mais Billy a réussi à surmonter sa difficulté d'une façon toute particulière. À tous les jours, seul, il commence par prendre le temps de relaxer, de se détendre et de prendre contact avec son univers intérieur. Ensuite, il se regarde dans la glace et prend le temps de se parler à lui-même, tout doucement, en prenant le temps de bien articuler chaque syllabe, chaque mot, de se représenter chacune de ses émotions, de les sentir prendre forme dans son ventre, puis monter progressivement et lentement dans sa poitrine pour se glisser tout simplement dans sa gorge et se faufiler par sa bouche. Billy peut ainsi apprendre à faire connaissance avec lui-même et réalise qu'il a aussi des choses à exprimer et qu'il vaut la peine de prendre le temps...

Tu te souviens sans doute d'Alain, le sportif en visite au musée. Son amie vit qu'Alain était déjà à la sortie. Elle alla tout simplement le retrouver et lui demanda de recommencer la visite, mais d'une manière différente. Elle lui expliqua qu'il était beaucoup plus intéressant de prendre le temps d'admirer chaque détail dans chacune des œuvres. Alain regarda alors la première sculpture et commença à porter attention aux émotions qui montaient en lui. Il se surprit à apprécier les formes, les couleurs et une foule de petites choses, éveillant en lui des plaisirs insoupçonnés. Au fur et à mesure qu'il pénétrait dans les couloirs tortueux, il passait de plus en plus de temps à admirer, regarder, ressentir un plaisir qui ne cessait de croître. Il a même pu sentir les odeurs de la peinture et du bois qui lui faisaient tourner la tête. À la fin de cette expérience inoubliable, Alain était très fier de lui. Il était capable d'une grande rapidité, mais il avait appris aujourd'hui à contempler et apprécier. Inutile de te dire qu'il ne visita jamais plus les musées de la même manière.

Si nous revenions à Marc, qui rêvait de piloter un avion. Quelque chose de particulier arriva lorsqu'il s'installa, un peu maladroitement au début, dans l'engin tant convoité. Il commença prudemment à ajuster les commandes de l'appareil, qui commença lentement à s'élever vers le ciel. Tout ce que Marc avait appris était bien là, en lui. Il possédait les ressources. Il commença alors à prendre confiance en ses capacités d'apprentissage. Il stabilisa l'avion et poursuivit la trajectoire qu'il s'était fixé. Pendant qu'il était là, dans les hauteurs, il pouvait relaxer et admirer le paysage qui s'offrait à lui. Il ne l'avait jamais vu ainsi. Marc se prépara ensuite à atterrir, étant maintenant tout à fait satisfait de son expérience, et il pensa : « Maintenant, je suis à la hauteur ».

Par Brigitte Beaudoin, sexologue.

HOMME DE VINGT-NEUF ANS PRÉSENTANT UNE DOULEUR CHRONIQUE

Étant jeune, Robert eut un sérieux accident à une jambe, cette dernière s'étant prise malencontreusement dans une machine agricole. Brisée à plusieurs endroits, cette jambe, depuis, a fait l'objet de nombreuses interventions chirurgicales. Aujourd'hui, Robert peut marcher, mais il boite légèrement, ce qui n'est pas sans le gêner. L'aspect inesthétique de sa jambe amplifie sa gêne et alimente son sentiment d'anormalité.

Robert dit avoir mal à la jambe gauche, plus particulièrement dans les situations de sa vie où il a peu confiance en lui, lorsqu'il anticipe des situations anxiogènes ou, encore, lorsqu'il ressent de la fatigue. Par exemple, au moment de nos premières rencontres, venir à la séance de thérapie lui faisait éprouver des élancements fort déplaisants à la jambe. Il dit qu'il se sentait inquiet, parce qu'il appréhendait nos rencontres.

Enfin, Robert affirme que sa jambe l'a bien servi par le passé : il l'utilisait souvent comme prétexte pour ne pas prendre ses responsabilités. Lorsqu'il ne voulait pas faire quelque chose, il lui arrivait souvent de sentir surgir cette douleur déplaisante, qui devenait alors un motif très acceptable pour éviter les situations non désirées.

Mais aujourd'hui, Robert ne veut plus reculer devant ses responsabilités, il a la volonté de dépasser son handicap, cette douleur persistante, qui lui rappelle sans cesse son passé. De plus, il désire éliminer sa consommation de codéine, qui est proportionnelle à l'apparition et à la persistance de la douleur. Robert veut se dépasser et se prouver qu'il peut contrôler et éliminer cette douleur, ainsi que le sentiment d'impuissance qui l'accompagne.

Ici, la métaphore *Les deux voisins* s'inscrit à l'intérieur d'une intervention plus large, dont elle constitue l'une des stratégies ayant pour but d'aider Robert dans son désir de croissance.

Présentée sous hypnose, cette métaphore a beaucoup stimulé Robert. Il s'est dit très touché par cette histoire, qu'il estimait très belle et qui prenait un sens pour lui. Il était invité à compléter l'histoire, en cherchant des avenues nouvelles ou en tirant des conclusions personnelles.

Cette partie de la stratégie avait pour but d'accentuer l'impact thérapeutique, par la correspondance entre la métaphore et la réalité du client.

« Les deux voisins »

Il était une fois deux personnes qui étaient voisines. Elles se rencontraient souvent, fréquentaient les mêmes endroits, avaient, à certains égards, les mêmes habitudes et, à peu de choses près, le même rythme de vie. Toutefois, les circonstances de la vie ne les avaient pas menées à se connaître davantage.

Mais voilà qu'un jour, l'une des deux personnes eut un accident et s'est mise à crier très fort. L'autre personne, ne pouvant rester indifférente à ces cris, alla lui donner un coup de main. Cet accident laissa des séquelles douloureuses.

À travers cette aventure, nos deux personnes se sont progressivement liées d'amitié. La personne souffrante, ayant accepté de partager sa souffrance avec son nouvel ami, se sentit sécurisée et en confiance, ce qui l'aida beaucoup à dépasser sa douleur, devenue de moins en moins persistante. Elle regagna ses forces, gagna un ami et la vie ne fut plus jamais la même après ces événements.

Par Bruno Bourassa, psycho-éducateur.

HOMME DE TRENTE ANS AYANT PEUR DE DÉRANGER

Robert, trente ans, est un de mes étudiants en counseling. Il m'a confié que sa plus grande inquiétude, par rapport à son travail, est de tomber sur un client qui ferait beaucoup de bruit dans la salle d'entrevue : élever la voix, frapper du poing sur la chaise, etc. Robert craint que ce client ne dérange les utilisateurs du Centre de counseling. Il se reprocherait de n'avoir pas su contrôler la situation.

En explorant avec lui la nature de cette inquiétude, j'ai appris que Robert était le septième enfant d'une famille de dix rejetons. Il était né à une époque où ses parents, particulièrement sa mère, avaient pris la décision de ne plus avoir d'autres enfants. Pis encore, il était né prématurément, après six mois de grossesse, de quoi déranger fortement !

Robert se percevait comme ayant tenu le rôle de « dérangeur » officiel. Dans la famille, il était interdit de faire du bruit, de parler fort et, encore moins, de se mettre en colère. Il a donc décidé de devenir gentil à l'extrême, insistant pour rendre service, se précipitant au devant des autres, à un point tel qu'il finissait par exaspérer ses parents, ainsi que ses frères et sœurs qui lui reprochaient de toujours les déranger. Il s'était également donné la mission d'empêcher les autres enfants de déranger les parents.

En présence du groupe d'étudiants, j'ai suggéré à Robert d'imaginer ses parents au loin (il les situa derrière les rideaux, au fond de la salle) et de leur écrire une carte postale. Il me dit alors qu'il leur écrirait ceci : « Mangez de la m... Je veux vivre ma vie comme je l'entends, quitte à déranger si je le juge utile. » Je lui ai présenté une petite carte blanche, qu'il adressa à ses parents, et je lui ai proposé d'écrire ceci : « Chers parents. Je vous annonce par la présente que j'ai l'intention de vivre ma vie comme je le veux, même si cela vous dérange. » Signé : « Robert ». Puisque les cartes postales comportent une image ou une photographie, je lui ai demandé de dessiner à l'endos de la carte une fourchette, une cuillère et un couteau.

Un facteur, choisi parmi les étudiants, est alors venu chercher la carte postale et l'a livrée aux parents, qui habitaient derrière le rideau. La réponse est revenue sous la forme d'une carte écrite par un autre étudiant, à qui Robert avait dicté la réponse imaginée. Les parents avaient donc écrit : « Cher Robert. Si c'est ainsi, nous ne nous occuperons plus de toi. » Signé : « Tes parents ». Robert a reçu la carte et a, par le fait même, réalisé qu'il perdrait probablement l'approbation de ses parents, s'il décidait de vivre comme il lui plaisait. Il s'est senti devenir orphelin.

Je lui ai alors raconté la métaphore que voici :

« La parentière »

Tu sais, il existe des orphelinats pour les enfants rejetés par leurs parents, parce qu'ils les dérangeaient trop. Ces orphelinats sont souvent des pouponnières où les parents désireux d'adopter un bébé peuvent venir voir les poupons, les examiner et en choisir un.

Je vais te proposer de visiter, non pas une pouponnière, mais une « parentière ». Les parentières ont été inventées par une thérapeute de la région d'Angers. Celle-ci s'étonnait qu'il existe des pouponnières pour les parents qui veulent choisir leurs bébés, mais qu'il n'existe pas d'endroit où les enfants pourraient choisir leurs parents. Cette thérapeute mit donc sur pied des parentières, afin de répondre aux besoins des enfants délaissés par leurs parents.

Les parentières sont des endroits où des parents sont couchés sur des lits disposés en rangées. Les enfants désireux de choisir de nouveaux parents peuvent circuler entre les rangées de lits et examiner à leur gré les parents offerts. Ils peuvent décider d'amener un ou plusieurs parents à la maison, afin de les essayer pendant quelques jours ou quelques semaines. Ils peuvent les garder aussi longtemps qu'ils le désirent, toute leur vie même.

Ils peuvent en tout temps ramener à la parentière les parents dont ils ne veulent plus ou qui ne conviennent plus à leurs besoins. Les parents ainsi traités n'en seront pas traumatisés. Au contraire, il auront été bien contents d'avoir eu l'occasion de sortir un peu de leur rangée de lits à laquelle ils sont confinés en attendant d'être choisis par un enfant.

Dans les parentières, on recommande que les enfants choisissent des parents qui disent et font des choses qui aident les enfants à devenir des êtres à part entière dans la société, chose assez difficile pour les enfants, à cause de leur statut de petit. Quand ils amènent les parents à la maison, pour les essayer, on recommande que les enfants les écoutent et les observent, afin de vérifier si les messages qu'ils émettent sont convenables à leur croissance. Seuls les enfants peuvent savoir ce qui est convenable pour eux, les adultes ayant oublié ce que c'est qu'être un enfant. De toute façon, les adultes sont occupés à entendre leurs propres messages et à choisir pour eux-mêmes ceux qui leur sont appropriés.

L'enfant qui s'abonne aux services de la parentière peut y venir chaque fois qu'il le désire. Elle est ouverte vingt-quatre heures par jour, tous les jours de l'année. Il n'a pas à craindre de défaire les rangées de lits chaque fois qu'il emprunte un parent. La thérapeute qui a légué ses biens à la parentière a prévu des grandes personnes pour tout remettre en ordre après le passage des enfants. Ceux-ci n'ont donc pas à se préoccuper de cet aspect.

Les enfants n'ont pas à payer pour ces services, puisque la parentière est entièrement financée à l'aide de la fortune léguée. Quand l'enfant emprunte un parent, on lui remet une carte qui explique les caractéristiques de ce parent et la sorte de messages qu'il peut s'attendre à recevoir de sa part. On lui remet en même temps les règlements de la parentière, afin qu'il sache bien à quoi s'en tenir.

Robert a écouté tout cela, les yeux un peu vagues. Je lui ai demandé ensuite s'il désirait se prévaloir des services de la parentière. Il acquiesça et se recueillit quelques minutes pour bien observer les parents des rangées et faire son choix. Il me dit alors qu'il en avait choisi un et je lui fis écrire la carte qui explique les caractéristiques de ce parent. Il a fait cela devant la classe, sans toutefois partager le contenu de cette carte, car il comprenait que le choix des parents dont une personne a besoin dans sa maison intérieure ne concerne qu'elle.

Il écrivit sa carte et me dit simplement que cette nouvelle carte l'aidera à faire face à la carte qu'il avait reçue tout à l'heure de ses parents. Il me dit également qu'il ne craignait plus les clients qui risqueraient de déranger : il savait comment il s'y prendrait pour régler ce petit problème. Je lui dis que je n'en étais pas étonnée, vu toute l'expertise qu'il avait acquise, lorsqu'il était enfant, en ce qui a trait à empêcher les autres de déranger.

Par Geneviève Hone, psychothérapeute conjugale
et familiale, travailleuse sociale.

FEMME DE TRENTE ET UN ANS ÉPROUVANT DES DIFFICULTÉS AVEC L'ALLAITEMENT DE SON ENFANT

Problématique

Suzy est une jeune femme de trente et un ans, fatiguée physiquement par l'allaitement de sa fille de quatre mois et demi. Elle désire la sevrer, mais dès qu'elle veut remplacer le sein par le biberon, sa fille refuse, crie et pleure. Chaque fois qu'elle essaie, Suzy vit beaucoup de frustrations.

Suzy voit des avantages, pour elle, à sevrer sa fille : elle pourrait y gagner du repos et augmenter sa liberté d'action, car son mari pourrait alors faire boire le bébé. Elle a même consulté la *Ligue la lèche*[5] pour obtenir des conseils d'expertes au sujet du sevrage. Sa mère et sa belle-mère lui prodiguent mille et un conseils.

Mais Suzy se sent une mère dénaturée, à tel point qu'elle pense allaiter sa fille jusqu'à ce qu'elle puisse passer à la nourriture solide. L'allaitement est devenu pour elle un travail contraignant, qui satisfait surtout sa fille. Le bébé a, pour sa part,

5. Organisme d'aide et d'information sur l'allaitement maternel.

régressé et ne veut plus boire quand la mère est en position assise. Elle doit s'allonger et coller le bébé sur elle pour que la petite fille accepte de boire.

Sous hypnose, je lui ai raconté la métaphore suivante :

« La famille NO-MAD »

Il y a longtemps, dans une tribu lointaine, vivait une famille, la famille NO-MAD. Elle était composée de la maman, qui s'appelait Nounou, du papa, qui s'appelait Papou, et du bébé, qui s'appelait Chouchou. Le bonheur régnait. Nounou nourrissait Chouchou, Papou la berçait en chantant et Chouchou souriait facilement et pleurait pour signifier ses besoins, quand elle avait soif ou quand elle était mouillée. Tout allait très bien, jusqu'à ce qu'une grande épreuve s'abatte sur eux.

Du jour au lendemain, Chouchou cessa de pleurer. Elle ne pleurait plus pour avoir le sein, elle ne pleurait plus quand elle était mouillée. Elle ne pleurait plus et ne criait plus, pour aucune raison.

Nounou, Papou, les oncles et les tantes de la famille, les voisins et les amis, tous étaient désespérés.

Chouchou allait-elle renoncer à demander ce dont elle avait besoin ? Chouchou allait-elle cesser de gagner, jour après jour, son autonomie ? Chouchou allait-elle rester bébé et ne pas vouloir devenir grande et forte ? Tous, surtout Nounou et Papou, étaient tristes devant cette situation.

Un jour, la grand-mère Mamou vint à la maison. Elle regarda et examina la situation pendant quelque temps, puis elle dit à Nounou : « Tu as donné la vie à Chouchou, en la mettant au monde et en la séparant de ta chair. Donne lui maintenant une vie autonome, en la séparant du lait de tes seins, afin qu'elle réapprenne à demander ce dont elle a besoin.

Nounou se mit à pleurer et ne voulut pas tout de suite faire ce que lui demandait Mamou.

Puis, au bout de trois jours, elle sentit en elle tellement d'amour pour Chouchou qu'elle décida de lui donner la vie autonome dont lui avait parlé Mamou. Elle entreprit donc de séparer Chouchou du lait de ses seins et, à partir de ce jour-là, Chouchou se mit à réclamer, avec des pleurs et des cris, ce dont elle avait besoin. Au fil des jours qui suivirent, elle devint de plus en plus autonome, tout en diminuant graduellement ses cris et ses larmes. Et le bonheur revint dans la famille NO-MAD.

Une semaine après avoir entendu cette métaphore, Suzy allaitait encore sa fille, mais elle avait maintenant recommencé à penser à elle-même, à se faire plaisir dans de petites choses importantes pour elle. Un principe était revenu à son esprit : *se faire plaisir à elle*, ce qu'elle avait perdu au cours de l'allaitement. Et ce fut assez simple de lui faire prendre conscience qu'elle pouvait étendre ce plaisir jusqu'à « se faire plaisir en allaitant le bébé », en ajoutant quelques éléments, tels écouter de la musique, décider de la position physique qu'elle prendrait, décider de toutes sortes d'éléments qui feraient qu'allaiter serait sa décision, pour se faire plaisir, au lieu de subir la décision de sa fille.

Deux semaines plus tard, l'allaitement continuait toujours, mais dans un climat amélioré. Suzy se permettait de faire un petit somme dans la journée, après l'allaitement. Elle utilisait également un baladeur pour écouter de la musique en allaitant. Bébé avait passé quelques mauvais jours sur le plan alimentaire, à la suite d'un vaccin, mais la situation avait repris son cours normal et la petite fille acceptait maintenant de boire quand la mère était assise. Bébé avait même accepté de boire aux seins de Suzy dans une embarcation à moteur, sur un lac.

Dans le cas présent, il y avait au départ un phénomène de régression (mère fatiguée de la situation, plus tendue et bébé plus impatient). Puis, depuis la métaphore, il y a eu une certaine reprise en main de la situation par la mère, qui a retrouvé du confort et du plaisir dans sa situation, et un bébé qui a recommencé à accepter de boire lorsque la mère est assise. Il y a donc eu une sorte de régression, suivie d'un réapprentissage d'une situation, en étant confortable.

Par Rénald Brisson, conseiller en orientation.

PERSONNE VICTIME NE POUVANT FAIRE LE DEUIL DE SA SITUATION MARITALE ET PENSANT SOUVENT AU SUICIDE

Une femme est séparée de son mari depuis plusieurs années. Tournée vers le passé, elle est incapable de faire le deuil de sa situation maritale. Elle pense souvent au suicide.

Elle pleure comme une petite fille pour obtenir de l'attention et demande constamment la permission avant d'agir. Elle contrôle beaucoup son entourage et se sent rejetée lorsqu'elle perd ce contrôle.

La cliente doit pouvoir s'affirmer. Elle doit également assumer ses choix. Elle devrait pouvoir tourner la page sur sa situation émotionnelle passée et concevoir son contrôle comme une force et non comme un moyen d'être rejetée.

« La duchesse malheureuse »

Il était une fois une duchesse qui habitait un bourg surnommé « Le bourg de la femme qui pleure ». Cette duchesse était très malheureuse dans sa vie maritale, car le duc, son mari, était toujours absent. Dans sa solitude, la duchesse se disait souvent qu'elle était la seule responsable des absences fréquentes de son époux et qu'elle devait donc, par le fait même, trouver des moyens pour qu'il soit si heureux en sa présence, qu'il n'ait plus jamais envie de la quitter. Elle décida donc de consulter l'un des conseillers du duc, afin de savoir ce qui, selon lui, serait le plus susceptible de faire plaisir à son époux.

Le premier conseiller lui dit : « Duchesse, ce qui rendrait votre mari vraiment heureux, ce serait de vivre dans un lieu digne de lui. »

La Duchesse s'empressa donc de faire venir les meilleurs architectes, les meilleurs décorateurs et les meilleurs ouvriers du pays.

En moins de temps qu'il n'en faut pour le dire, le château du duc devint un chef-d'œuvre d'architecture, avec ses arches de marbre, ses pierres polies et ses planchers de marqueterie.

Quant à sa décoration intérieure, mentionnons que le mobilier fut importé d'Italie et fait des essences de bois les plus rares. Les divans et les sofas, eux, furent recouverts de velours et de brocarts. Les rideaux furent confectionnés avec des tissus assortis et les planchers, recouverts de tapis de Turquie. Le tout était agencé dans un dégradé des couleurs préférées du duc.

La duchesse, maintenant sans le sou, ayant dépensé jusqu'à ses dernières économies, attendait le retour du duc avec beaucoup d'espoir, sentant enfin que ce dernier aurait une demeure susceptible de lui plaire.

Cependant, lorsque le duc revint de la chasse, à peine remarqua-t-il toutes les transformations effectuées en son absence, tant il était pressé d'échanger ses vêtements souillés pour une tenue propre et de repartir vers d'autres aventures et d'autres cieux.

Découragée, mais non vaincue, la duchesse se dit que l'échec de son plan lui incombait, puisque la personne consultée aurait dû être le meilleur ami du duc et non son conseiller.

Lors de son entretien avec le meilleur ami de son mari, elle apprit deux choses. D'abord, son mari adorait les femmes avec des robes décolletées et des jupes qui mettent en évidence leurs jambes. Ensuite, il était incapable de tolérer la vue de ses terres en friche et de ses jardins couverts de ronces.

Ayant dépensé ses dernières économies, la duchesse décida donc de sarcler et d'ensemencer ses terres elle-même. Puis, avec les profits des récoltes, elle put engager les meilleurs paysagistes pour redonner aux jardins leur splendeur passée.

Cette fois-ci, sûre d'elle et de sa réussite, la duchesse se vêtit de la robe la plus osée et la plus seyante qu'elle put trouver pour la journée de l'arrivée du duc.

Ce dernier parcourut les jardins sans les voir, n'entendant pas non plus le chuchotement de l'eau coulant dans les fontaines et les bassins, placés çà et là afin d'embellir le décor. Lorsqu'il aperçut la duchesse, il s'exclama : « Mais, ma chère, que faites-vous ainsi vêtue comme une fille publique ? Vous êtes tout à fait ridicule, revêtez dès l'instant, je vous prie, des vêtements plus modestes. »

Et, avant que la duchesse n'ait pu dire le moindre mot, il s'empressa d'ajouter qu'il repartait, pour parfaire sa culture, vers d'autres pays.

De plus en plus déprimée et n'ayant plus aucune idée pour satisfaire son époux, elle décida, cette fois, de consulter le vice-duc, bien connu pour la force de ses stratégies. Celui-ci lui dit :

« Duchesse, je sais, sans contredit, ce qui pourrait satisfaire votre mari. Votre mari est un homme d'une remarquable sensibilité, qui recherche, avant tout, une compagne capable d'émettre des vibrations immatérielles, des vibrations d'une subtilité raffinée. Si vous êtes vraiment capable d'émettre cette sorte de vibrations, je puis vous assurer que, plus jamais, vous ne souffrirez de l'absence de votre époux.

La duchesse, émerveillée par tant de certitude, lui demanda : « Mais dites-moi comment faire et je m'empresserai d'exécuter votre recette à la perfection. »

– C'est simple, lui dit le vice-duc, il suffit d'avaler le contenu de ce flacon et, au fur et à mesure que ce liquide coulera dans vos veines, une douce torpeur vous envahira, emportant avec elle vos derniers instants de vie, en les transformant en vibrations immatérielles. Ces vibrations seront capables de retenir à jamais le duc auprès de sa défunte épouse.

La Duchesse, convaincue que c'était la seule, unique et vraie solution à tous ses déboires, s'en fut chez elle avec la ferme intention d'ingurgiter le contenu du flacon, dès que l'horloge sonnerait minuit.

Après avoir fait sa toilette et revêtu ses plus beaux atours, au moment même où, allongée sur sa couche, elle s'apprêtait à se donner la mort, elle entendit : « Malheureuse, que fais-tu là ? »

Étonnée, la duchesse leva les yeux et aperçut un personnage d'une grande beauté qui s'avançait vers elle et qui continuait de lui parler en ces termes : « Je suis ton ange gardien et j'ai pour mission de t'aider à faire le point sur ta vie, en ce moment crucial de ton existence. J'aimerais que tu prennes conscience de toutes les transformations dont tu es capable, quand il s'agit de plaire aux autres. Tu es même prête à faire don de ta vie. T'es-tu seulement posé la question : Y a-t-il un seul être humain au monde qui mérite que l'on donne sa vie pour lui ? Que crois-tu que le duc t'ait offert de si précieux, pour payer d'un tel prix sa présence ? »

– Il a fait de moi sa duchesse et sa compagne, répondit la duchesse. Il m'a permis de vivre dans son château et de régner sur ses terres.

– Pour que tu sois duchesse, il aurait fallu qu'il soit un vrai duc, mais je sais que c'est un usurpateur. Pour faire de toi sa compagne, il aurait fallu qu'il soit ton compagnon et partage avec toi toutes les tâches inhérentes à un duché. Mais, curieusement, au moment où tu accomplissais ce travail, il était, soit à la chasse, soit en train de parfaire ses connaissances, au loin. Mais au retour, point de gibier et point de discussion sur les connaissances acquises. Quant à son château, oublies-tu qu'il était en ruine avant ton arrivée ? Quant à ses terres, elles étaient incultes, tu les as ensemencées et y a fait la récolte.

En écoutant l'Ange, la duchesse prit conscience de tout son potentiel et de l'illusion de sa vie passée, illusion qui lui avait cependant permis d'actualiser ses propres ressources. Elle dit alors à l'Ange : « Maintenant, je peux régner seule sur un duché que j'ai fait mien. Je peux profiter de mes richesses pour adoucir ma vie. Si je rencontre un véritable noble, avant de répondre à ses aspirations, je vérifierai s'il peut répondre aux miennes. Et je rebaptiserai « Le bourg de la femme qui pleure », « Bourg de la femme qui rit ».

En entendant ses paroles, l'Ange lui sourit et disparut dans un flot de lumière.

Par Chantal Dussault,
directrice de la *Maison Vivre* et thérapeute.

LES PIÈGES DE LA FAUSSE REPRÉSENTATION DE LA RESPONSABILITÉ

On veut faire saisir à une personne trop responsable comment elle peut finir par nuire à son propre développement et comment certains individus, moins bien nantis, peuvent apprendre à tirer profit de leurs propres ressources pour survivre.

« L'oiseau costaud »

Un jour naquirent, d'un couple de parents oiseaux, deux magnifiques oisillons. À mesure qu'ils grandissaient, les parents se rendirent compte que l'un de leurs rejetons était fortement constitué, alors que le second était de nature plus chétive.

Le plus fort des deux apprit donc rapidement à se mouvoir, à inventer des moyens pour satisfaire ses besoins, enfin, à s'autosuffire très précocement. Comme il était de caractère actif, très jeune, il se mit à gazouiller, à crier, à s'amuser de tout, à manifester sa curiosité, sa créativité, son esprit d'indépendance et d'initiative.

Le plus fragile inquiétait beaucoup ses parents. Physiquement plus frêle, il arrivait difficilement à se mouvoir, mangeait peu, manifestait peu d'ambition et restait sans cesse collé au nid à toussoter, à pleurnicher et à se plaindre.

Conscients que cet oisillon risquait de s'engager dans une vie plutôt morose, les parents incitèrent le plus fort à se responsabiliser face au plus faible. Ils l'entraînèrent à l'aider, à le soutenir, à le secourir et même à le nourrir, au besoin.

Lorsque les parents durent quitter le nid, ils le firent en toute quiétude, rassurés du fait que leur rejeton chétif serait entièrement pris en charge par le plus costaud et qu'ainsi, il survivrait.

Mais le costaud se sentait sans cesse déchiré entre son désir d'explorer le monde et d'organiser sa vie à sa façon et son inquiétude constante au sujet de son frère.

Il finit par trouver un compromis satisfaisant. Il continuait d'assumer la survie de son frère, mais en allant chercher de plus en plus loin la nourriture réclamée par ce dernier. Le faible oiseau était donc nourri convenablement, mais de moins en moins souvent, ce qui le rendait maussade et de plus en plus plaignard.

Par des paroles tantôt mielleuses, tantôt accusatrices, il ne cessait de culpabiliser son frère costaud : « Tu sais comment tu es important pour moi... comment je t'aime et ai besoin de toi. Tu ne sais pas à quel point tu me manques, lorsque tu pars au loin... Comme je me sens seul et abandonné ! Tu ne vois donc pas à quel point je souffre ? Tu sais, pourtant, comme je suis faible... Tu n'as donc pas de cœur et de parole ! Tu avais promis de prendre soin de moi ! Tu es le plus solide, le plus fort. Sans toi, je pourrais mourir, tu le sais bien... »

Le costaud se sentait déchiré et coupable, mais il tenait bon, poussé par son besoin de grandir et de se développer. Il continuait donc, tout de même, à allonger son parcours, afin de profiter au mieux de sa liberté, tout en allant quérir la nourriture de son frère. Il se permit même une escapade de quelques semaines.

À son retour, il trouva son grêle frère renversé au pied du nid, à demi-mort. Mais, au moment où il allait se lancer à sa rescousse, il prit conscience que cette chute du nid avait permis à son frère malade de goûter, pour la première fois de sa vie, aux bienfaits de l'herbe tendre qui était à sa portée, ainsi qu'aux quelques moucherons qui allaient lui assurer sa survie.

Sans rien dire, le frère costaud partit aussitôt pour une longue envolée libératrice, vers cet espace aérien qui l'attirait tant.

Par Solange Roy, orthopédagogue.

FEMME DANS LA TRENTAINE AYANT UN PROBLÈME D'IDENTIFICATION SEXUELLE ET D'IDENTITÉ PERSONNELLE, À LA SUITE D'EXPÉRIENCES INCESTUEUSES

Femme dans la trentaine, en crise d'identification personnelle et d'identification sexuelle, à la suite d'expériences difficiles d'inceste avec son père. Elle est en révolte contre sa mère, qui a été le témoin passif de la situation.

« La Planète Oméga »

Il était une fois une jeune fille égarée en forêt. Voyant un point lumineux au loin qui l'attire, elle sentit une attraction de chaleur, de sécurité, sans percevoir une forme définie. À mesure qu'elle approchait, l'intensité de la lumière se précisait et elle découvrit alors un être vêtu de blanc, d'un rayonnement majestueux. Se sentant en sécurité, elle demanda :

– Qui êtes-vous ? J'ai besoin d'aide, pouvez-vous m'indiquer le chemin de la ville Centré ?

– Oui, parce que, d'où je viens, de la planète Ruoma, on nous apprend que seul celui qui quitte son centre en expérimente le retour. Et comme il n'y a pas de hasard, sache que, sur ma planète, tes vibrations ont attiré les miennes. J'ai reçu pour mission de m'intégrer à toi. Nous sommes des êtres androgynes. Je serai donc ton guide intérieur, pour te permettre de vivre les deux polarités de ton être, dans leur complémentarité.

Lorsque tu vivras des périodes de perturbations émotives, je saurai t'expliquer et te laisser intégrer tes expériences.

À l'instant où tu prononceras le mot *Ruoma*, je me révélerai à toi. Mon côté masculin te permettra d'actualiser ta puissance, tant physique qu'intellectuelle, spirituelle et morale. Mon côté féminin te permettra de goûter ton abandon, ta sensibilité, ton intuition et ta créativité. Lorsque tu auras harmonisé ton être, rappelle-moi et nous échangerons nos expériences.

Le temps passa, elle vécut toutes sortes d'épreuves. Se sentant épanouie et sûre d'elle, elle eut envie de partager, avec son guide, ses expériences. Immédiatement, il se matérialisa.

– Je dois te confier maintenant que j'ai vécu de la tristesse, beaucoup de colère, je me suis sentie coupable. J'ai compris la solitude d'une mère, débordée par sa tâche, terrifiée par l'idée de vivre seule, d'un homme trop sensible pour actualiser sa sexualité avec les adultes ou pas assez confiant en sa virilité. J'ai appris ce qu'était la compréhension et, de cela, est née la compassion. Finalement, à travers toutes mes expériences, j'ai découvert ce qu'était l'amour.

– Voilà, tu peux vivre maintenant, car, sur ma planète, *Ruoma* veut dire *amour*.

Par Paul-André Boulianne, intervenant social,
Chantal Dussault, directrice de la *Maison Vivre* et thérapeute,
Alain Girard et Françoise Roy, enseignants.

PERSONNE AYANT DE LA DIFFICULTÉ À REFUSER

« Hassékouru »

Hassékouru, roi des lièvres, ne pouvait dire non. Il n'avait tout simplement pas appris à le faire. Vers l'âge de deux mois, tous les petits lièvres s'exercent à dire non à leurs parents. C'est ainsi qu'ils apprennent à marquer leurs limites. Mais pour une raison ou pour une autre, Hassékouru n'avait pas complété cet apprentissage important.

Hassékouru avait toujours eu peur de déplaire aux autres. Remarquez bien que cette peur ne l'avait pas empêché de devenir le roi des lièvres. Hassékouru était un bon roi, mais il se faisait mourir à ne rien refuser à ses sujets. Il se retrouvait dans des situations intenables à force de vouloir plaire à tout le monde, car dans l'exercice de ses fonctions, un roi doit nécessairement refuser des choses à certains sujets !

Une nuit, alors qu'il dormait d'un sommeil profond dans son terrier royal, Hassékouru eut l'apparition du Lièvre Blanc qui lui dit : « Hassé... hassé... hassé... hassé... » Il se réveilla soudain, tout excité d'avoir eu le privilège de la visite du Lièvre Blanc. Il se demanda ce que pouvait bien vouloir dire le message : « Hassé... Hassé... Hassé... » C'est alors qu'il se rappela une scène d'enfance dans laquelle sa grand-mère paternelle lui disait : « Viens ici, mon petit lapin d'amour. Tu as **assez couru** aujourd'hui. Tu n'es pas obligé de courir pour tout le monde. Tu peux dire non. Et ta grand-maman va toujours t'aimer, même quand tu dis non. Je vais te donner un nom spécial pour te rappeler cela. » Et elle le nomma Hassékouru.

Geneviève Hone et Julien Mercure (1994),
psychothérapeutes conjugaux et familiaux.

L'ÉPUISEMENT PROFESSIONNEL

Un homme doit accepter de consulter ses collègues plus souvent et de se donner du temps pour réévaluer sa carrière, au lieu de tout laisser tomber comme il l'a prévu.

« La princesse qui avait oublié le but de sa tapisserie et qui n'avait plus de fil pour tisser »

Depuis qu'elle était jeune, la princesse tissait une tapisserie ; c'était son travail. Elle y mettait beaucoup d'ACHARNEMENT. Jour après jour, elle tissait, tissait. Elle s'arrêtait à peine pour manger, revenait le soir pour travailler encore et, souvent, la nuit, elle rêvait à sa tapisserie, se reprochant souvent des motifs qu'elle avait faits dans la journée ou les couleurs qu'elle avait utilisées, planifiant ce qu'elle ferait le lendemain.

La princesse travaillait à sa tapisserie avec tellement d'ACHARNEMENT, qu'elle en avait des TENSIONS dans les doigts. Elle est devenue TELLEMENT TENDUE qu'elle en oublia le but de sa tapisserie. Elle ne savait plus ce qu'elle devait tisser, mais elle tissait quand même jour après jour. Jusqu'au jour où elle s'aperçut qu'elle n'avait plus de fil pour tisser.

La princesse envoya des messagers dans tous les magasins du royaume, mais elle avait besoin d'un fil très particulier, un fil fait spécialement pour elle et elle n'en trouvait nulle part. Les marchands ignoraient où se procurer ce fil très spécial. La princesse alla voir ses cousines princesses, mais celles-ci avaient du fil très différent. Elle alla voir un maître fileur qui lui promit d'analyser le fil et ses couleurs, et d'essayer de lui en fabriquer, mais cela PRENDRAIT DU TEMPS.

À bout de ressources, la princesse se rendit chez un sage, qui avait la réputation de tout savoir. Elle s'empressa de lui demander quel pouvait bien être le but de sa tapisserie et où elle trouverait le fil pour continuer.

Le sage regarda la princesse CALMEMENT, lui sourit et lui dit de retourner au château, de prendre la tapisserie qu'elle avait tissée pendant toute sa VIE et de l'étendre dans le champ devant SON château. Il lui ordonna ensuite de MONTER dans la tour du château et, d'EN HAUT, de regarder SA TAPISSERIE : d'observer d'abord l'ENSEMBLE, puis de regarder, année après année, pour DÉCOUVRIR TOUT LE TRAVAIL QU'ELLE AVAIT DÉJA FAIT, de s'attarder aux détails qu'elle avait oubliés, aux couleurs et aux techniques qu'elle avait utilisées.

Puis, le sage dit à la princesse de retourner voir ses cousines princesses et de discuter, longuement avec chacune du but de leur tapisserie, de leurs techniques, de leurs couleurs. Puis, de demander à chacune de lui fournir une couleur de fil et de lui enseigner une nouvelle technique qu'elle ne connaissait pas. Lorsque ce serait fait, le sage demanda à la princesse de retourner à son château, de reprendre sa tapisserie et de défaire un petit bout, en bas de la tapisserie, tout le long de celle-ci. Et, avec les couleurs et les techniques de ses cousines princesses, le sage lui demanda de REMODELER sa tapisserie et, au début de chaque jour, de monter dans la tour du château pour DÉCOUVRIR ce qu'elle ferait pendant la journée.

La princesse était découragée à l'idée de défaire sa tapisserie et de ne pas avoir de réponses. Le sage continua en lui INTERDISANT de tisser le SOIR. Il lui INTERDIT même d'en rêver et, si elle le faisait, il lui ORDONNA de prendre congé le jour suivant. Le sage ORDONNA même à la princesse de S'ARRÊTER dès qu'elle sentirait des TENSIONS dans ses doigts.

De retour à son château, la princesse commença, sans trop de conviction, à suivre les recommendations du sage. Et lentement, elle s'aperçut que SA tapisserie était un moyen de connaître les gens, une façon de découvrir la vie, un moyen de partager des intérêts, un moyen d'expression et de créativité. De plus en plus, pour la princesse, tisser sa tapisserie n'était plus un DEVOIR, mais une CRÉATION et on dit que, depuis ce temps, on entend la princesse CHANTER lorsqu'elle travaille à sa tapisserie.

Par Vivianne Racine, travailleuse sociale.

ADULTE DE QUARANTE-TROIS ANS QUI A UN PROBLÈME DE COMPULSIVITÉ

Cliente de quarante-trois ans qui achève sa thérapie, mais se débat avec ses compulsions au travail. Elle se compare continuellement aux autres, comme elle l'a toujours fait dans sa famille.

« Fragile et le papillon »

Tout au fond d'une vallée se dressait une très, très grande maison habitée par une famille de lutins. Cette famille était très nombreuse et très pauvre.

L'un de ces lutins était une fille du nom de Fragile. Elle tenait ce nom du fait qu'elle était menue et frêle. Malgré cela, Fragile devait fournir la même somme de travail que les autres membres de la famille et cela, sans rechigner.

Fragile se surprenait souvent, lors des corvées familiales, à envier ses frères et sœurs. Par exemple, la ruse de Je m'esquive, la manipulation de Adorée, l'habileté de Science. Mais, malheureusement, toutes ces rêveries ne la menaient nulle part.

Un jour qu'elle tirait péniblement sa brouette pleine de marchandises, qu'elle allait porter chez une cliente, elle se laissa tomber sur l'herbe qui longeait la route. Elle regarda la longue colline qu'il lui fallait gravir et se dit intérieurement : « Que je suis épuisée ! »

Tout à coup, un beau papillon vint virevolter au-dessus de sa tête. Fragile se remit à rêver et, grâce à ses pouvoirs d'imagination et de créativité, elle engagea la conversation suivante avec le papillon :

– Tu me sembles fragile, Papillon. Que fais-tu pour conserver ta beauté, ton agilité et ta persévérance ? Dis-moi tes secrets, s'il-te-plaît ?

Le Papillon se posa délicatement sur une brindille, tout près de son oreille, et lui souffla :

– « Qui veut aller loin ménage sa monture ». C'est un adage vieux comme le monde. Quand je vole pour faire mon travail de papillon, je m'arrête très souvent. Je regarde les fleurs et je hume leur arôme, ce qui me repose beaucoup. Je sens le vent me ballotter au bout de la tige et je me laisse bercer. Je regarde le ciel et je me dis : « Que c'est beau ! », et je me laisse pénétrer par cette beauté. À travers mon expérience de papillon, j'ai appris qu'il fallait, sur la route, faire des haltes.

Et le papillon s'envola. Fragile se leva, reprit sa brouette et repéra quelques haltes dans la montée. Elle se sentait légère et reposée. Elle se dit en souriant : « Il s'agissait d'y penser. »

Par Yvonne Tremblay, psychologue et religieuse.

PERSONNE AYANT DES PROBLÈMES DE TABAC OU DES PROBLÈMES RESPIRATOIRES

Cette métaphore pourrait être utilisée avec un fumeur, homme ou femme, atteint d'une maladie respiratoire (asthme, bronchite) ou cardio-vasculaire (angine, maladie de Bürger, infarctus, etc.) et qui aurait manifesté l'intention d'arrêter de fumer.

« Un propriétaire d'usine content »

Il y avait, à la sortie d'une ville, un moulin à scie. Son énorme cheminée répandait sur toute la ville une fumée polluante. Quand la température était radieuse et chaude, le moindre vent venait gâcher la vie des résidents du quartier. Impossible de sortir prendre l'air ou de profiter de la piscine, sans être assailli par une pluie de suie.

(*La voix se fait plus faible, plus lointaine.*) Cette fumée s'infiltrait dans les moindres recoins, elle polluait tout. Des particules, parfois incandescentes, laissaient des marques sur les vêtements et les meubles. Leur présence dans une voiture occasionnait beaucoup d'inconfort et pouvait rendre la conduite dangereuse.

Les citoyens se plaignaient que cette fumée leur brûlait les yeux et la gorge. Les ménagères pestaient contre ces cendres qui se retrouvaient partout dans la maison.

À chaque année, depuis dix ans, le propriétaire de l'usine promettait qu'il y aurait du nouveau, qu'il n'y aurait bientôt plus de fumée.

Puis, en guise de réponse aux pressions des citoyens du quartier, le propriétaire rencontra un représentant du Ministère de la Santé et de l'Environnement. Cet éminent spécialiste ne manqua pas de remarquer une multitude de taches à travers la paroi de verre de son bureau.

Il y eut un entretien entre les deux hommes.

Quelque temps plus tard, les citoyens avoisinants eurent l'agréable surprise de constater que leurs yeux ne chauffaient plus, que leur gorge n'était plus irritée, que l'air était pur : la cheminée avait cessé de fumer. Tous les gens de la ville étaient heureux. Les enfants pouvaient s'amuser au grand air et les ménagères, soulagées d'une partie de la corvée du ménage, pouvaient elles aussi profiter de l'air frais.

(*Le ton se fait différent, plus enveloppant.*) Le propriétaire de l'usine était encore plus satisfait que tout le monde. Il pensait avoir de la difficulté à arrêter cette fumée. Il pensait qu'il ne saurait rien faire du bois qui servait au feu. Pourtant, il trouva une solution compensatoire : au lieu de la fumée, il obtiendrait de l'argent, en échange de son bran de scie. Tout le monde était content : il n'y avait plus de fumée et le propriétaire pouvait maintenant apprécier le bon air pur. Il était libéré. La cheminée était plus solide que jamais, mais elle ne fumait plus.

(*On pourrait enchaîner avec un autre conte thérapeutique, spécifique aux troubles physiques secondaires ou associés à l'usage de la cigarette. Par exemple, dans un cas d'insuffisance coronarienne chez un fumeur.*)

...Et le propriétaire de l'usine, heureux de la tournure des événements, s'intéressa davantage à son usine. Un jour qu'il en faisait la visite, il fut averti, par son contremaître, d'un problème dans la section des machines. Plusieurs fois par semaine, la pompe servant à alimenter l'usine ne fonctionnait pas adéquatement. C'est que, en raison d'un système de ventilation insuffisant, du bran de scie s'était infiltré dans le système d'irrigation.

Avec l'aide de son contremaître, le propriétaire résolut de s'attaquer au problème. Le contremaître l'informa que l'absence de suie permettrait à la tuyauterie de se nettoyer lentement d'elle-même, mais que l'amélioration pourrait se faire de façon encore plus rapide et complète. Pour cela, il faudrait apporter des corrections à tout ce qui alimente le système. En outre, il faudrait améliorer le rendement du ventilateur, en le poussant progressivement à une activité plus fréquente, plus intensive et plus régulière. Les nombreux employés, préposés au système d'irrigation et de ventilation, apprirent à travailler harmonieusement et sereinement, de manière à assurer un fonctionnement optimal de l'usine.

Après quelque temps, le propriétaire revint visiter les installations. Les ouvriers s'acquittaient de leur tâche avec une coordination remarquable. Le ventilateur fonctionnait bien. La pompe ne donnait pas de signes de fatigue. Les différentes pièces du système vibraient harmonieusement. L'usine fonctionnait à merveille.

Par Hugues Giard, psychiatre.

ADULTE DÉPRESSIF À TENDANCE SUICIDAIRE

Cette histoire, quoique toute simple, produit un impact considérable sur son auditeur ou auditrice. Cela a été le cas d'une femme très dépressive et sans espoir d'amélioration, à qui je l'ai racontée lors d'une deuxième séance de thérapie. Lorsqu'elle revint me voir, une semaine plus tard, je remarquai tout de suite un changement important dans son apparence. En effet, une toilette plus soignée, une nouvelle coiffure et un léger maquillage remplaçaient cette apparence physique très négligée que j'avais observée, lors des deux rencontres précédentes. Son attitude aussi était étrangement différente. Dès les premiers moments, plutôt que de s'effondrer, comme les fois précédentes, elle me dit qu'elle voulait vraiment s'en sortir et me demanda de l'aider.

« Je sais que je peux m'en sortir. Bien sûr, ça ne sera pas facile, mais je suis certaine que je vais réussir... et je veux réussir... », poursuivit-elle. Et, comme la courageuse souris, elle s'en sortit !

« Une chute inattendue »

Il était une fois deux souris, en quête de nourriture. Usant de ruse, elles se retrouvèrent bientôt dans un réfrigérateur, divin château de la gastronomie. Après avoir dégusté une pointe de camembert et un reste de choucroute, elles s'endormirent, le ventre repu, à l'ombre d'un pot de confiture.

Au réveil, elles réalisèrent qu'il était plus de vingt heures et qu'elles étaient attendues. Tout énervées, elles déguerpirent à toute vitesse à travers les étagères, lorsque, soudainement, elles trébuchèrent sur une branche de céleri et tombèrent maladroitement dans un immense pot de crème.

Heureusement, elles connaissaient quelques notions de natation. Elles se mirent donc aussitôt à nager. Au bout d'un certain temps, toutefois, l'une d'entre elles, pourtant la plus experte, se mit à hurler :

– Je n'en peux plus, je suis à bout de souffle, nous allons nous noyer...

– Mais non, mais non, lui répondit l'autre, nous allons nous en tirer. Continue à nager, aie confiance.

– Cela ne sert à rien, ma sœur, continua la première, nous allons périr... Je suis à bout, à quoi bon continuer...

– Je sais que nous allons réussir. Allons, continue, garde espoir, tout va s'arranger.

Ce genre de répliques se succédèrent encore un certain temps, lorsque, tout à coup, la plus experte s'écria dans un dernier souffle :

– C'est inutile de continuer, ma sœur, cela ne nous mènera à rien. Adieu...

Et d'un coup, elle se laissa couler. Elle mourut sur-le-champ, noyée.

L'autre souris eut peine à retenir ses sanglots devant ce geste désespéré de sa sœur. Mais, malgré son inexpérience et son extrême fatigue, elle continua inlassablement à se débattre dans la crème, conservant l'espoir qu'un miracle allait se produire. Et toute la nuit, elle maintint cet espoir.

Le lendemain matin, elle se retrouva saine et sauve... sur un carré de beurre !

Par Joanne Riou, enseignante certifiée
en programmation neuro-linguistique.

FEMME DIVORCÉE S'EMPÊCHANT DE VIVRE SA VIE AFFECTIVE, DE PEUR DE NE PAS RÉPONDRE AUX BESOINS DE SES ENFANTS

Il s'agit d'une femme divorcée qui éprouve de la difficulté à concilier son rôle de femme et de mère, avec trois enfants à sa charge. Elle éprouve de grands besoins affectifs d'ordre personnel, mais réussit difficilement à les combler, car elle se laisse envahir par les besoins criants de ses enfants.

Lorsqu'elle rencontre des hommes, elle est souvent déçue, car ces derniers sont rarement intéressés à jouer le double rôle d'amant et de père substitut : ou bien ils sont superbes comme amants, mais piètres avec les enfants, ou bien ils sont proches des enfants, mais ne suscitent aucun intérêt prolongé chez elle.

Résultat : elle se retrouve souvent seule, brûlant la chandelle par les deux bouts et au bord de l'épuisement, déprimée, coupable, tiraillée entre ses besoins personnels et ceux de ses enfants, incapable de choisir, de se décider.

« Une journée d'emplettes »

Il était une fois une jolie dame qui voulait renouveler sa garde-robe pour l'hiver. Elle décide d'aller courir les magasins, au centre commercial. Elle aimerait bien, entre autres, se dénicher un ensemble trois pièces, dans des teintes lui permettant de mettre en valeur les deux belles blouses qu'elle vient de recevoir d'une de ses sœurs.

Dès le départ de ses trois enfants pour l'école, ayant obtenu une journée de congé, elle se rend précipitamment au centre d'achats. Là, elle constate qu'il y a foule, puisque les soldes de la période de Noël sont déjà commencés, mais cela ne l'incommode pas du tout. Au contraire, elle est tout excitée à l'idée de prendre un bain de foule, ce qui lui permettra peut-être de faire d'une pierre deux coups : s'habiller à son goût et à des prix raisonnables, et flâner, faire du lèche-vitrines tout en risquant de rencontrer des personnes intéressantes... qui sait ?

Elle se dit alors : « Si je fais tous mes achats ce matin, il me restera tout l'après-midi pour casser tranquillement la croûte, flâner dans les boutiques et consacrer du temps à des rencontres éventuelles.

Elle entre donc dans une première boutique féminine et s'amuse comme une jeune fille à essayer certaines nouveautés osées, pour le simple plaisir de voir ce qu'elle a l'air, habillée en vedette du cinéma. Puis, elle recommence le même scénario, dans une autre boutique, tout en ayant soin de noter le prix de ce qui l'intéresse.

Entrant dans une autre boutique, elle en franchit à peine le seuil qu'elle est déjà attirée par un ensemble bien de son goût et par une robe de laine bien particulière. Les deux articles lui vont à ravir et la vendeuse ne tarit pas d'éloges. Cependant, elle ne se décide pas à les acheter : ils sont dans des teintes de vert, alors qu'elle avait du bleu en tête. De plus, elle se dit : « Peut-être trouverais-je quelque chose de mieux ailleurs, autant au niveau de la couleur que du rapport qualité-prix. Dans ce cas, je pourrais ramener des surprises aux enfants. De toute façon, dans le pire des cas, je pourrai toujours revenir cet après-midi, si je n'ai rien trouvé ailleurs.

Elle s'empresse donc de faire le tour des magasins à rayons, car le temps file et elle commence à avoir faim. Le choix est varié et les prix abordables, mais elle ne trouve rien qui l'accroche vraiment. Elle pense alors à retourner à la boutique du matin, mais elle préfère d'abord s'arrêter pour manger une bouchée, afin de refaire ses forces et de réfléchir, de recalculer son budget.

Durant son repas, elle se demande si elle fait bien de retourner à la boutique du matin et de se gâter ainsi, en achetant l'ensemble et la robe. Les prix dépassent tout de même un peu le montant qu'elle avait prévu. De plus, elle n'est pas habituée à porter d'autres couleurs que le bleu. Pendant toutes ces réflexions, notre dame n'a pas remarqué un bel homme, assis pas très loin d'elle, qui cherche à attirer son attention.

Ce n'est qu'au moment de payer l'addition qu'elle croit reconnaître un confrère d'études de son ex-mari, qui la précède à la caisse. Elle s'en veut de ne pas l'avoir remarqué avant, car elle trouvait, à l'époque, qu'il avait fière allure et elle aimerait bien savoir ce qu'il devient maintenant. Mais il est trop tard, il a déjà disparu.

Troublée par cette rencontre ratée, elle gagne en vitesse la boutique du matin, décidée à se gâter et à expérimenter une couleur nouvelle pour elle. « Cela fait assez longtemps que je porte du BLEU et que j'ai les BLEUS, peut-être qu'en optant pour le VERT, je deviendrai plus OUVERTE. » Voilà ce à quoi elle réfléchissait en se dirigeant vers la boutique.

Et, vous savez, elle n'avait pas tort du tout, la petite dame, de penser ainsi. En effet, depuis l'éclatement de son mariage, non seulement avait-elle souvent les BLEUS, mais elle s'entourait aussi de beaucoup de BLEU (ses vêtements et la décoration de son nouveau chez-soi), ce qui retardait la finalisation de son processus de divorce. Avec du VERT, elle risquait à la fois de devenir OUVERTE au changement et COUVERTE de compliments flatteurs de la part de soupirants éventuels, si elle se basait sur les réactions positives de la vendeuse et des autres clientes, lorsqu'elle a paradé dans la boutique avec les ensembles désirés.

Vous ne pouvez pas vous imaginer à quel point elle se mord les doigts, maintenant que la vendeuse, qui l'a reconnue, lui déclare qu'elle vient tout juste de vendre les deux ensembles verts. Cette dernière essaye bien de lui refiler ses modèles MAUVES, mais il était nullement question que notre dame les prenne, car c'est une couleur qui ne l'avantage pas et, qui plus est, sentait MAUVAIS pour elle, aujourd'hui.

Notre amie retourne donc chez elle bredouille, côté vêtement, mais enrichie côté personnel, car elle apprend des choses importantes pour elle. En somme, si sa journée a tourné au vinaigre, car elle a raté une belle rencontre à l'heure du dîner et elle ne rapporte pas les beaux vêtements qu'elle aimait porter avec fierté, cela dépend d'elle et d'elle seule, car elle ne s'était pas donné le droit de se gâter. En d'autres mots, elle n'avait pas pris soin d'elle.

Dorénavant, elle n'attendra plus que les autres prennent soin d'elle, car elle croit maintenant qu'elle est la personne la plus importante au monde et qu'elle mérite de se faire plaisir, quel que soit son vécu du moment présent.

Sur le chemin du retour, en passant devant une crèmerie , elle s'arrête et prend le temps de savourer sa glace favorite sans se sentir coupable ou obligée de rapporter quelques friandises pour ses enfants. Bravo, car elle a bien appris sa leçon et vite. Et tout le monde sera gagnant.

En effet, si invraisemblable que cela puisse paraître, en agissant de la sorte, elle prend pourtant vraiment soin de ses enfants aussi, car en rentrant à la maison, ce soir-là, elle ne sera pas portée à leur faire payer sa déception, ayant eu le temps de la digérer tout en léchant sa glace.

Par Michel Martin, psychothérapeute conjugal et familial.

VIEILLESSE

PERSONNE AYANT DE LA DIFFICULTÉ À ACCEPTER SA VIEILLESSE

« L'huître et le vieillard »

Après avoir longuement marché dans un sable où il n'y avait pas de châteaux, un vieillard sans rides retira ses vêtements et s'assit bien droit face à la mer. Son corps nu luisait comme la peau d'un reptile au chaud soleil de l'après-midi. Il ferma les yeux et se mit à chanter un chant funèbre. Sa voix éraillée semblait appeler quelqu'un ou quelque chose. La longue et grave mélodie qu'il mêlait au rythme des vagues fut soudainement interrompue par un claquement sec. Un souffle étrange réchauffait ses pieds. Il pencha la tête vers cette chaleur insolite et découvrit avec stupeur une huître qui battait de la coquille dans sa direction.

– Qu'attends-tu ?, lui dit-elle.

Jamais auparavant le vieillard sans rides n'avait communiqué avec une forme de vie autre que l'espèce humaine. Stupéfait, il ne dit mot... En deux ou trois délicats battements, l'huître répéta sa question : « Qu'attends-tu, vieil homme ? »

Estimant qu'il n'avait rien à perdre et s'étant assuré d'un tour de tête qu'il ne serait vu de personne, le vieillard sans rides répondit :

– J'attends que la marée monte et vienne enfin m'apporter le repos.

– Quel repos cherches-tu ?

– Le repos éternel, murmura rêveusement le vieil homme...

– Tu désires te reposer pour l'éternité ? Cela me semble bien long... Te sens-tu à ce point fatigué, interrogea d'un claquement surpris le terreux coquillage ?

– Oui, je ressens une fatigue immense... La fatigue de toute une vie... Je ne me sens plus de force pour accomplir quoi que ce soit. Mes épaules et mes bras sont vides, continua-t-il en les secouant mollement, mon dos s'affaise sous le poids des années et de l'épuisement.

– Dis-m'en davantage à propos de cette fatigue. Peut-être comprendrai-je enfin ce qui m'a conduite ici, ajouta l'huître en se refermant mélancoliquement.

Le vieillard leva ses yeux remplis d'histoire au-dessus de l'horizon et réfléchit longuement. L'huître en profita pour secouer sa coquille. Lorsqu'il ramena son regard vers elle, le vieil homme avait froncé les sourcils. Sa voix grave tomba comme une pierre de volcan : « Je réalise que je sais peu de choses de la fatigue. Pourtant, les mots 'je suis fatigué' sont probablement ceux que j'ai prononcés ou entendus le plus souvent au cours de mon existence. Malgré cela, jamais auparavant je ne m'étais arrêté un seul instant pour en chercher la véritable signification. »

En se soulevant le couvercle, l'huître siffla : « Je ne crois pas que tu sois prêt à recevoir l'eau de la mer dans tes poumons, vieil homme. Si tu ne sais pas d'où vient ta fatigue, si tu n'arrives pas à nommer ce qu'elle est, tu ne peux pas bien mourir. »

Le vieillard étonné sentit un picotement sur son front. Il y porta nerveusement le bout de ses doigts et palpa avec inquiétude un curieux repli de sa peau. Il comprit qu'une ride venait de s'y installer. Choqué, il se mit à semoncer le mollusque, mais non sans s'être encore une fois convaincu de l'absence de toute âme humaine dans les environs : « De quel droit te permets-tu de mettre des rides à mon front ? » D'un petit soulèvement de nacre, l'huître rétorqua : « Ce ne sont pas des rides, vieil homme, mais une ride. Il s'agit de la toute première et je n'y suis pour rien. C'est toi-même qui lui a finalement laissé prendre la place qui lui revient. Ta réaction me confirme que tu ne saurais présentement bien mourir ! »

Le vieillard décontenancé poursuivit en frottant son nouveau pli :

– Mais qui es-tu, sombre mollusque ?

– Je suis une huître fatiguée, bouillonna tristement le fruit de mer.

– Fatiguée ?

– Oui, fatiguée, claqua l'huître en lui aspergeant les orteils.

– Mais que fais-tu ici ?, repris le vieillard médusé.

L'huître sembla s'éclabousser de timidité. Elle clapota : « J'attends que la mer se retire. Je désire que le soleil m'assèche et me fasse disparaître. Je suis totalement épuisée. Lorsque descendra la marée, je trouverai probablement le repos. »

– Mais dis-moi à ton tour, qu'entends-tu par fatigue ?

– Je ne sais pas plus que toi, vieil homme. Mes liquides sont à bout de souffle, je suis de plus en plus molle et ralentie, j'arrive à peine à me garder la coquille ouverte... Toute ma vie, j'ai rêvé de voir grandir une perle en mon sein, une perle immense, ronde et douce ; j'ai consacré une énergie monstrueuse à la faire naître. Chaque jour, j'espérais voir apparaître une petite protubérance rosée au cœur de mes jus visqueux. Ce fut sécrétion perdue. Je suis désormais vieille et grise. L'espoir m'a quittée et le clapotis m'est devenu faible et confus...

Le vieillard la recueillit tendrement dans le creux de sa main et l'approcha doucement de son visage. Il ressentit à nouveau un picotement sur son front. Le bout de ses doigts ne tardèrent pas à sentir un second repli s'appuyer délicatement sur le premier. Après avoir longuement scruté sa marine interlocutrice, il lui dit :

– Tu n'est pas plus prête à t'assécher que moi à me noyer, bilieuse dame. De plus, nous avons un gros problème à résoudre pour arriver à nos fins respectives : j'attends en effet que la marée monte et toi tu attends qu'elle descende. Si elle monte, je meurs et tu vis ; si elle descend, tu meurs et je vis. Pourtant, ni toi ni moi ne sommes réellement prêts à disparaître... Qu'allons-nous faire ?

L'huître claqua trois fois et dit : « Remets-moi à l'eau et rendez-vous ici même dans six mois. »

Six mois plus tard, au cours de sa longue marche dans un sable sans châteaux, le vieillard à deux rides ferma les yeux pour écouter les puissants battements de son cœur. C'était nouveau pour lui, jamais, avant sa rencontre avec le disgracieux coquillage, il n'avait porté attention au rythme particulier qui marquait l'intérieur de sa poitrine. Il avait, depuis, découvert qu'il s'agissait d'un rythme identique à celui qu'avait déployé l'huître dans ses efforts pour formuler les mots et les phrases, dans son application à communiquer avec lui. À cette simple constatation, sa fatique avait complètement disparu.

Il approchait maintenant avec délice du lieu fixé pour la rencontre. Sa joie était grande et sa paix profonde. Cette fois-ci, une foule entière ne l'eut pas dérangé. Il prit donc place à l'endroit même où, quelques mois auparavant, il était venu attendre la marée.

Les heures s'écoulaient et le sable demeurait désert. Le soleil s'enfonçait dans la mer et les vagues commençaient à mouiller ses jambes et ses fesses. Lorsqu'il eut de l'eau à la taille, le vieil homme, légèrement inquiet, se leva, recula de quelques mètres et s'assit à nouveau. Malgré l'obscurité croissante, l'espoir ne le quittait pas. Lorsqu'il vit apparaître les premières étoiles, après avoir changé de place à trois reprises, il décida tristement de revenir le lendemain. Alors qu'il s'apprêtait à s'éloigner, il perçut à ses pieds des claquements familiers. Quatre petites huîtres y battaient de la coquille à l'unisson.

– Pardonne notre retard. Nous avons éprouvé quelques difficultés à trouver l'endroit. Nous sommes porteuses d'un message pour toi. Celle que tu es venue rencontrer ne viendra pas. Nous sommes ses filles. Nous venons te dire de sa part qu'elle s'est éteinte dans la joie après nous avoir donné naissance. Elle veut également que tu saches qu'en découvrant que nous nagions en elle, sa fatigue s'est complètement effacée. Avant ta rencontre, disait-elle, sa vie s'était déroulée dans la stérilité. Nous savons pour notre part que les perles ne sont pas de notre ressort ; c'est le précieux secret qu'elle nous a laissé.

Alors que le vieil homme s'apprêtait à prendre la parole, les huîtres intervinrent : « Notre mère nous a dit que tu ne devais pas parler mais accepter de recevoir l'humble cadeau qu'elle te transmet. Prends-nous dans tes mains et approche-nous de ton visage. »

Le vieillard obtempéra. Lorsqu'elle furent à la hauteur de ses yeux, elles s'ouvrirent largement et, d'un commun battement, lui éclaboussèrent la partie supérieure de la face. Après un bref instant de surprise, le vieillard éclata d'un rire sonore et profond. À travers leurs minuscules claquements de coquilles amusées, les huîtres lui dirent : « L'eau de mer n'a pas sa place dans tes poumons, vieil homme. Elle est pour ta peau. » Les joyeux battements de calcaire résonnaient au diapason du rire puissant du vieillard.

« Peux-tu maintenant nous remettre à la mer ? », tintèrent les coquillages. Le vieillard s'avança dans la vague. Au moment ou ils touchèrent l'eau, les quatre petits mollusques clapotèrent une dernière fois : « Notre mère te pince tendrement le bout du nez. » Le vieil homme sourit et les lâcha.

De retour sur la plage sans châteaux, il ressentit un léger picotement au sommet de son crâne. Lorsqu'il y porta la main, il découvrit avec ravissement qu'il avait maintenant six rides au front.

Serge Marquis, médecin en médecine de travail.

CONCLUSION

La métaphore thérapeutique est un outil simple, facile d'utilisation et qui se prête à toutes les situations en relation d'aide, que ce soit en psychothérapie, en intervention scolaire, en rééducation sociale, etc.

Mais la métaphore n'est pas qu'une question de mots. Autant les mots sont importants pour guérir les maux, autant il est important de toucher et d'être touché à travers la communication. Ce contact se produit en partie grâce au non-verbal. L'habileté du conteur ne se limite pas à sa capacité de jouer avec la langue ; elle comprend aussi sa capacité à se synchroniser avec son auditoire, à dire avec son corps. La métaphore est comprise à l'aide des mots, mais elle est *intégrée* grâce à la communication non verbale.

Tout comme l'hypnotisme, la métaphore n'est pas en soi une thérapie. C'est un moyen d'atteindre un objectif d'apprentissage des mécanismes automatiques. Le processus métaphorique peut paraître banal, simpliste même. Il nous arrive, à tous les jours, d'utiliser des métaphores. C'est pourquoi sa théorisation semble abstraite, tout comme dans le cas de l'humour. Il est tout de même possible d'étudier ses mécanismes, de comprendre sa façon de nous affecter. Mais le thérapeute ne pourrait s'en tenir à la théorisation. Savoir utiliser la métaphore thérapeutique au bon moment demande de la pratique, de la technique et, comme pour un artiste, de la créativité, de la persévérance et une confiance en son art.

En terminant, j'aimerais formuler un souhait. Je souhaite que des chercheurs en psychothérapie, en médecine, en sciences de la santé et en sciences humaines, se penchent sur les effets bénéfiques de la métaphore, afin d'éclaircir son fonctionnement et, ainsi, de la démystifier. Cela permettrait peut-être de la rendre plus accessible. Car la métaphore n'est pas qu'un outil pour les thérapeutes. Enseignée, elle pourrait être utile à tous, parents et enfants, pour faciliter notre relation avec nous-mêmes et nos communications avec les autres.

BIBLIOGRAPHIE

ADRIEN, J. *et al. La recherche en neurobiologie*, Paris, Le Seuil, 1977.

ALON, Nahi. « An Ericksonian approach to the treatment of chronic post-traumatic patients », dans ZEIG, Jeffrey K. *Ericksonian Psychotherapy, vol. II*, New York, Brunner-Mazel, 1985.

ANDERSON, H. et L. ANDERSON. *Techniques projectives*, Paris, Éditions Universitaires, 1965.

ARAOZ, Daniel L. *Hypnose et sexologie : Une thérapie des troubles sexuels*, Paris, Albin Michel, 1994.

ASIMOV, I. *Le cerveau*, Paris, Marabout Université, 1965.

BACK, Frédéric. *Les œuvres de Frédéric Back* (vidéo), Montréal, Les Entreprises Radio-Canada, 1988.

BANDLER, Richard et John GRINDER. *Les secrets de la communication*, Montréal, Éditions du Jour, 1982.

BATESON, Gregory. *Mind and nature. A necessary unit*, New York, E. P. Dutton, 1979.

BATESON, Gregory. *Vers une écologie de l'esprit*, Paris, Le Seuil, 1980, 2 vol.

BEAUDOIN, Brigitte. *L'utilisation de la métaphore en hypnose ericksonienne dans le traitement de trois hommes souffrant d'éjaculation précoce primaire*, rapport d'activité présenté comme exigence partielle à la maîtrise en sexologie, Université du Québec à Montréal, octobre 1995.

BECCHIO, Jean et Charles JOUSSELLIN. *Nouvelle Hypnose. Initiation et pratique*, Paris, Épi / La méridienne, 1994.

BÉGIN, Benoît. *Éthique chrétienne du divorce ; une analyse sociale critique*, Bellarmin, 1995.

BÉLANGER, Bagriana. *La suggestologie*, s.l., Édition spéciale de Laffont Canada Ltée, 1981.

BENOIT, Jean-Claude. *La démarche PSY. Cent façons dont quelque part ça vous interpelle*, Toulouse, Érès, 1991.

BENOIT, Jean-Claude *et al. Dictionnaire clinique des thérapies familiales systémiques*, Paris, ESF, 1988.

BENOIT, Jean-Claude et Mario BERTA. *La pénombre du double*, ESF, Paris, 1987.

BERNE, Éric. *Des jeux et des hommes*, Paris, Stock, 1985.

BETTELHEIM, Bruno. *Psychanalyse des contes de fées*, coll. « Réponses », Paris, Robert Laffont, 1976.

BOILEAU, G. et T.C. GRANT. *Grant's Atlas of Anatomy*, 4e édition, Baltimore, Williams and Wilkins, 1962.

BOISVERT, Jean-Marie et Madeleine BEAUDRY. *S'affirmer et communiquer*, Montréal, Centre interdisciplinaire de Montréal / éd. de l'Homme, 1979.

BROWN, P. dans RHUE, Judith W. *et al. Handbook of Clinical Hypnosis*, Washington, American Psychological Association, 1993, p. 291-308.

CAILLÉ, Philippe. *Un et un font trois. Le couple révélé à lui-même*, Paris, ESF, 1991.

CAILLÉ, Philippe et Yveline REY. *Il était une fois... du drame familial au conte systémique*, Paris, ESF, 1988.

CARPENTIER, Jean-Marc et Danielle OUELLET. *Fernand Séguin, le savant imaginaire*, Montréal, Libre Expression, 1994.

CHAUCHARD, P. *Science et conscience*, Paris, Stock, 1980.

CLÉMENT, Jocelyne. *Relaxation et visualisation par l'imagerie mentale*, Sherbrooke, IIIe millénaire, 1991.

COLE, Jim. *La façade : un aperçu de notre comportement*, Montréal, L'étincelle, 1974.

COLE, Jim. *Les contrôleurs : mes choix*, Montréal, L'étincelle, 1975.

COLE, Jim. *La relation d'aide : un aperçu de notre besoin d'autrui*, Montréal, L'étincelle, 1979.

COLLECTIF. *DSM-III-R. Manuel diagnostic et statistique des troubles mentaux*, Paris, Masson, 1989.

CORNEAU, Guy. *Père manquant, fils manqué*, Montréal, éd. de l'homme, 1989.

DE LA GARANDERIE, Antoine. *Les profils pédagogiques*, Paris, Le Centurion-Formation, 1980.

DELCHAMBRE, André. *La pragmatique relationnelle*, inédit, Faculté d'Éducation de l'Université de Sherbrooke et Euroformation (Liège), 1989.

DEMENT, W. « An essay on dreams : The role of physiology in understanding their nature », dans *New directions in psychology II*, New York, Holt, Rinehart & Winston, 1965.

DEMENT, W. *Some must watch while some must sleep*, San Fransisco, Freeman, 1972.

DESOILLE, Robert. *Marie-Clothilde, une psychothérapie par le rêve éveillé dirigé*, Paris, Payot, 1971.

DILTS, Robert *et al. Croyances et santé*, Paris, Épi / La Méridienne, 1994.

DREWERMANN, Eugen. *L'essentiel est invisible. Lecture psychanalytique du « Petit Prince »*, 3e édition, Paris, Cerf, 1993a.

DREWERMANN, Eugen. *« La Boule de Cristal ». Lecture psychanalytique d'un conte de Grimm*, Paris, Cerf, 1993b.

DREWERMANN, Eugen. *« Neigeblanche et Roserouge ». Lecture psychanalytique d'un conte de Grimm*, Paris, Cerf, 1993c.

DREWERMANN, Eugen. *« Petit-Frère et Petite-Sœur ». Lecture psychanalytique d'un conte de Grimm*, Paris, Cerf, 1994.

DUFOUR, Michel. *Allégories pour guérir et grandir*, Chicoutimi, JCL, 1993.

DUNETON, Claude et Sylvie CLAVAL. *Le Bouquet des expressions imagées*, Paris, Seuil, 1990.

EDMOND, Marc et Dominique PICARD. *L'école de Palo Alto*, coll. « Actualités de la psychologie », Paris, Retz, 1984.

ELKAÏM, M. *Si tu m'aimes, ne m'aime pas*, Approche systémique et psychothérapie, Paris, Seuil, 1989.

ERICKSON, Milton H. *The method employed to formulate a complex story for the induction of an experimental neurosis in a hypnotic subject*, 1944.

ERICKSON, Milton H. *Identity and the life cycle*, New York, International University Press, 1959.

ERICKSON, Milton H. *Advanced Techniques of Hypnosis and Therapy*, Selected Papers of M.H. Erickson, New York, *édité par* J. Haley, Greene & Stratton Inc., 1967.

ERICKSON, Milton H. *The Collected Papers of Milton H. Erickson on Hypnosis*, édité par E. L. Rossi, New York, Irvington Publishers, 1980, 4 vol.

ERICKSON, Milton H. *L'hypnose thérapeutique*, présentation de J.A. Malarewicz et J. Fleiss, Paris, ESF, 1986a.

ERICKSON, Milton H. *Mind-Body Communication in Hypnosis*, édit. par Rossi et Ryan, New York, Irvington Publishers Inc., 1986b.

ERICKSON, Milton H. et Ernest L. ROSSI. *Hypnotherapy, an Exploratory Casebook*, New York, Irvington Publishers, 1979.

ERICKSON, M.H., ROSSI, E.L. et S.I. ROSSI. *Hypnotic Realities, The Induction of Clinical Hypnosis and Forms of Indirect Suggestion*, New York, Irvington, 1976.

ERIKSON, E. H. *Adolescence et crise*, Paris, Flammarion, 1972.

ERIKSON, E. H. *Enfance et société*, Neuchâtel, Delachaux et Niestlé, 1974.

FAYMONVILLE, M.E. *et al.* « Hypnose, hypnosédation : conceptions actuelles et leurs applications en chirurgie plastique », dans *Revue médicale de Liège*, vol. XLIX n° 1, 1994.

FAYMONVILLE, M.E. *et al.* « Hypnosis as Adjunct Therapy in Conscious Sedation for Plastic Surgery », dans *Regional Anesthesia*, vol. 20, n° 2, 1995.

FAYMONVILLE, M.E. *et al.* « Psychological approaches during conscious sedation. Hypnosis versus stress reducing strategies : A prospective randomized study », sous presse.

FERRUCCI, Piero. *La Psychosynthèse*, Montréal, Éditions du Centre de Psychosynthèse de Montréal, 1985.

FILLION, Lise *et al.* « Stress et immunité : recension psychoneuro-immunologie », dans *Canadian Psychology / Psychologie canadienne*, vol. 35 n° 4, 1994, p. 405-426.

FIOCCHI, Claudio. « New concepts of pathogenesis in inflammatory bowel disease », dans *The Canadian Journal of Gastroenterology / Journal canadien de gastro-entérologie*, vol. 9, no. 5, Oakville, Pulsus Group, juillet/août 1995, p. 261-270.

FISCH, R. « The broader implications of Milton H. Erickson's work », dans *Ericksonian Monographs*, vol. 7, 1990, p. 1-6.

FOULQUIE, Paul. *La Connaissance*, 4e édition, Paris, Éditions de l'École, 1961.

FRANK, J.D. « Therapeutic components shared by all psychotherapies in J.H. Harvey et M.M. Parks », dans *Psychotherapy research and behavior change*, Washington, American Psychological Association, 1982.

FRANZ, Marie-Louise von. *L'ombre et le mal dans les contes de fées*, Paris, La Fontaine de Pierre, 1980.

FRANZ, Marie-Louise von. *L'interprétation des contes de fées*, Paris, La Fontaine de Pierre / Dervy-Livres, 1987.

FREUD, Sigmund. *Le mot d'esprit et ses rapports avec l'inconscient*, Paris, Gallimard, 1971.

FROMM, Erich. *L'art d'aimer*, Paris, Épi, 1970.

GARNIER et DELAMARE (directeurs). *Dictionnaire des termes de médecine*, 22e édition, Maloine, 1989.

GIBRAN, Khalil. *Le prophète*, coll. « Cahiers des Poètes catholiques », Bruxelles, Casterman, 1956.

GLOOR, Daniel. *La différence qui fait la différence !*, Fribourg, Institut de formation systémique, 1995.

GORDON, David. *Therapeutic Metaphors*, Cupertino, Californie, Meta Publications, 1978.

GRAY, Martin. *Les pensées de notre vie*, Paris, Seghers / Laffont, 1976.

GUAY, Francine. *L'utilisation des métaphores dans un processus de relation d'aide*, essai présenté à l'Université Laval, 1991.

GUINDON, Jeannine. *Vers l'autonomie psychique de la naissance à la mort*, Paris, Fleurus, 1982.

HALEY, Jay. *Strategies of psychotherapy*, New York, Greene & Stratton Inc., 1963.

HALEY, Jay. *Leaving home*, New York, McGraw-Hill, 1980.

HALEY, Jay. *Un thérapeute hors du commun : Milton H. Erickson*, Paris, Épi,1984a.

HALEY, Jay. *Ordeal Therapy*, San Francisco, Tossey-Bass Publishers, 1984b.

HALEY, Jay. *Tacticiens du pouvoir. Jésus-Christ, le psychanalyste, le schizophrène et quelques autres*, Paris, ESF, 1987.

HALEY, Jay. *Changer les couples. Conversations avec Milton H. Erickson*, Paris, ESF, 1990.

HAMMOND, Corydon (directeur). *Handbook of Hypnotic Suggestions and Metaphors*, New York, Norton, 1990a.

HAMMOND, Corydon. *Hypnotic Induction & Suggestion : An Introductory Manual*, New York, Norton, 1990b.

HECAEN, H. et G. LAUTERI-LAURA. *Les fonctions du cerveau*, Paris, Masson, 1988.

HEVIN, Bernard et Jane TURNER. *Dico PNL*, Paris, Éditions d'organisation, 1995.

HOAREAU, J. *Hypnose clinique*, coll. « Abrégés », Paris, Masson, 1992.

HONE, Geneviève et Julien MERCURE. *Les saisons du couple*, Ottawa, Novalis, 1993.

HONE, Geneviève et Julien MERCURE. *Interdit aux enfants. Guide pour vivre l'aventure d'être parent*, Ottawa, Novalis, 1994.

HOUDE, R. *Les temps de la vie : le développement psychosocial de l'adulte selon la perspective du cycle de vie*, Chicoutimi, Gaétan Morin, 1986.

HUBEL, D. « Le cerveau », dans *Pour la science*, novembre 1979, p. 12-22.

JACKSON, Don. *Communication, Family and Marriage*, Vol. I et *Therapy communication and Change*, Vol. 2, Palo Alto, Science and Behavior Book, 1968, 2 vol.

JAMES, Muriel et Dorothy JONGEWARD. *Born to Win*, Addison-Wesley Publishing Co., 1971.

KAËS, R. *et al. Contes et divans. Médiation du conte dans la vie psychique*, Paris, Dunod, 1989.

KEROUAC, Michel. *Le modèle de Lafontaine en thérapie familiale*, mémoire de maîtrise présenté à la Faculté des Sciences de l'Éducation de l'Université de Sherbrooke, 1985.

KEROUAC, Michel. *Entretien de rééducation*, notes du cours PSE 401, Faculté d'Éducation, Université de Sherbrooke, 1988.

KEROUAC, Michel. *Les métaphores, contes thérapeutiques*, Sherbrooke, IIIe millénaire, 1989.

KEROUAC, Michel. *La métaphore. Sa construction et sa place en hypnose et psychothérapie éricksoniennes* (vidéo), coll. « Hic et nunc », vol. 2, Avignon-Provence, Institut Milton H. Erickson, 1995.

KOCH, C., *Le test de l'arbre*, coll. « Animus et Anima », Lyon, Emmanuel Vitte, 1964.

KOESTLER, Arthur. *Le cheval dans la locomotive : le paradoxe humain*, Paris, Calmann-Lévy, 1968.

KOLB, D.A. « Experimental Learning Theory and Learning Style Inventory : a Reply to Freedman and Stumff », dans *Academy of Management Review*, vol. 6, n° 2, 1981.

KORZYBSKI, Alfred. *Science and Sanity*, Lakeville, The Non-aristotelian Library Publishing, 1933.

KUBLER-ROSS, Elisabeth. *Les derniers instants de la vie*, Habor / Fides, 1975.

KUBLER-ROSS, Elisabeth. *Questions et réponses sur les derniers instants de la vie*, Habor / Fides, 1977.

LABERGE, S. *Lucid dreaming*, Los Angeles, Tarcher, 1985.

LABORIT, Henri. *L'inhibition de l'action*, Paris, Masson, 1980.

LAKOFF, George et Mark JOHNSON. *Les métaphores dans la vie quotidienne*, Paris, Éditions de Minuit, 1985.

LALONDE, P. et R. GREENBERG. *Psychiatrie clinique, approche contemporaine*, Montréal, Gaétan Morin, 1982.

LANKTON, S. *et al.* « Ericksonian family therapy », dans KNISPERN, Gurman, *Handbook of family therapy*, New York, Brunner-Mazel, 1991, p. 239-283.

LANKTON, S. et C. LANKTON. *The answer within : a clinical framework of Ericsonian hypnotherapy*, New York, Brunner-Mazel, 1983.

LARIVÉE, S. « Un coup d'œil à travers le prisme neuro-biologique », dans *Revue canadienne de psycho-éducation*, vol. 9, n° 2, 1980, p. 83-89.

LAVOIE, Germain *et al.* « Hypnose clinique », dans *Psychiatrie clinique, approche bio-psycho-sociale*, Montréal, Gaétan Morin, 1988.

LECOMTE, Conrad *et al. Rapprochement et intégration en psychothérapie : psychanalyse, behaviorisme et humanisme*, Montréal, éd. Gaétan Morin, 1987.

LEVIN, Pamela. *Les cycles de l'identité*, Paris, Inter Éditions, 1986.

LEVINSON, D. J. *The Seasons of Man's Life*, New York, Alfred H. Knopp, 1978.

LINN, Dennis et Matthew LINN. *La guérison des souvenirs*, Paris, Desclée de Brouwer, 1987.

LODEON, Jenny. « Plaisir féroce », dans *Génétif*, vol. 7, n° 1, 1986, p. 35-36.

LOWENFELD, V. et W.L. BRITAIN. *Creative and Mental Growth*, New York, MacMillan, 1947.

MACLEAN, P.D. « Psychosomatic Disease and the Visceral Brains », dans *Psychological Medecine*, vol. 11, 1959, p. 338-353.

MACLEAN, P.D. « The Triurne Brain : Emotion and Scientific Bias », dans *The Neurosciences, Second Study Program*, édit. par F.O.

Schmitt, New York, Rockfeller University Press, 1970a, p. 336-349.

MACLEAN, P.D. « Le cerveau limbique », dans *Confrontations psychiatriques*, vol. 6, 1970b, p. 187.

MACLEAN, P.D. et R. GUYOT. *Les trois cerveaux de l'homme*, Paris, Robert Laffont, 1990.

MALAREWICZ, Jacques-Antoine. *La stratégie en thérapie ou l'hypnose sans hypnose de Milton H. Erickson*, Paris, ESF, 1988.

MALAREWICZ, Jacques-Antoine et Jean GODIN. *Milton H. Erickson, de l'hypnose clinique à la psychothérapie stratégique*, Paris, ESF, 1986.

McCULLOCH, Patricia. « Reconnaissance et partage : agir sur l'échec scolaire à l'école », dans BLANCHARD, F *et al. Échec scolaire, nouvelles perspectives systémiques*, Paris, ESF, 1994.

McGOLDRICK, Monia et Randy GERSON. *Genograms in family Assesment*, New York et Londres, W.W. Norton & Cie., 1985.

MELZAC, Ronald et Patrick D. WALL. *Le défi de la douleur*, Edisem, 1989.

MEYERS, R. et R. SPERRY. « Interocular transfer of a visual form discrimination habit in cats after section of the optic chiasm and corpus callosum », dans *Anatomical Record*, 115, 1953, p. 351-352.

MIERMONT, J. *Dictionnaire des thérapies familiales, théories et pratiques*, Paris, Payot, 1987.

MILLMAN, Dan. *La voie du guerrier pacifique*, Genève, Vivez-soleil, 1990.

MILLS, Joyce C. et Richard J. CROWLEY. *Therapeutic Metaphors for children and the Child Within*, New York, Brunner-Mazel, 1986.

MILLS, Joyce C. et Richard J. CROWLEY. *Métaphores thérapeutiques pour enfants* [traduction du précédent], coll. « Re-connaissances », Paris, Hommes et perspectives / Desclée de Brouwer, 1995.

MINDELL, A. *River's way : The process science of the dreambody*, Boston, Routledge & Kegan Paul, 1985a.

MINDELL, A. *Working with the dreaming body*, Boston, Routledge & Kegan Paul, 1985b.

MONBOURQUETTE, Jean, *Allégories thérapeutiques, histoires pour instruire et guérir*, Ottawa, Université Saint-Paul, 1984.

MONTPLAISIR, Jacques. *Psychologie clinique, approche bio-psycho-sociale*, Montréal, Gaétan Morin, 1988.

MORENO, J.L. *Psychothérapie de groupe et psychodrame*, Paris, P.U.F., 1965.

MORGAN, Gareth. *Images de l'organisation*, Sainte-Foy, Presses de l'Université Laval, 1989.

MUNN, N.L. *Traité de psychologie*, Paris, Payot, 1961.

NICOLO, Anna-Maria, « Métaphore », dans *Dictionnaire clinique des thérapies familiales systémiques*, Paris, ESF, 1988.

OMER, Haim. *Critical intervention in psychotherapy*, New York, Norton, 1994.

PEASE, Allan. *Le langage du corps*, Paris, Nathan, 1988.

PERRONE, Reynaldo et Martine NANNINI. *Violence et abus sexuels dans la famille : une approche systémique et communicationnelle*, Paris, ESF, 1995.

PIAGET, Jean, *La formation du symbole chez l'enfant*, 4e édtion, Neufchâtel, Delachaux et Niestlé, 1968.

REDL, Fritz et David WINEMAN. *L'enfant agressif. Tome I : Le Moi désorganisé*, 3e édition, Paris, Fleurus, 1964.

ROGERS, Carl et J.M. KINGET. *Psychothérapie et relations humaines*, Montréal, Institut de Recherches psychologiques, 1966, 2 vol.

ROSE, Steven. *Le cerveau conscient*, Paris, Seuil, 1975.

ROSEN, Sidney. *Ma voix t'accompagnera*, Paris, Hommes et groupes, 1986.

ROSNAY, Joël. *Le macroscope vers une vision globale*, Paris, Seuil, 1975.

ROSSI, Ernest Lawrence. *Dreams and the growth of personality : Expanding awareness in psychotherapy*, 2nd edition, New York, Brunner/Mazel, (1972) 1985.

ROSSI, Ernest Lawrence. *Psychobiologie de la guérison ; Influence de l'esprit sur le corps*, coll. « Re-Connaissances », Marseille, Épi / Hommes et perspectives, 1994.

SALOMÉ, Jacques. *Contes à guérir / Contes à grandir*, Paris, Albim Michel, 1993.

SALOMÉ, Jacques. *Paroles d'amour*, Paris, Albin Michel, 1995.

SAMSON, Monique. *L'utilisation des contes de fées et de la métaphore en thérapie*, Québec, Centre des services sociaux de Québec, 1985.

SCHÜTZENBERGER, Anne Ancelin. *Aïe, mes aïeux!*, 3e édition revue et augmentée, Paris, La méridienne / Desclée de Brouwer, 1993.

SELYE, H. *The physiology and pathology of exposure to stress*, Montréal, Acta, 1950.

SHEEHY, Gail. *Les passages de la vie: Les crises prévisibles de l'âge adulte*, Sélect, 1978.

SIEGEL, Bernie S. *L'amour, la médecine et les miracles*, Paris, Robert Laffont, 1990.

SIMONTON, Carl *et al. Guérir envers et contre tout. Le guide quotidien du malade et de ses proches pour surmonter le cancer*, Paris, Desclée de Brouwer, 1982.

SIMONTON, S. Mattews, *La famille, son malade et le cancer*, Paris, Épi, 1984.

SPENCER, Donna M. dans Jeffrey K. ZEIG, *Ericksonian Psychotherapy, vol. II: Clinical Applications*, New York, Brunner/Mazel, 1985.

STEWART, Jan vann Joives. *TA Today: A New Introduction to Transactional Analysis*, N.C. (USA), Chapel Hill, 1987.

THOMPSON, Kay F. « Metaphor: A Myth with a Method », dans ZEIG, Jeffrey K. et Stephen G. GILLIGAN. *Brief Therapy: Myths, Methods and Metaphors*, New York, Brunner-Mazel, 1990.

TISSERON, Serge, *Tintin chez le psychanalyste*, Paris, Aubier-Archambaud, 1985.

TISSERON, Serge, *Psychanalyse de la bande dessinée*, Paris, P.U.F., 1987.

TROTTER, Robert J. et James V. McCONNEL. *Psychologie, science de l'homme*, Montréal, NRW Ltée, 1980.

VIORST, Judith. *Les renoncements nécessaires*, 1993.

WALLAS, Lee. *Stories for the Third Ear using hypnotic fables in psychotherapy*, New York, W.W. Norton & Cie., 1985.

WATIER, Alain et Ghislain DEVROEDE. « Slow transit constipation », dans SNAFE Jr, William J. *Consultations in Gastroenterology*, W. B. Saunders, sous presse.

WATZLAWICK, Paul. *La réalité de la réalité*, Paris, Seuil, 1978.

WATZLAWICK, Paul. *Le langage du changement*, Paris, Seuil, 1980.

WATZLAWICK, Paul. *Comment réussir à échouer*, Paris, Seuil, 1988.

WATZLAWICK, Paul. *Les cheveux du Baron de Münchhausen*, Paris, Seuil, 1991.

WEITZENHOFFER, André M. *General Techniques of Hypnotism*, New York, Greene & Stratton Inc., 1957.

WEITZENHOFFER, André M. *Hypnose et suggestion*, Paris, Payot, 1986.

WEITZENHOFFER, André M. *Hypnotisme semi-traditionnel, cours 1 (H.S.T. 1)*, North Hatley, Institut québécois de thérapie et d'hypnose éricksoniennes, 1987.

WEITZENHOFFER, André M. *Cours de base en hypnotisme clinique*, 3e édition, North Hatley, Institut québécois de thérapie et d'hypnose éricksoniennes, 1988.

WEITZENHOFFER, André M. *The practice of hypnotism*, New York, John Wiley and Sons, 1989, 2 volumes.

WEITZENHOFFER, André M. *Hypnotisme semi-traditionnel, cours 2 (H.S.T. 2)*, North Hatley, Institut québécois de thérapie et d'hypnose éricksoniennes, 1990.

WEITZENHOFFER, André M. *Cours en hypnotisme clinique, hypnotisme semi-traditionnel* (vidéo), North Hatley, Institut québécois de thérapie et d'hypnose éricksoniennes, 1992.

WITKIN, H.A. *et al. Psychological differenciation*, New York, Wiley, 1962.

ZEIG, Jeffrey K. *A Teaching Seminar with Milton H. Erickson*, New York, Brunner-Mazel, 1980.

ZEIG, Jeffrey K. *Ericksonian psychotherapy, vol I : Structures*, New York, Brunner-Mazel, 1985.

ZEIG, Jeffrey K. « Introduction : The evolution of psychotherapy – Fundamental issues », dans ZEIG, Jeffrey K. (dir.), *The evolution of psychotherapy*, New York, Brunner/Mazel, 1987.

ZEIG, Jeffrey K. *La technique d'Erickson*, Paris, Hommes et Groupes, 1988.

ZEIG, Jeffrey K. et Stephen R. LANKTON (éditeurs). *Developing Ericksonian Therapy, State of the Art*, New York, Brunner/Mazel, 1988.

ANNEXE A

MOTS-CLÉS ANALOGIQUES

Voici quelques mots-clés analogiques, afin d'aider le lecteur à construire une métaphore, un conte thérapeutique ou une anecdote. Un mot peut être en soi une métaphore complète. Bien placé, il peut créer un choc, un choc qui permet de recadrer un contexte.

Le lecteur pourra bien sûr s'amuser à ajouter d'autres mots-clés. Vous pouvez me faire parvenir vos ajouts à l'adresse de l'éditeur. Vos suggestions me seront utiles pour une prochaine édition.

A

abaissant	abaisse - sent
abaisse	à - baisse
abat-jour	abat le jour
abat-son	abat le son
absolution	ab - solution
absurdité	ab - surdité
acquis	à - qui ?
adieu	ha ! - dieu
ados ragent (les)	a d'orage
affectueux	affec - tue - eux
aimant	(amour - métal)
ajout	à - joue
allégorie	aller - go - rie
allô	à - l'eau
amer	ha ! - mère (mer)
apprentissage	apprenti - sage
art	or
aspirant	aspire - hein !

B

bain-marie	bain de Marie, ou à Marie
balancer	bas - lancer
bandage	bande - âge, banc - d'âge
beau-père	beau - père
bonheur	bonne - heure

C

cadeau	cas - d'eau, cas - d'haut
cache-sexe	cache le sexe
cercueil	cerf - cueille
cerf-volant	cerveau - lent
cétacé	c'est - assez
chaîne	chêne
chair	chère
chaudière	chaud - d'hier
chute	chut !
contrechamp	contre - chant
contresens	contre - sens
contretype	contre - type
corps enseignant	corps en - saignant
courage	cou - rage

D

danseur	dans - sœur
dauphin	dos - fin
décision	des - scissions
dépendre	dé - pendre
dépense	des - panses
dépense	dé - pense
dépourvu	des - pourvus
désirante	désir - hante
dessous	des - sous ($)
détente	des - tantes
détention	des - tensions

détresse	des - tresses
devoir	de - voir
divin	dit - vain
doit	doigt
douceur	douce - heure
durant	dure - hein !

E

eau	haut
échec (un)	un - nez - chèque
égoutter	hé ! - gouttez
émerveille	hé ! - mère - veille
emplâtre	en - plâtre
enseignant	en - saignant
entretient	entre - tiens
envie	en vie
épouvantable	époux - vantable
étouffait	(j') ai - tout - fait
étouffement	étouffe - ment

F

figurative	figure - hâtive
filou	file - oú
finalité	fine - alité
finance	fine - anse
fleurage	fleur - âge
foi	foie - fois
foliacé	folie - assez
folie	faux - lit
follet	folle - est
for intérieur	fort intérieur
forêt	fort - est
fougère	fou - gère
fourrage	fou - rage

G

gagneur	gagne - heure
garage	gare - âge
garnissage	garni - sage
garnisseur	garni - sœur
garrotter	gare - au - thé
gelée	je - l'ai
gemme	j'aime
gendarme	gens - d'arme
genoux	je - noue
genoux	je - nous
gerbage	gerbe - âge
givrage	givre - âge
grâce	grasse
grâcieux	gras - cieux
grandeur	grande - heure

H

harassé	art - assez
hémophile (l')	les - mots -filent
Henri	en rit
heure	heurt
Homère	ô - mère
hôte	autre
hôte	haute

I

impénétrable	un - pénétrable
indéchiffrable	un - dé - chiffrable
infirmière	infirme - hier

J

jambon	gens - bon
jet	geai

joueur	joue - heure
jouissance	jouis - sens

K

kangourou	à - quand - gourou

L

label	la - belle
labile	la - bile
labourer	la - bourrer
laçage	la - sage
laceur	la - sœur
lâcheté	l'acheter
lame	l'âme
langage	lent - gage
larme (à l'œil)	l'alarme - à - l'œil
limiter	l'imiter
lire	lyre

M

macadam	mac - adam
marécage	mare - et - cage
maudit	mot - dit
mégarde	mes - gardes
mensonge	ment - songe
mer (à boire)	mère (à boire)
mercier	mère - sciée
mercure	mère - cure
merlon	mère - long
mérou	mère - où
merveille	mère - veille
merveilleux	mère - veille - eux
mésange	mes - anges
mésaventure	mes - aventures

mésentente	mes - ententes
message	mes - sages
momentané	maman - tannée
mots	maux
mourrir	mou - rire

N

Néron	nez rond
nez	né
néanmoins	nez - en - moins
néfaste	nez - faste
normal	nord - mal
nuance	nu - anse

O

odorat	ode - aux - rats
œuf (un)	neuf
opéra	eau - paiera
orage	or - âge
opinion	haut - pignon
ordonner	or - donner
orner	or - nez
os mobiles (les)	eaux - mobiles (les)
ouvert	ou - vert
ozone	eau - zone

P

pain	peint
pardon	par - don
parenthèse	parent - thèse
parlement	parle - ment
participe passé	participe - pas - assez
passage	pas - sage
per	père

perçage	père - sage
percale	père - cale
perceur	père - sœur
percevoir	père - se - voir
perchoir	père - choir
perdurable	père - durable
péréquation	père - équation
perfectif	père - fictif
perforage	père - forage
perforant	père - forant
perforeur	père - foreur
performant	père - formant
perfusion	père - fusion
périphrase	père - y (il) - phrase
périr	père - rire
permission	père - mission
permutation	père - mutation
permuter	père - muter
pérot	père - haut
perron	père - rond
perruche	père - ruche
pers	père
persan	père - sang
persienne	per - sienne
persifler	père - siffler
persifleur	père - siffleur
persiller	père - scié
personnalité	père - sonne - alité
personnalité	personne - alitée
personne	père - sonne
personnelle	père - sonne - elle
pervers	père - vert
photo	faute - aux (eau)
prétendre	pré - tendre
point	poing
poisson	poison
police	peau - lisse
posséder	pas - céder
pourvoir	pour - voir

pouvoir	poux - voir
protestataire	proteste - à - terre
psychose	psy - cause

R

rabattre	rat - battre
raccorder	rats - cordés
ramassage	rat - massage
ramassage	ramasse - sage
réalité	ré - alité
rebours	re - bourre
rechercher	re - chercher
récréation	re - création
remord	re - mort
remous	re - mou
répression	re - pression
respire	reste - pire
ressentir	re - sentir
retardataire	retarde - à - terre

S

s'exposer	sexe - posé
sain	saint
salami	sale - ami
salle	sale
samedi	ça - me - dit
sang	sens
sauvage	sauve - âge
séminaire	semi - nerf
souffrance	sous - france
souffrant	sous, soûl - franc
soumission	sous - mission
souterrain	sous - terre - hein
supercherie	super - chérie
superviser	super - viser
superviseur	super - viseur

supervision	super - vision
surprise	sur - prise
synthèse	cinq - thèses

T

témoignons	tes - moignons
transaction	transe - action
transcendance	transe - en - danse
transfigurer	transe - figurer
transfixion	transe - fiction
transformation	transe - formation
transformer	transe - former
transfuser	transe - fusée
transgresser	transe - graisser
transmuter	transe - muté
transparent	transe - parent
transpire	transe - pire
transporter	transe - porter
troublant	trou - blanc
troupeau	troupe - eau, haut
tumeur	tu - meurs
tyrannie	tire - Annie

U

uni	un - nid
uniformément	uni - forme - aimant (ou amant)
univers	uni - vers
université	univers - cité
usage	use - âge
usant	use - ans

V

vacant	va - quand
valeureux	val - heureux

verre	vers
vertige	vers - tige
vidange	vie - d'ange
violé	vie - ollé !
violence	vie - oh ! - lance
violent	vie - aux - lents
vipère	vie - père
volcan	vol (e) - quand
volet	veau - laid
voleur	vol (e) - l'heure
Voltaire	vol (e) - terre
voltige	vol (e) - tige

ANNEXE B

EXPRESSIONS MÉTAPHORIQUES

EXPRESSIONS POPULAIRES DIVERSES

Voici quelques expressions populaires au contenu métaphorique riche. L'utilisation d'expressions bien connues en tant que métaphores thérapeutiques peut donner des résultats intéressants.

Aux abois
Avoir la chair de poule
Avoir le trac
Avoir maille à partir avec quelqu'un
Brûler la chandelle par les deux bouts
Canard boiteux
Conter fleurette
Cordon bleu
Coup de foudre
Damer le pion
De fil en aiguille
Donner le change
Dorer la pilule à quelqu'un
Entre chien et loup
Être à la merci de quelqu'un
Être aux derniers abois
Être d'attaque
Être dans de beaux draps
Être foutu
Être tiré à quatre épingles
Faire la navette
Faire mouche
Fausser compagnie
Filer un mauvais coton
Foutre le camp
Grimper aux rideaux
Les carottes sont cuites
Les dés sont pipés
Ménager la chèvre et le chou
Mettre au pied du mur
Mettre la charrue devant les bœufs
Mi-figue, mi-raisin
N'être pas piqué des vers
Ne pas être dans son assiette
Porter un toast
Prendre la température
Reprendre du poil de la bête
Sabler le champagne
Se mettre à table
Se mettre sur son trente et un
Tirer son épingle du jeu

EXPRESSIONS DIVERSES RELATIVES AU CORPS HUMAIN

LA FONCTION CÉRÉBRALE

La tête et le crâne

Avoir du plomb dans la tête
Avoir la tête chaude
Avoir la tête de l'emploi
Avoir la tête dure
Avoir la tête sur les épaules
Avoir quelque chose dans la tête et pas au cul (dans les pieds)
Avoir un petit pois (ou un pois chiche) dans la tête
Avoir une idée derrière la tête
Bille en tête
Bourrage de crâne
Casse-tête
En mettre sa tête sur le billot
Faire la forte tête
Faire voler les têtes
Gager sa tête
La tête me fend
Mal de tête
Mettre une tête à prix
Ne pas savoir où donner de la tête
Petite tête
Sans queue ni tête
Se casser la tête
Se creuser la tête
Se faire une tête
Se jeter à la tête de quelqu'un
Se mettre martel en tête
Se monter la tête
Se payer la tête de quelqu'un
Tenir tête
Tête à claques
Tête à tête
Tête carrée
Tête d'âne
Tête d'œuf
Tête de lard
Tête de linotte
Tête de mule
Tête de turc
Tête-bêche

Le cerveau

Avoir des chambres vides dans le cerveau
Avoir la cervelle démontée
Avoir le cerveau lent
Avoir le cerveau vide
Cerveau creux
Cerveau mal timbré
Cervelle d'oiseau
Lavage de cerveau
Se brûler la cervelle
Se creuser la cervelle
Se faire sauter la cervelle

LA FONCTION CIRCULATOIRE

Le cœur

Aller droit au cœur
Ami de cœur
Apprendre par cœur
Avoir (prendre) une chose à cœur
Avoir à cœur
Avoir du cœur à l'ouvrage
Avoir du cœur au ventre
Avoir du poil au cœur
Avoir le cœur à la bouche
Avoir le cœur au métier
Avoir le cœur aux bords des lèvres
Avoir le cœur gros
Avoir le cœur haut et la fortune basse
Avoir le cœur lourd
Avoir le cœur serré
Avoir le cœur sur la main
Avoir mal au cœur
Avoir un cœur d'or
Briser le cœur
Cœur de pierre
Connaître quelqu'un par cœur
Coup de cœur
Cri du cœur
De bon cœur
De gaieté de cœur
Écouter son cœur
En avoir gros sur le cœur
En avoir le cœur net
Enfoncer un couteau dans le cœur
Être de tout cœur avec quelqu'un
Être écœuré
Faire contre mauvaise fortune bon cœur
Faire lever le cœur
Fendre le cœur
Gagner le cœur de quelqu'un
Jeune de cœur
Joli(e) comme un cœur
La rage au cœur
Le cœur a ses raisons que la raison ne connaît pas (Pascal)
Le cœur me crève
Le cœur me saigne
Le cœur n'y est pas
Le cœur vous en dit il ?
Loin des yeux, loin du cœur
Ne pas porter quelqu'un dans son cœur
Ouvrir son cœur
Parler à cœur ouvert
Parler le cœur dans (sur) la main
S'en donner à cœur joie
Tenir à cœur
Un sans-cœur, être sans cœur

Le sang

Avoir de la veine
Dilater la rate
Être en veine
Le sang se glace dans mes veines
Qui voit ses veines voit ses peines
Se saigner aux quatre veines
Tâter le pouls de quelqu'un
Trouver de la veine à quelqu'un
Une veine de cocu

LA FONCTION DIGESTIVE

Aiguiser l'appétit
Aller à la selle
Avoir l'estomac dans les talons
Bâton merdeux
Décharger sa bile
Emmerder quelqu'un
En faire manger à quelqu'un
Entrez, il ne vous mangera pas
Envoyer chier
Être dans la merde jusqu'au cou
Être de la merde en bas de soie (Napoléon)
Faire bonne chère
Faire manger de la merde
Faire sa merde
Faire une selle
L'appétit de savoir vient du doute (Gide)
L'appétit vient en mangeant
Manger dans la main
Manger de la merde
Manger jusqu'à sa chemise
Manger le bon dieu
Manger pour vivre et ne pas vivre pour manger
Manger une personne à force de la regarder
Ne pas se prendre pour une merde
Plus on remue la merde, plus elle pue
Se coucher bredouille
Se faire de la bile
Se manger le blanc des yeux
Traîner quelqu'un dans la merde

LA FONCTION LACRYMALE

Avoir la larme à l'œil
Être au bord des larmes
Fondre en larmes
Larmes de crocodile
Pleurer à chaudes larmes
Rire aux larmes

LA FONCTION MOTRICE

Les membres supérieurs

À la force du poignet
À tour de bras
Avoir la main lourde
Avoir le bras long
Avoir quelqu'un sur les bras
Baisser les bras
Bras de fer
Changer son fusil d'épaule
Coup d'épaule
Coup de main
Coup de pouce
Demeurer les bras croisés
Donner la main
Dormir à poings fermés
En mettre sa main au feu
En venir aux mains
Être le bras droit de quelqu'un
Faire un bras d'honneur à quelqu'un
Hausser les épaules
Huile de bras (coude)
Jouer du poignet
L'emporter haut la main
Les bras m'en tombent
Lever la main sur quelqu'un
Main dans la main
Mettre la main à la pâte
Ne pas y aller de main morte
Prendre en main
Prendre la main dans le sac
Prendre son courage à deux mains
Prêter main-forte
Se mettre le doigt entre l'arbre et l' écorce
Se tourner les pouces
Tendre les bras

Les membres inférieurs

Avoir déjà un pied dans la tombe
Avoir les deux pieds dans le même soulier
Avoir les jambes en flanelle (coton)
Avoir quelqu'un sur le dos
Bête comme ses pieds
Casser les pieds
Chaussure à son pied
Coup de pied
Faire des pieds et des mains
Faire le pied de grue
Faire une belle jambe
Marcher de bon pied
Ne pas savoir sur quel pied danser
Ne plus pouvoir mettre un pied devant l'autre
Partie de jambes en l'air
Partir du bon pied
Porter quelqu'un sur ses épaules
Prendre ses jambes à son cou
Prendre son pied
Prêter l'épaule

S'en retourner la queue entre les jambes
S'y prendre comme un pied
Se donner des coups de pied dans les chevilles
Se mettre les pieds dans les plats
Se taper sur les cuisses
Tourner le dos
Traîner les pieds

Le dos

Agir dans le dos de quelqu'un
Avoir bon dos
Avoir le dos large
Casser du sucre sur le dos de quelqu'un
Courber le dos
Donner froid dans le dos
En avoir plein le dos
Être le dos au mur
Faire un enfant dans le dos de quelqu'un
Mettre quelque chose sur le dos de quelqu'un
N'avoir rien à se mettre sur le dos
Se laisser manger la laine sur le dos
Tirer le dos
Tomber sur le dos de quelqu'un
Tourner le dos à quelqu'un

LA FONCTION RESPIRATOIRE

Avoir le souffle court
Cracher ses poumons
Crier à pleins poumons
En avoir le souffle coupé
En perdre le souffle
Mentir comme on respire
Pomper l'air
Pousser un soupir
Prendre le temps de souffler
Rendre le dernier soupir
Reprendre son souffle
Retenir son souffle
Souffler comme un phoque
Soupir d'amour
Soupir de résignation
Soupir de soulagement

LES SENS

La vue

À perte de vue
À vue d'œil
À vue de nez
Aller à l'aveuglette
Aller à tâton
Au doigt et à l'œil
Au pays des aveugles, les borgnes sont rois
Avoir à l'œil
Avoir bon pied bon œil
Avoir la berlue
Avoir la vue courte
Avoir le compas dans l'œil
Avoir les yeux plus grands que le ventre
Avoir les yeux pochés
Avoir les yeux qui sortent de la tête
Avoir un œil au beurre noir
Avoir une paille dans l'œil
Clin d'œil
Dévorer des yeux
Donner un coup d'œil
En mettre plein la vue
En voir de toutes les couleurs
Entre quatre yeux
Être myope comme une taupe
Être tout yeux tout oreilles
Faire de l'œil
Faire les yeux doux
Jeter de la poudre aux yeux
Jeter le mauvais œil
Jeter les yeux sur quelqu'un (ou quelque chose)
Manger une personne des yeux
Mon œil !
N'y voir que du feu
N'y rien voir
N'y voir goutte
Ne dormir que d'un œil
Ne pas avoir froid aux yeux
Ne pas avoir les yeux en face des trous
Ne pas voir plus loin que le bout de son nez
Œil de chat
Œil de cochon
Œil pour œil
Ouvrir l'œil
Regarder du coin de l'œil
Se mettre (fourrer) le doigt dans l'œil jusqu'au coude
Se regarder dans le blanc des yeux
Se regarder le nombril
Se rincer l'œil
Suivre des yeux
Tape-à-l'œil
Taper dans l'œil
Tourner de l'œil
Voir d'un bon (mauvais) œil
Voir du pays
Yeux de gazelle
Yeux de lynx

L'ouïe

Avoir la puce à l'oreille
Casser les oreilles
Choquer l'oreille
De bouche à oreille
Dormir sur ses deux oreilles
Échauffer les oreilles
Entendre des voix
Entrer par une oreille et sortir par l'autre
Faire la sourde oreille
Il n'est pire sourd que celui qui ne veut pas entendre
Les murs ont des oreilles
N'écouter que son courage
Ne pas tomber dans l'oreille d'un sourd
Prêter l'oreille
S'écouter parler
Se faire tirer l'oreille

L'odorat

Puer au nez
Ça sent mauvais
Ne pas blairer quelqu'un
Avoir le nez long
Avoir du pif
Avoir du flair
Ça ne sent pas bon
À vue de nez
Avoir un verre dans le nez
Faire un pied de nez
Fourrer son nez partout
La moutarde me monte au nez
Les doigts dans le nez
Lever le nez
Se laisser mener par le bout du nez
Parler du nez
Piquer du nez
Tirer les vers du nez

Le goût

Avoir quelque chose sur le bout de la langue
Avoir un goût de chiotte
De bon goût
De mauvais goût
Donner sa langue au chat
Faire venir l'eau à la bouche
Goûter le repos
Prendre goût à quelque chose
Tous les goûts sont dans la nature

Le kinesthésique

Être touché
Faire une touche
Touche-à-tout
Toucher du bois
Toucher du doigt
Toucher la corde sensible
Toucher un mot à quelqu'un

Le vestibulaire

Avoir le mal de mer (ou de l'air)
Avoir le vertige
Marcher sur une corde raide
Nager à contre-courant

Le cénesthésique

Avoir des sueurs froides
Avoir du cœur au ventre
Avoir froid au dos
Avoir une boule dans l'estomac
Brûle pour point
Ça me dérange
Ça me donne envie de vomir
Ça me fait chaud
Ça me semble froid
Ça me semble léger
Ça me semble lourd
C'est comme perdre la tête
C'est comme un coup de pied au cul
C'est comme un coup de poignard
C'est comme une démangeaison
Se sentir léger comme l'air

GLOSSAIRE

Amphibologie : proposition, phrase comportant un double sens. Ex. : « J'apporte un cadeau à ma mère qui est dans ma poche. »

Analogique (mode) : mode de communication imagé et qui fait place aux nuances ; il est beaucoup plus évocateur de sens et peut s'apprendre, contrairement au mode digital, sans trop de conventions (voir **numérique**).

Ancrage : C'est une ancre qui est activée, ce qui permet de faire surgir l'expérience à laquelle elle a été initialement associée.

Ancre : C'est une information et une réponse sensorielle émise par auto-suggestion ou par hétéro-suggestion.

Apprentissage (style d') : chez une personne, canal préférentiel d'intégration, de syntonisation et d'appréciation de l'environnement qui influence son mode de communication avec les autres.

Auditif : un des types de modalité sensorielle retenu à l'évaluation neuro-sensorielle.

Automatisme : synonyme de comportement et d'action involontaire. Ex. : changement dans le rythme respiratoire, dans la coloration de la peau, dans le clignement des yeux, etc.

Boucle de rétroaction : sorte de chaîne causale dont les causes et les effets se succèdent jusqu'à retourner au premier élément de cette chaîne par un mécanisme de rétroaction.

Cadre thérapeutique : encadrement thérapeutique planifié par un thérapeute dans le temps et dans l'espace, où se déroule une expérience d'apprentissage de changement de comportement.

Calembour : Jeu de mots utilisant la différence de sens qui existe entre deux mots de prononciations rapprochées.

Calibrer : manœuvre thérapeutique qui consiste, à évaluer l'acuité sensorielle du client et à utiliser certains indicateurs sensoriels pour s'en servir à l'intérieur du rapport thérapeutique.

Catalepsie : un des signes cliniques permettant de constater l'état hypnotique chez un sujet. On utilise souvent la catalepsie du bras et de la main comme un indice de l'état hypnotique.

Cénesthésique : se dit d'une sensation interne non spécifique occasionnant une impression d'aise ou de malaise.

Conscience éveillée : état communément appelé *éveil*, lorsqu'un sujet est éveillé sans être dans un état de conscience modifiée.

Conscient : état dans lequel le sujet intègre la connaissance et l'expérience.

Contexte de vie (la boîte) : cueillette du maximum d'informations concernant le contexte de vie immédiat d'un client en rapport avec le contexte du cycle de vie d'où origine le nœud du problème exprimé par un symptôme. Cette cueillette pourra permettre de construire ultérieurement une métaphore.

Croyances (la boîte) : cueillette du maximum de renseignements pertinents sur les croyances d'un client, son scénario de vie et ses valeurs dont on tiendra compte ultérieurement dans la construction d'une métaphore.

Cycles de vie : c'est une notion importante en relation d'aide. Ce sont des phases, des étapes de vie selon l'axe d'un individu, d'un couple, d'une famille, dont les événements sont significatifs et se situent dans le processus de croissance entre la naissance et la mort.

Dissociation hypnotique : état naturel d'un sujet qui établit une distance plus ou moins grande et un temps plus ou moins long avec ce qu'il ressent en état d'éveil.

Dissociation métaphorique : état où le client, captivé par le contexte de la métaphore, se projette dans l'histoire, tout en sachant qu'à un niveau, il est *ici* et *maintenant* et qu'à un autre niveau, il est *ailleurs* et dans un *autre temps*. Cet état lui permet de faire éventuellement des associations analogiques.

Écologique : dimension éthique de respect et d'harmonie dans le fonctionnement holistique d'une personne en interrelation avec elle-même et son milieu.

Gustatif : un des types de modalité sensorielle retenu à l'évaluation neuro-sensorielle.

Hypnose : état et/ou processus produit par une induction directe, indirecte ou contextuelle, ressemblant parfois au sommeil, mais physiologiquement distinct, caractérisé par une élévation de la suggestibilité et qui produit à son tour certains phénomènes sensoriels et perceptuels.

Hypnosédation : utilisation de l'hypnose combinée aux médicaments pour diminuer et/ou éliminer la douleur physique et la souffrance psychologique.

Hypnotisme : l'art et la science d'induire, de façon directe, indirecte ou contextuelle, un état ressemblant parfois au sommeil, mais physiologiquement distinct, caractérisé par une élévation de la suggestibilité et qui produit à son tour certains phénomènes neuro-perceptuels et neuro-sensoriels.

Inconscient : selon Erickson, ce pourrait être une sorte de *grand magasin des accessoires*. C'est un concept qui a été très souvent défini dans le domaine de la relation d'aide. L'inconscient consiste en l'ensemble des processus qui agissent sur le comportement, mais qui sont hors du champ de la conscience.

Isomorphiser : processus qui permet de prendre, dans l'histoire d'un client, les éléments importants, afin de les transposer dans un langage analogique thérapeutique lors de la construction d'une métaphore.

Kinesthésique : un des types de modalité sensorielle retenu à l'évaluation neuro-sensorielle.

Manipulation : synonyme de stratégie d'intervention, dans une perspective déontologique.

Métaphore analgésique : métaphore qu'utilise un conteur pour aider un sujet à supporter, diminuer ou même éliminer la douleur.

Métaphore anesthésique : métaphore qui permet au client de ne plus ressentir de sensations dans une partie de son corps. Cette forme de métaphore est utilisée dans un contexte d'hypnotisme clinique.

Métaphore dans la métaphore : processus actif et dynamique qu'utilise un conteur pour réorienter ou consolider la stratégie analogique planifiée. C'est l'analogie qui se glisse à l'intérieur de la grande analogie qu'est le conte thérapeutique.

Métaphore de prescription : consigne ou ordonnance que l'on retrouve à l'intérieur d'une métaphore.

Métaphore de l'épreuve : métaphore spécifiquement prescrite pour établir une distance entre le client et son symptôme. Le symptôme est le message et le client, le messager.

Métaphore des sensations : résultante sensorielle des suggestions directes ou indirectes à l'intérieur d'une métaphore ressentie par un sujet.

Métaphore de surface : métaphore dont les liens sont immédiatement saisissables.

Métaphore d'humour : métaphore qui aide à décontaminer un contexte triste, agressif ou sans vie grâce au rire.

Métaphore du défi : métaphore qui lance un défi réaliste, paradoxal ou non.

Métaphore fermée : Contrairement à la métaphore ouverte, celle-ci propose au sujet, de façon implicite, une solution à son problème.

Métaphore ouverte : métaphore à laquelle un sujet peut participer, au niveau analogique de l'histoire.

Métaphore pédagogique : métaphore utilisée dans un cadre pédagogique, pour illustrer analogiquement un concept.

Métaphore profonde : métaphore dont les liens s'établissent à plusieurs niveaux.

Métaphore sans fin : métaphore dans laquelle des espaces sont laissés vides. Le sujet est invité à remplir ces espaces, à les combler par une interprétation ou à les compléter, dans un cadre orienté par le conteur.

Métaphore thérapeutique : histoire réelle ou fictive, une anecdote, un conte, une allégorie, une fable, un symbole, un dessin, un jeu, un calembour qui attire l'attention consciente de la personne et qui sert à déjouer ses mécanismes de défense afin de lui permettre de rejoindre, à un niveau inconscient, les forces riches d'alternatives et de solutions dont elle dispose.

Métarègle : règle qui concerne une règle.

Modèle éricksonien : modèle inspiré par le style et l'originalité des stratégies de Milton H. Erickson.

Modèle éricksonien stratégique : modèle qui fait appel à plusieurs stratégies inspirées de Milton H. Erickson, principalement les techniques des maîtres de l'École de Palo Alto, qui laissent place à l'intégration du style d'intervention personnel du thérapeute.

Modèle semi-traditionnel : transaction entre l'hypnotisme traditionnel et l'hypnotisme éricksonien stratégique. « Cette approche tend vers le tolérant, mais elle continue à employer surtout les suggestions directes. [Elle] est construite autour d'un nombre de techniques qui ont été surtout mises en évidence par les analyses de l'approche non traditionnelle de Milton H. Erickson. » (Weitzenhoffer, 1990)

Modèle traditionnel : modèle qui s'inspire de la tradition classique et historique dans laquelle l'hypnotiseur se place dans une position haute et autoritaire comme on retrouve chez les hypnotiseurs de spectacle. Les suggestions sont directes et autoritaires.

Neuro-sensorielles (mode) : choix de l'utilisation d'un ou de plusieurs sens, selon chacun des contextes de communication.

Numérique (ou digital) (mode) : mode précis, né d'une convention apprise entre individus qui connaissent le code (voir **analogique**).

Olfactif : un des types de modalité sensorielle retenu lors de l'évaluation neuro-sensorielle.

Psychohypnodontie : art qui intègre la psychologie. C'est l'hypnose dans le domaine de la dentisterie, en tant qu'approche pour les individus (acteurs et clients dentaires) et les services (procédures dentaires). Les fondements de la psychohypnodontie reposent sur les constats récents autour du potentiel psychologique, lien du corps sur le psychique et vice versa.

Ralentissement moteur : signe clinique de l'hypnose consistant en une diminution de la vitesse de réaction musculaire.

Réassociation métaphorique : recadrage thérapeutique par l'intermédiare d'une métaphore.

Recadrage : manœuvre thérapeutique qui consiste à aider un client à situer son problème dans un autre contexte de façon à ce qu'il intègre un nouvel apprentissage.

Règle : code qu'une famille se donne.

Règle opérationnelle : règle nécessaire pour encadrer la vie familiale. Ex. : l'heure du coucher des enfants.

Règle pathologique : règle immuable, impossible à changer ou à adapter selon le contexte ou l'événement.

Régression d'âge : capacité pour un sujet de revivre un ou des événements de son passé.

Résistances (la boîte) : identification par le conteur-thérapeute des principaux mécanismes de défense, des patrons (*patterns*) de communication qui paralysent les interactions humaines de son client. Ces identifications seront stratégiquement recadrées à l'intérieur de la métaphore.

Ressources (la boîte) : identification par le conteur-thérapeute des forces du *Moi* de son client. Capacité du conteur de comprendre les multiples stratégies qu'a déjà utilisées son client et qui ont déjà fonctionné dans un autre contexte que celui de la problématique. Ces ressources pourront être reproduites dans un langage analogique stratégique à l'intérieur de la métaphore.

Saupoudrage (seeding) : technique du thérapeute consistant à parsemer son discours de mots à connotation agréable, positive.

Suggestibilité : faculté d'un individu d'être influencé par des suggestions.

Suggestion : dans le contexte de la métaphore thérapeutique et ses contes, c'est une influence extérieure sous forme d'action à caractère direct ou indirect, par laquelle les processus mentaux ou les comportements d'une personne sont altérés, avec absence de volition consciente.

Suggestion directe : suggestion dirigée par le conteur d'une manière spécifique et explicite.

Suggestion indirecte : suggestion dirigée par le conteur d'une manière implicite.

Tactile : un des types de modalité sensorielle retenu lors de l'évaluation neuro-sensorielle.

Transe : forme de concentration spécifique où la conscience est modifiée de façon semblable à l'état d'hypnose. Certains auteurs ne font pas de distinction entre la transe et l'état d'hypnose.

Vestibulaire : un des types de modalité sensorielle retenu lors de l'évaluation neuro-sensorielle.

Visuel : un des types de modalité sensorielle retenu lors de l'évaluation neuro-sensorielle.

INDEX

Achevé d'imprimer
en juin 1996
sur les presses de
Imprimerie H.L.N.

Imprimé au Canada – Printed in Canada